Vlado Suchter

BALANCETRAINING

Alles zum
Thema Faszien finden Sie
unter
www.yoga-faszientraining.de

Vlado Suchter

BALANCETRAINING

Die besten Übungen für mehr Gleichgewicht, Stabilität und Koordination

riva

Bibliografische Information der Deutschen Nationalbibliothek
Die Deutsche Nationalbibliothek verzeichnet diese Publikation in der Deutschen Nationalbibliografie; detaillierte bibliografische Daten sind im Internet über http://d-nb.de abrufbar.

Für Fragen und Anregungen
info@rivaverlag.de

Wichtige Hinweise
Dieses Buch ist für Lernzwecke gedacht. Es stellt keinen Ersatz für eine individuelle medizinische Beratung dar und sollte auch nicht als solcher benutzt werden. Wenn Sie medizinischen Rat einholen wollen, konsultieren Sie bitte einen qualifizierten Arzt. Der Verlag und der Autor haften für keine nachteiligen Auswirkungen, die in einem direkten oder indirekten Zusammenhang mit den Informationen stehen, die in diesem Buch enthalten sind.

Ausschließlich zum Zweck der besseren Lesbarkeit wurde auf eine genderspezifische Schreibweise sowie eine Mehrfachbezeichnung verzichtet. Alle personenbezogenen Bezeichnungen sind somit geschlechtsneutral zu verstehen.

2. Auflage 2022

Türkenstraße 89
80799 München
Tel.: 089 651285-0
Fax: 089 652096

Dank
Vlado Suchter dankt Michal Bednar und Richard Vörös für die großartige Unterstützung bei der Realisierung des Buches.

Redaktion: Karin Leonhart für bookwise medienproduktion GmbH
Übersetzung: Martin Sobkuljak
Satz: bookwise medienproduktion GmbH
Bildnachweis: Fotos im Innenteil von Martin Vano
Umschlaggestaltung: Isabella Dorsch, München
Umschlagabbildungen: Martin Vano
Layout: des2com, Matthias von der Preuss
Druck: Firmengruppe APPL, aprinta Druck, Wemding
Printed in Germany

ISBN Print: 978-3-7423-0035-5
ISBN E-Book (PDF): 978-3-95971-408-2
ISBN E-Book (EPUB, Mobi): 978-3-95971-409-9

Weitere Informationen zum Verlag finden Sie unter
www.rivaverlag.de
Beachten Sie auch unsere weiteren Verlage unter www.m-vg.de.

» Glücklich sind jene Menschen, die andere glücklich machen können. Manchmal ist es jedoch gar nicht so einfach. Wenn man Schmerzen und Beschwerden hat, lächelt man weniger und wirkt überhaupt nicht glücklich. Mit Vlado Suchters Buch bekommen Sie die Chance und die Möglichkeit, sich fit, frisch und energiegeladen zu halten. Dann können Sie auch leichter und häufiger andere glücklich machen, was dazu führt, dass Sie selbst auch langfristig glücklich sein werden. Dank dieses Balancetrainings fühlen Sie sich nicht nur in Ihrem Körper wohler, sondern sie fördern auch Ihren Geist. Herzlichen Dank, Vlado! «

Rišo Vrablec

INHALT

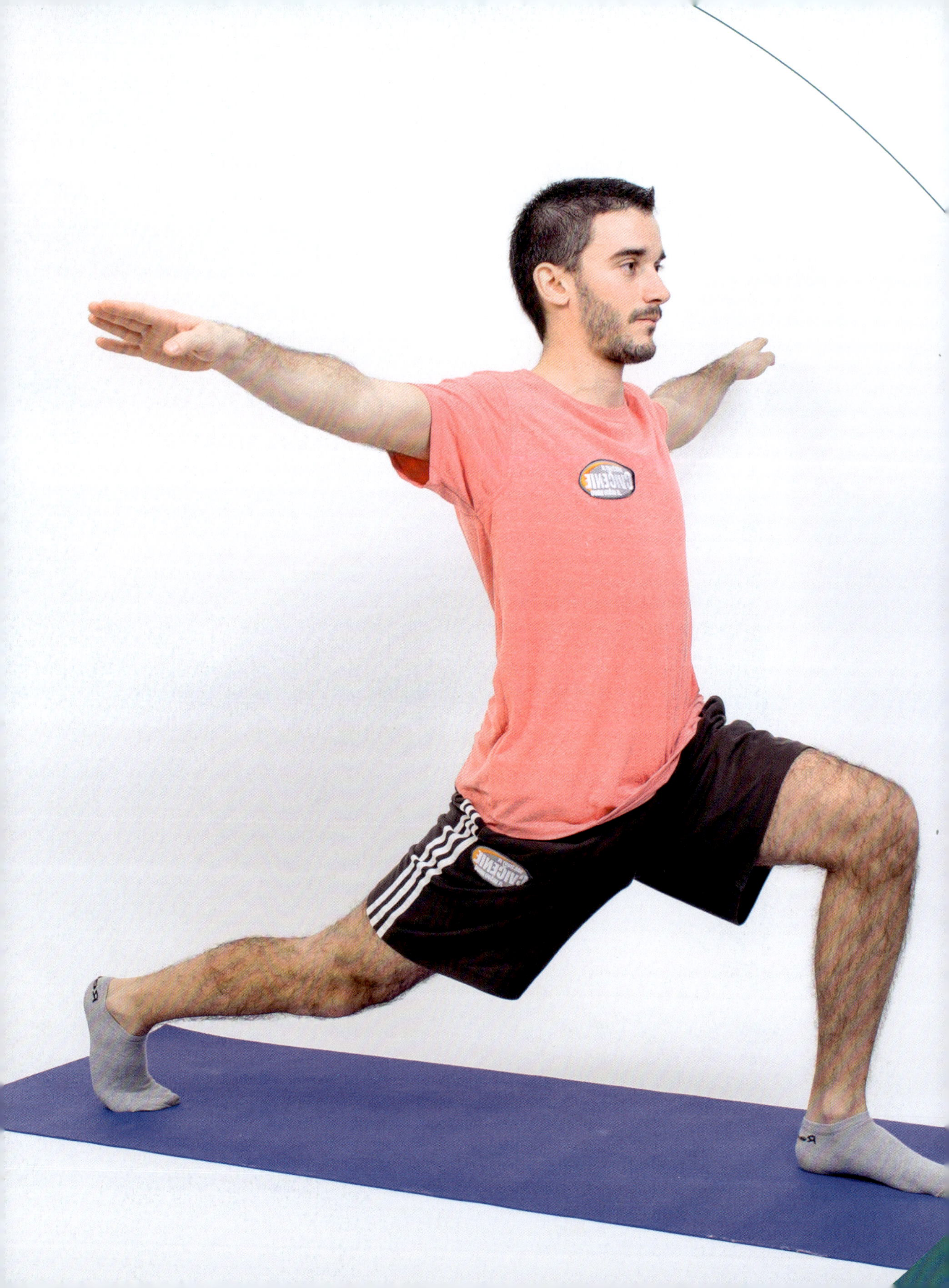

1

EINFÜHRUNG IN DAS BALANCETRAINING

Die Balance trainieren

Bei jeder Bewegungen muss unser Körper für einige Zeit das Gleichgewicht halten. Der Körperschwerpunkt verändert sich durch die Positionswechsel, und unsere Muskulatur tut ihr Bestes, um etwa einen Sturz zu verhindern. Mit den in diesem Buch vorgestellten Balanceübungen können wir unseren Körper trainieren, damit er den Anforderungen nicht nur im Alltag, sondern auch bei sportlichen Aktivitäten gerecht wird. Die Übungen sprechen eine Vielzahl verschiedener Muskeln und Muskelgruppen an. Damit wollen wir vor allem die kleinen und tief liegenden Muskeln stärken. Sie bilden den Stützapparat, der den Körper in seinem Gleichgewicht hält. Je weniger feste Kontaktpunkte der Körper zum Boden hat, desto höher ist die Anforderung, ihn im Gleichgewicht zu halten. Das gilt besonders für Balanceübungen. Ihr Schwierigkeitsgrad lässt sich der Konstitution des Trainierenden anpassen, sodass dieselbe Übung sowohl von einem Anfänger und in einer Variante auch von einem erfahrenen Sportler trainiert werden kann.
Es gibt mehrere Möglichkeiten, um den Schwierigkeitsgrad zu erhöhen. Zum einen kann man die Kontaktpunkte des Körpers mit dem Boden reduzieren, oder man erschwert die Übung durch den Einsatz eines Geräts wie dem BOSU- oder Pilatesball. Eine weitere Möglichkeit ist es, den Sehsinn auszuschließen. Wenn wir die Augen schließen, muss der Körper große Anstrengungen auf sich nehmen, um in einem stabilen Zustand zu bleiben. Dadurch wird die Übung anspruchsvoller und gleichzeitig effektiver.

Ganz wichtig: das Dehnen

Menschen, die keine körperlichen Beeinträchtigungen haben, halten das Dehnen in der Regel für nicht so wichtig. Doch bereits morgens, nach dem Aufstehen, hilft das Dehnen, die Stoffwechselvorgänge im Körper in Schwung zu bringen. Es sollte fester Bestandteil eine jeden Trainings sein.
Nach einem Krafttraining mit schweren Gewichten sind die Muskeln verkürzt und voller Stoffwechselabfallprodukte, die sich in den Muskeln während der körperlichen Belastung angesammelt haben. Ich empfehle, die Muskeln am Ende jedes Trainings zu dehnen. Der Prozess der Regeneration läuft effektiver ab, und der ganze Körper profitiert davon in seinem Wohlbefinden.
Es gibt unterschiedliche Arten, sich zu dehnen. Ich bevorzuge das isometrische Dehnen. In meiner Berufspraxis habe ich nur positive Erfahrungen mit dieser Art zu dehnen gemacht, die auch Schmerzen und eine Vielzahl von körperlichen Einschränkungen beheben kann. Isometrisches Dehnen besteht aus zwei Phasen: der Kontraktions- und der Entspannungsphase. In der ersten Phase kontrahieren die Muskeln 10 Sekunden. In der zweiten Phase entspannen sie gedehnt für etwa 10 Sekunden. Wiederholen Sie die Phasen ein paarmal abwechselnd. Diese Methode der Dehnung lässt sich gut bei verschiedenen Muskelgruppen an Hals und Nacken, unterem Rücken oder Oberschenkelmuskulatur durchführen.

An den Dehnungsschmerz gewöhnen

Wenn die Muskeln nicht daran gewöhnt sind, kann Dehnen schmerzhaft sein. Trainierende, die schnelle Erfolge erzielen wollen, gehen die Übungen oft mit falschem Ehrgeiz an. Sie versuchen, in Positionen zu gelangen, die für ihren Körper ungewohnt sind. Es ist unerlässlich, das Prinzip der kontinuierlichen Exposition zu beachten: Bei häufiger Wiederholung und Einbeziehung solcher Übungen in das Training passt sich der Körper an die Belastung an, und mit der Zeit verschwindet das unangenehme, ziehende Gefühl. Dabei sollte man nicht über die Schmerzgrenze hinaus dehnen. Es ist in Ordnung, wenn Sie spüren, wie es im Muskel zieht, aber es darf nicht in Schmerz übergehen. Tasten Sie sich zuerst langsam an das Bewegungsende heran, statt sich sofort in die Endposition zu zwingen. Wenn Sie alle Bewegungen korrekt ausführen, müssen Sie keine Angst vor Schmerzen haben oder andere Schäden am Bewegungsapparat befürchten. Das Training wirkt sich, wie Sport und Bewegung allgemein, positiv auf das körperliche und auch auf das seelische Wohlbefinden aus und verbessert somit die Lebensqualität.
Jeder Mensch ist entweder rechts- oder linkshändig, was bedeutet, dass seit der Kindheit eine Körperseite bevorzugt wird. Muskeln auf der bevorzugten Seite sind immer stärker als die der anderen Seite. Muskeldysbalancen dieser Art werden »Händigkeit« genannt.

Auch hier zeigen Dehnübungen einen positiven Effekt: Sie verringern die unerwünschten Auswirkungen der Händigkeit auf den Körper, vor allem auf die Muskeln, beziehungsweise reduzieren diese und können Schmerzen beseitigen.

Gesundheitlicher Nutzen

Nahezu jeder kann von Balanceübungen profitieren: Angefangen bei kleinen Kindern, die ihre motorischen Fähigkeiten gerade erst entwickeln, bis hin zu älteren Menschen, die sie bereits wieder verlieren – sofern sie ihre Motorik nicht trainieren!

Mit Gleichgewichtsübungen lässt sich der allgemeine Gesundheitszustand verbessern, Muskeln, Sehnen, Gelenke werden gestärkt, muskuläre Dysbalancen, bedingt durch Händigkeit, reduziert, und vor allem werden verschiedene Arten von Schmerz beseitigt.

So trainierte ich Klienten mit Rücken- oder Gelenkbeschwerden. Ob es um den unteren Rücken oder um Schulter- oder Hüftgelenke ging, diese Menschen litten und waren stark eingeschränkt. Die Schmerzen ließen sie nachts keinen Schlaf finden, was ihre Leistungsfähigkeit tagsüber beeinträchtigte. Und das, obwohl sie regelmäßig im Studio oder anderswo trainierten.

Auch zum Stärken der Beckenbodenmuskulatur eignen sich die Balanceübungen. Eine meiner Klientinnen hatte schon lange Zeit Schmerzen im Beckenbereich – vor allem während der Menstruation und beim Geschlechtsverkehr. Sie fing mit dem Training an, und nach einiger Zeit verbesserte sich ihr Gesundheitszustand: Sie war frei von den Beschwerden, die sie zuvor so sehr belastet hatten.

Balancetraining für jeden

Aus meiner eigenen Praxis kann ich im Profisportbereich Schwimmer, Kajakfahrer und Schützen der Nationalmannschaft anführen, denen mein Training der Verletzungsprophylaxe diente. Für einen Sportler dürfte eine verletzungsbedingte Unterbrechung des Trainings wohl mit das Schlimmste sein, was passieren kann. Die anschließende Regeneration sowie das Erreichen der früheren Kondition kosten Mühe und Zeit. Um ebendies zu vermeiden, bestehen meine Trainingseinheiten aus Balanceübungen.

Auch Menschen, die primär nichts mit Sport zu tun haben, profitieren von Balanceübungen. Problemen wie Übergewicht, Hypermobilität, Wirbelsäulenverkrümmung, schwachen Muskeln oder zu hohem Muskeltonus liegen oft Bewegungsmangel, falsche Bewegungsgewohnheiten oder einseitige Körperbelastung zugrunde. Weckt man das Interesse an Bewegungsaktivitäten, findet häufig eine Veränderung im Verhalten statt. Die spielerische Vermittlung von Balanceübungen kann der Auslöser sein, um sich mit der eigenen Bewegungsfähigkeit und -fertigkeit zu beschäftigen.

Es gibt noch eine weitere Gruppe unter meinen Trainingsteilnehmern, die ich erwähnen möchte: Menschen im fortgeschrittenen Alter, deren Muskelkraft und Elastizität abnehmen und die dadurch Einschränkungen im Alltag erfahren. Oftmals sind sie nicht mehr in der Lage, körperlich schnell zu reagieren, was dann zu Verletzungen führen kann. So haben junge Menschen meist keine größeren Folgen zu erwarten, wenn sie im Winter auf einem vereisten Gehweg ausrutschen, da ihre Muskeln gut innerviert sind und optimal miteinander kommunizieren. Für ältere Menschen kann so ein Sturz oder Straucheln, also eine abrupte Veränderung der Körperposition, durchaus Folgen haben, da ihr Körper über weniger Motoneuronen verfügt, die die Muskulatur steuern. Sie verlieren das Gleichgewicht, und ein Sturz ist unvermeidlich. Man sollte sich allerdings darüber im Klaren sein, dass in einem höheren Alter keine enorme Verbesserung des Gleichgewichts zu erwarten ist. Doch man kann das, was vorhanden ist, erhalten und sogar leicht verbessern – oftmals reicht bereits ein gemäßigtes Training, um fit zu bleiben und Verletzungen zu vermeiden. Gerade Balanceübungen eignen sich hervorragend, um die Muskulatur in Form zu halten.

Der Gesundheitszustand meiner Klienten, die sich für ein Balancetraining entschieden haben, begann sich mit der Zeit zu verbessern. Anfangs hatten einige noch Vorbehalte und meinten, die Übungen seien zu schwierig und für sie nicht realisierbar. Nach einer individuellen Anpassung des Trainings unter Berücksichtigung der persönlichen Möglichkeiten und Fähigkeiten begannen sie, sich in den Positionen sicherer zu fühlen, und sie spürten erste positive gesundheitliche Veränderungen.

Bereits nach fünf Trainingsstunden bemerkten die Klienten eine zunehmende Stabilität und Aufrichtung ihres Körpers. Nicht die großen peripheren, sondern die kleineren Muskeln wurden gestärkt, ebenjene, die die Wirbelsäule und die kleinen Wirbelgelenke zusammenhalten. Dadurch fühlte sich der ganze Rumpf stabiler an. Äußerlich waren zuerst keine Veränderungen wahrzunehmen, doch das war auch nicht das primäre Ziel. Viel wichtiger ist es, schmerzfrei zu sein und sich gesund und fit zu fühlen.

Balanceübungen sollen in erster Linie den Körper von innen stärken, also zuerst die tief liegende Muskulatur sowie die Sehnen und Gelenke und dann allmählich auch die peripheren Muskeln ansprechen. Mit zunehmender Intensität der Belastung und durch regelmäßiges Training treten dann auch die anderen Effekte ein: Es wird Fett abgebaut und Muskelmasse aufgebaut.

Einige meiner Klientinnen verloren nach mehreren Monaten regelmäßigen Trainings kein einziges Gramm Körpergewicht. Allerdings verringerte sich ihr Taillenumfang um 6 bis 10 cm. Auf diesem Wege zu einer besseren Figur zu kommen, ist vielleicht die beste Art und Weise, da der Organismus dabei nicht belastet wird. Im Gegensatz dazu hat eine abrupte Veränderung des Körpergewichts keine positiven Auswirkungen auf das Herz-Kreislauf-System und den Stütz- und Bewegungsapparat. Gesundheitliche Aspekte sollten stets Vorrang haben vor irgendwelchen Schönheitsidealen.

Trainingspläne individuell erstellen und anpassen

Für die Erstellung eines Trainingsplans sind folgende Faktoren zu berücksichtigen: Alter, Körpergewicht, allgemeine Fitness des Sportlers und sein Gesundheitszustand. Liegen beziehungsweise lagen Verletzungen vor? Befindet sich der Sportler in der Rehabilitation, etwa nach einer Operation? Sind Störungen des Stütz- und Bewegungsapparats vorhanden, die er selbst unter Umständen noch gar nicht erkannt hat, wie z. B. Skoliose? Unter Berücksichtigung dieser Parameter wird der individuelle Trainingsplan erstellt. Bei der Ausführung der Übungen ist unbedingt auf Präzision zu achten. Nach dem Training muss der Zustand des Körpers beurteilt werden. Von Zeit zu Zeit sollte man den Trainingsplan der Kondition des Trainierenden anpassen. Wie bei allen sportlichen Betätigungen gewöhnt sich der Körper an die Herausforderung, bis letztlich irgendwann keine Veränderung mehr stattfindet. Dann ist es an der Zeit, durch andere Übungen, Abänderung der Wiederholungen und Verweildauer in der Posititon den Plan anzupassen. Das Training darf in keinem Fall zu einer starren Routine werden.

Das Trainingsziel im Blick haben

Vor Erstellung eines Plans sollte man sich Gedanken machen, welches Ziel man erreichen will. Soll der Anteil an Körperfett reduziert werden, indem man mehr Muskelmasse aufbaut, oder soll die Ausdauer oder die Stabilität erhöht werden? Die in diesem Buch vorgestellten Übungen sind bestens geeignet, diese Vorhaben zu realisieren.

In erster Linie setze ich Balanceübungen ein, um die Muskelkoordination zu fördern: Die einzelnen Muskeln arbeiten besser zusammen, die Bewegungsabläufe werden fließender und die Belastbarkeit der Muskeln nimmt zu. Ebenso sehr eignen sich Balanceübungen zur therapeutischen Behandlung von beispielsweise Bandscheibenvorfällen oder Gelenkinstabilität. Insbesondere bei der Behandlung eines Bandscheibenvorfalls erweisen sich Balanceübungen als sinnvoll, da sie viele Haupt- und auch synergistische Muskeln trainieren und dabei das Skelett nicht überbelasten. Die Muskeln, die die betroffene Stelle umgeben, werden durch das Training gestärkt, unterstützen den Heilungsprozess und verschaffen dem Betroffenen Schmerzfreiheit.

Manch Trainierender neigt dazu, durch unpräzise Ausführung der einzelnen Übungsschritte, den Muskeln die Arbeit zu erleichtern. Oftmals genügt es, das Becken nur wenige Zentimeter in die falsche Richtung zu drehen, und die Übung wird nicht die gewünschte Wirkung zeigen. Zum einen ist es demotivierend, wenn das Training keine Ergebnisse zeigt. Im schlimmsten Fall kommt es zu Verletzungen. Achten Sie deshalb immer auf eine korrekte Ausführung!

Der Einsatz von Geräten

Auf den folgenden Seiten finden Sie 100 Übungen, die Ihre Balance fördern. Sie variieren in ihrem Schwierigkeitsgrad und sind unterteilt in Übungen mit dem eigenen Körpergewicht, mit einem Trainingsgerat oder einer Kombination verschiedener Geräte. Übungen ohne Geräte, bei der nur das eigene Körpergewicht eingesetzt wird, sind optimal, da man überall und zu jeder Zeit trainieren kann. Man braucht dafür weder Geräte noch ein Fitnessstudio. Aber auch mit Unterstützung von Geräten lässt sich die Gleichgewichtsfähigkeit trainieren.

In meinen Übungen verwende ich folgende Geräte:

- **Pilatesball** – kleiner aufblasbarer elastischer Ball mit einer rutschfesten Oberfläche, der im Durchschnitt mit bis zu 120 kg belastet werden kann
- **Gymnastikball** – sehr belastbarer, großer aufblasbarer Kunststoffball
- **BOSU** – beidseitig nutzbares Balancegerät mit einer gewölbten elastischen Oberseite und einer flachen festen Unterseite
- **Pilatesrolle** – etwa 90 x 15 cm große Schaumstoffrolle, die sich ausgezeichnet zum Trainieren der Rücken muskulatur eignet

Mit jedem dieser Geräte kann man eine Reihe effektiver Übungen ausführen. Sobald Sie eine Übung beherrschen, gehen Sie zur nächsten: Die Übungen steigern sich in ihrem Schwierigkeitsgrad, die anspruchsvollsten Übungen im letzten Teil kombinieren verschiedene Geräte. Egal, welches Gerät Sie einsetzen: Ihr Einsatz soll Sie »aus dem Gleichgewicht bringen«, Ihren Körperschwerpunkt verschieben und letztendlich Ihren Körper stärken.

Meiner Erfahrung nach ist das kleinste Sportgerät im Studio paradoxerweise auch das anspruchsvollste: der Pilatesball. Viele Menschen heben lieber schwere Gewichte, anstatt eine Trainingseinheit mit dem Pilatesball zu absolvieren. Mir sind im Studio Menschen begegnet, die den Pilatesball ausprobieren wollten, obwohl sie sich bereits wohlgeformte Muskeln mit anspruchsvollem Gerätetraining erarbeitet hatten. Sobald sie aber einen Pilatesball in die Hände nahmen, passierte Erstaunliches: Sie waren kaum in der Lage, sich in den einfachsten Positionen zu halten. Es kostete sie große Mühe, zumindest ein paar Übungen fehlerfrei auszuführen. Ihre tief iegende Stützmuskulatur ließ sie im Stich: Denn diese Muskulatur lässt sich auf Fitnessgeräten mit schweren Gewichten kaum aufbauen.

Die mangelnde Bereitschaft, eine Balanceübung auszuführen, rührt oft von der Angst vor einem Sturz oder einfach davon, sich zu blamieren. Daher sollte man langsam und achtsam vorgehen. Bereits nach wenigen Trainingsstunden werden Sie angenehm überrascht sein, welche Übungen Sie bereits nach so kurzer Zeit problemlos bewältigen. Nicht selten passiert es, dass sich die Trainingsteilnehmer vorkommen, als würden sie für eine Zirkusvorstellung proben. Niemals zuvor wäre es ihnen in den Sinn gekommen, dass sie ohne fremde Hilfe auf einem Gymnastikball knien oder stehen können. Durch regelmäßiges Training kann man sich langsam immer weiter verbessern, man wird sicherer und kann sich auch an anspruchsvollere Übungen heranwagen.

Zu jeder Übung gibt es eine detaillierte Schritt-für-Schritt-Beschreibung, begleitet von Fotos, die die richtige Ausführung zeigen, und eine Übersicht über die beanspruchten Muskeln. Wenn Sie sich mittels des QR-Codes, der neben jeder Übung steht, die Videos zu diesem Buch anschauen und dabei das Gefühl haben, Sie schaffen es nicht, die Übung in dem gezeigten Umfang und der Qualität auszuführen, sollten Sie sich davon nicht abschrecken lassen. Wählen Sie Übungen aus, die Ihren Fähigkeiten entsprechen, und achten Sie auf eine präzise Ausführung. Sie können in einer Position eine ganze Minute oder aber nur eine Sekunde verweilen. In erster Linie geht es darum, dass alle erforderlichen Muskeln an der Übungsausführung beteiligt sind. Wenn Sie eine für Sie anspruchsvolle Übung häufiger in Ihren Trainingsplan integrieren, verbessern Sie dadurch die Steuerung der Muskeln über die Nerven. Dabei wird eine größere Menge an Motoneuronen gebildet, die Zahl der Muskelfasern erhöht sich und die Übung fällt mit der Zeit immer leichter. Ihr Körper passt sich der physischen Belastung an und kommt dann mit unterschiedlichen Anforderungen deutlich besser zurecht.

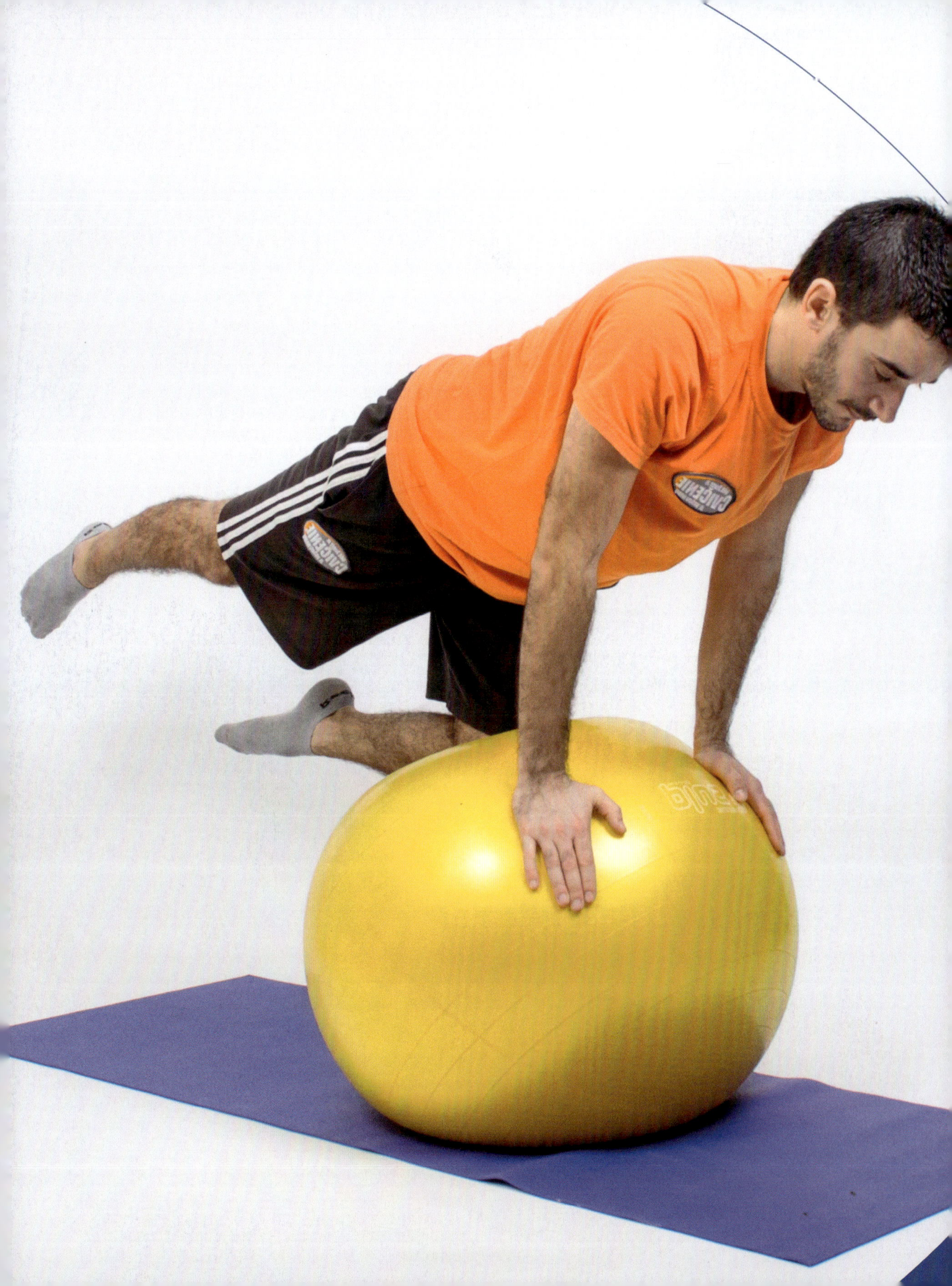

2

DIE ÜBUNGEN

1 Wechselseitige Rumpfbeuge im Ausfallschritt

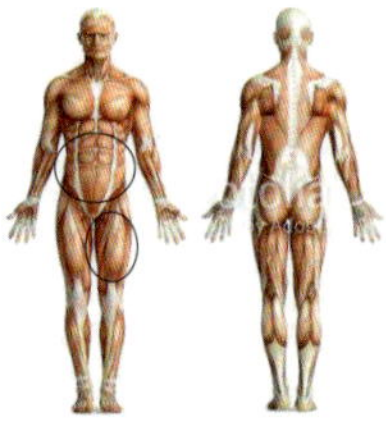

Trainierte Muskeln
Bauchmuskulatur
Oberschenkelmuskulatur

Ausgangsposition

1. Nehmen Sie einen aufrechten Stand ein. Die Füße sind hüftbreit geöffnet.

Übungsablauf

2. Aus dem Stand beugen Sie die Knie leicht, kommen mit dem Oberkörper nach unten und platzieren die Hände rechts und links schulterbreit vor den Füßen. Zehen und Fersen bleiben fest auf dem Boden. Die Knie ragen nicht über die Zehen hinaus.

3. Setzen Sie das linke Bein in einem Ausfallschritt zurück, die Ferse ist angehoben. Der Rücken und das linke Bein bilden eine Linie. Das rechte Knie bleibt über der Ferse, ist in einer Linie mit dem Fuß und rechtwinklig gebeugt. Die Hände befinden sich rechts und links neben dem rechten Fuß. Die Arme sind gestreckt.

4. Richten Sie den Oberkörper auf und legen Sie die Hände übereinander auf den rechten Oberschenkel.

5. Strecken Sie die Arme auf Schulterhöhe seitlich aus und halten Sie den Körper in dieser Position in Balance. Spannen Sie dazu die Rumpfmuskeln an.

6. Beugen Sie nun den Oberkörper mit gestreckten Armen zur rechten Seite. Die Fingerspitzen sollten den Boden berühren.

7. Kommen Sie über die Mitte zur anderen Seite.

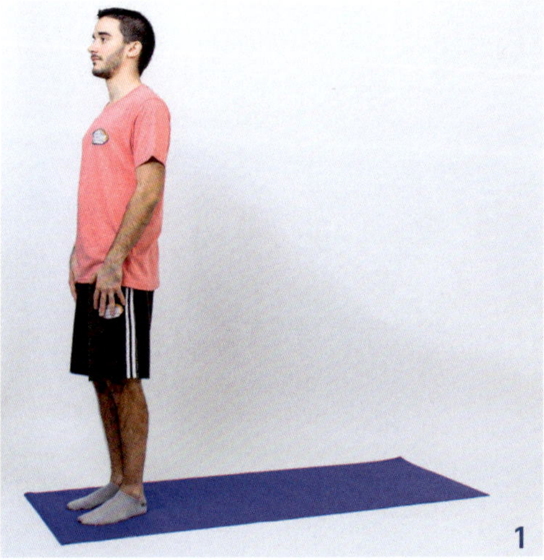

1

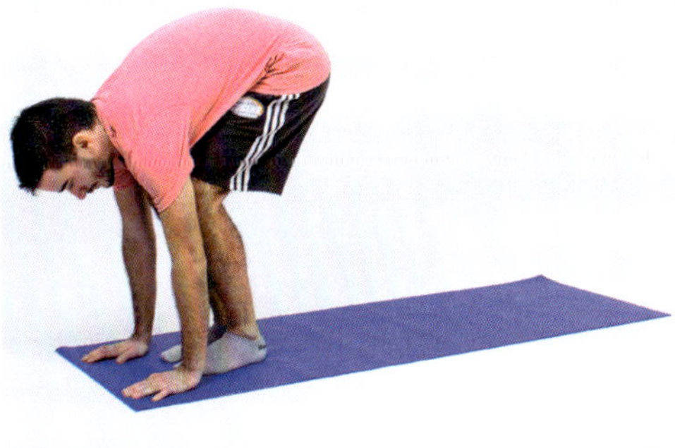

2

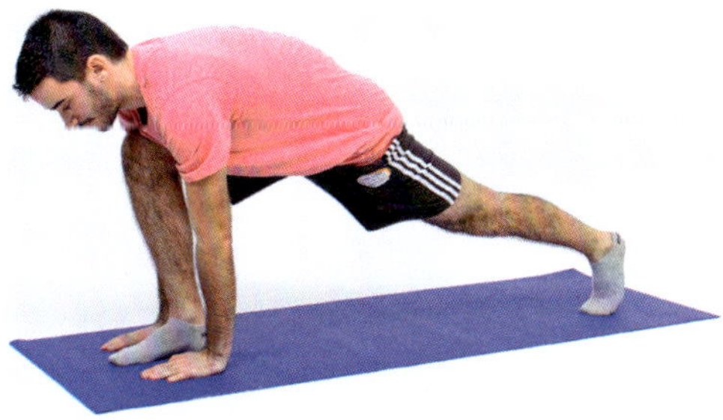

3

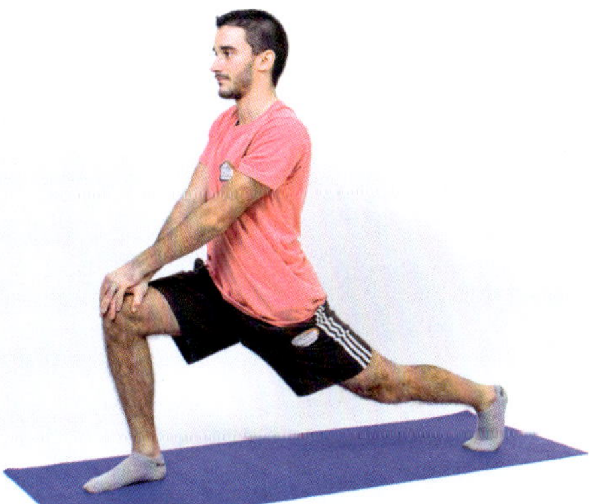

4

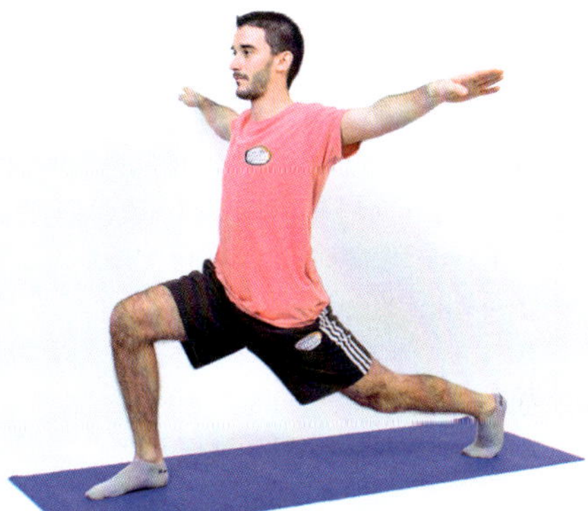

5

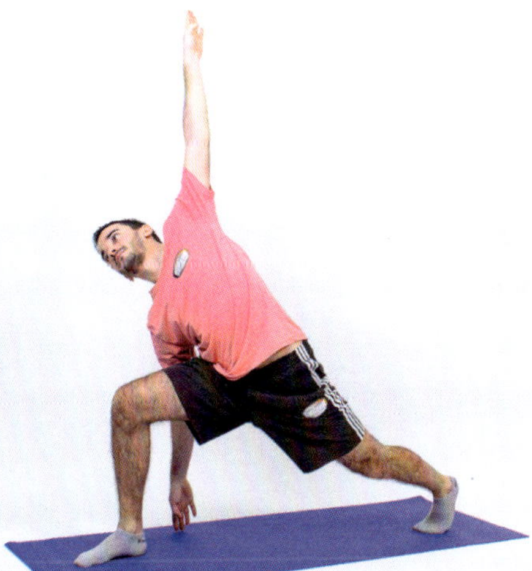

6

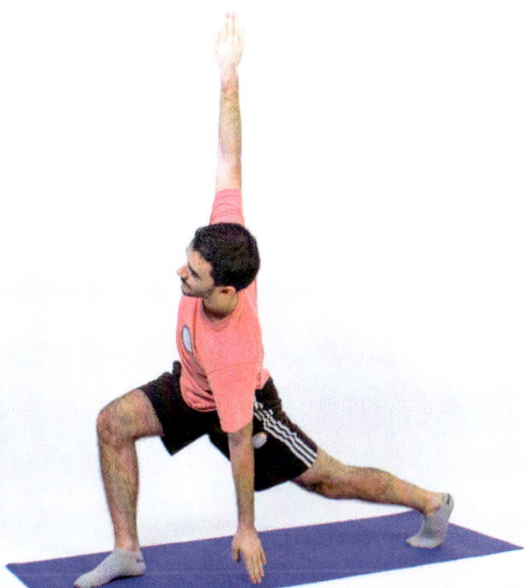

7

2 Sumo mit Gewichtsverlagerung

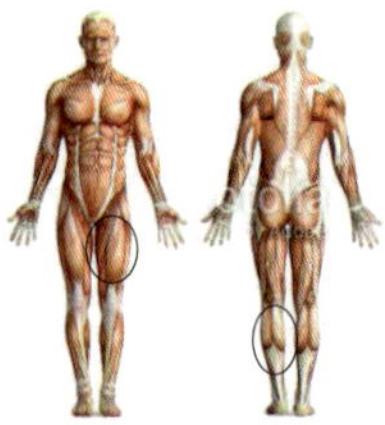

Trainierte Muskeln
Oberschenkelmuskulatur
Wadenmuskulatur

Ausgangsposition

1. Nehmen Sie einen aufrechten Stand ein. Die Beine sind weit gegrätscht.

Übungsablauf

2. Beugen Sie die Knie so weit, bis die Unterschenkel senkrecht zum Boden stehen. Drehen Sie die Fußspitzen leicht nach außen. Knie und Fußspitzen zeigen in dieselbe Richtung. Der Oberkörper ist aufrecht. Die Arme hängen locker vor dem Körper.

3. Heben Sie die Fersen an, dabei bleibt der Oberkörper aufrecht und stabil.

4. Heben Sie die Arme auf Schulterhöhe nach vorn an und verschränken Sie die Finger.

5. Senken Sie die Arme ab. Mit angehobenen Fersen verlagern Sie Ihr Gewicht auf die rechte Seite, indem Sie das rechte Knie beugen und das linke Bein strecken.

6. Heben Sie die Arme wieder an und senken Sie sie wieder ab. Die Hände sind nicht verschränkt.

7. Verlagern Sie nun das Gewicht zur linken Seite und heben und senken Sie die Arme. Wiederholen Sie den Ablauf zu jeder Seite 5-mal.

Variante: Die Übung wird intensiver, wenn Sie eine 2-kg-Hantel in den Händen halten.

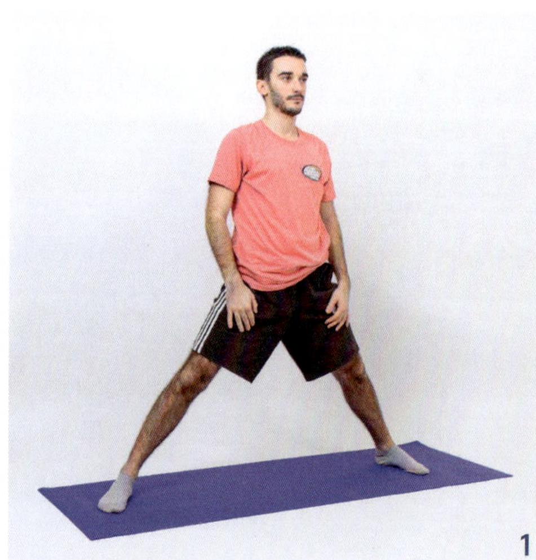

1

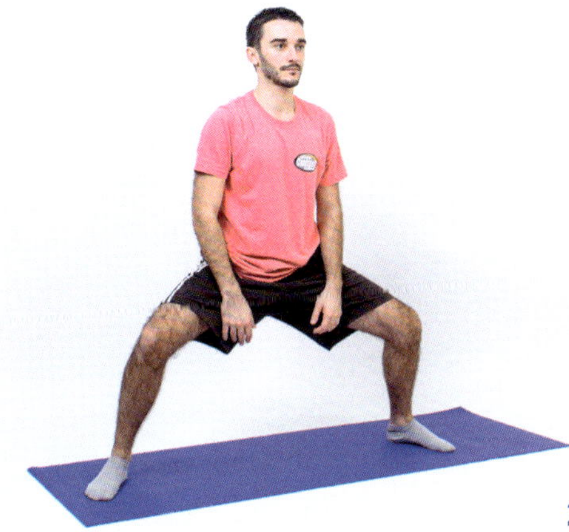

2

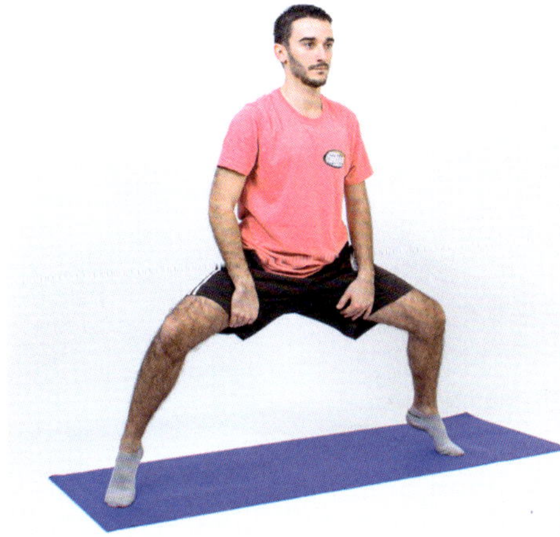

3

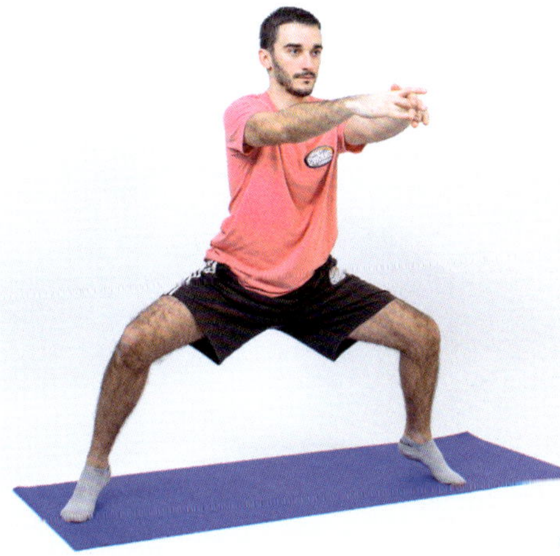

4

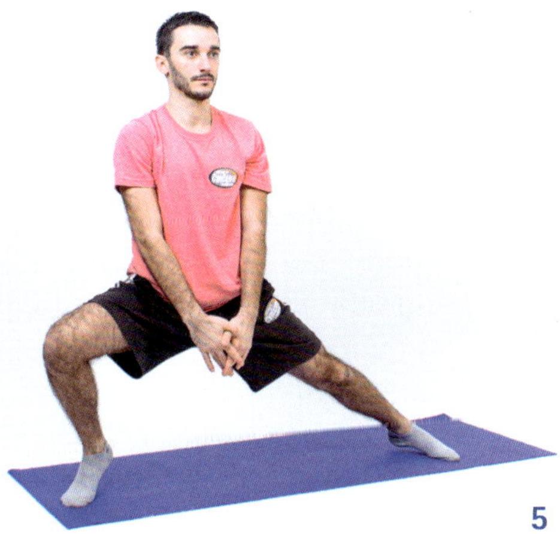

5

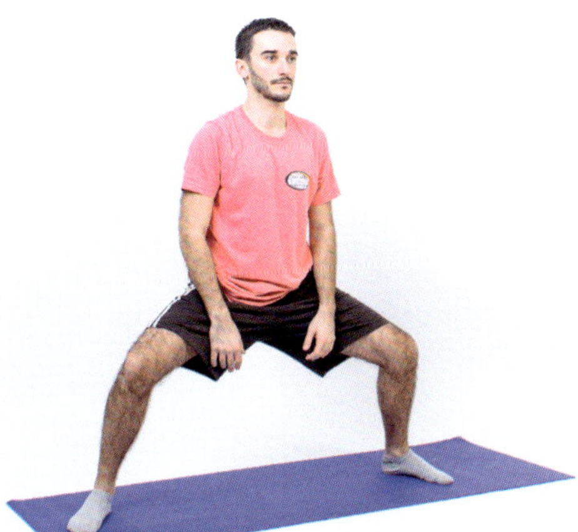

6

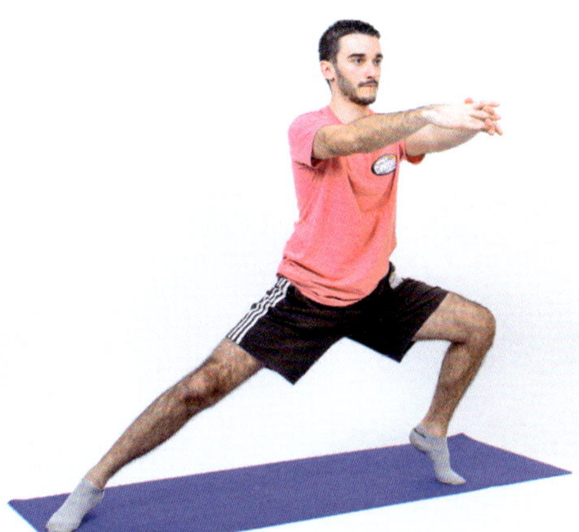

7

3 Kniebeuge im Zehenspitzenstand mit Rotation

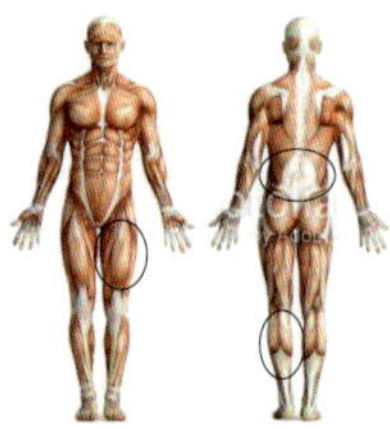

Trainierte Muskeln
Untere Rückenmuskulatur
Oberschenkelmuskulatur
Wadenmuskulatur

Ausgangsposition

1. Kommen Sie in den Zehenstand. Der Körper ist gestreckt. Nehmen Sie die Arme gestreckt über den Kopf und verschränken Sie die Daumen. Dabei zeigen die Handflächen nach vorn. Die Füße stehen nah beieinander, die Fersen sind so weit wie möglich vom Boden abgehoben.

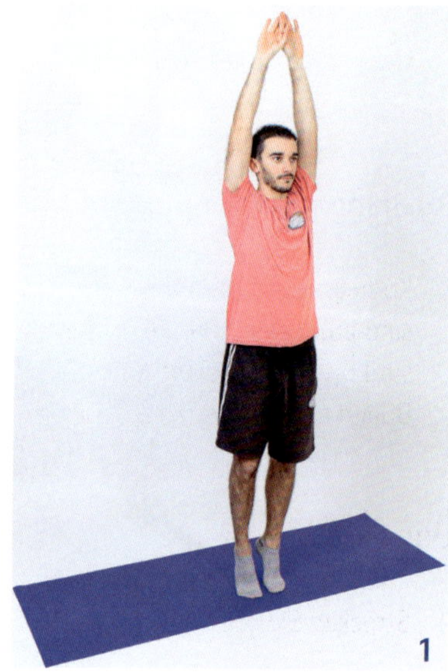
1

Übungsablauf

2. Mit der Einatmung beugen Sie die Knie. Sie sollten nicht über die Zehenspitzen hinausragen. Gleichzeitig drehen Sie den Oberkörper nach links und führen die Arme gestreckt am linken Oberschenkel vorbei, so weit wie möglich nach hinten. Die Hände befinden sich auf Kniehöhe.

3. Mit der Ausatmung kommen Sie zurück in die Ausgangsposition. Wiederholen Sie diese Bewegung zur rechten Seite.

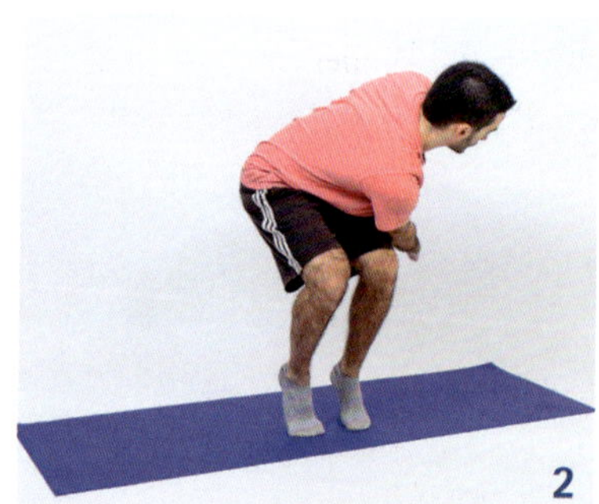
2

Variante: Um die Intensität zu erhöhen, nehmen Sie Gewichte in die Hände, zum Beispiel kleine Hanteln.

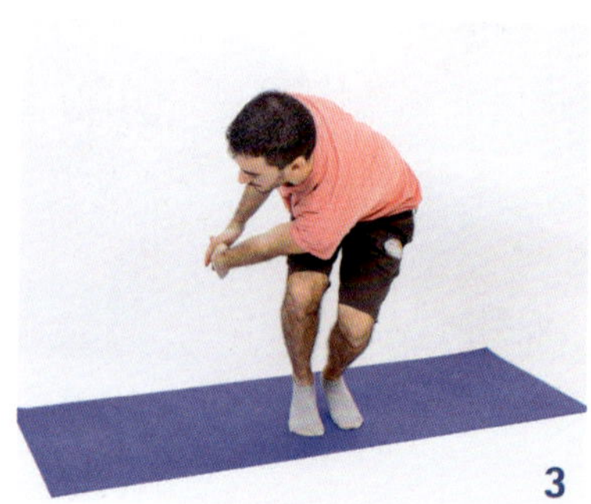
3

4 Seitliches Beinstrecken im Vierfüßlerstand

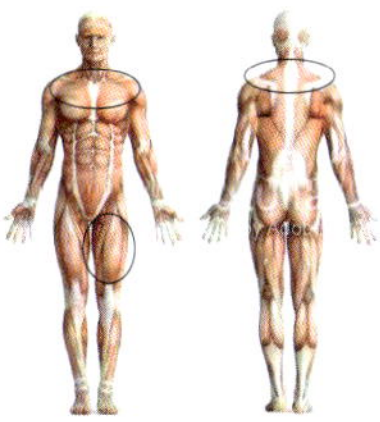

Trainierte Muskeln
Schultermuskulatur
Brustmuskulatur
Oberschenkelmuskulatur

Ausgangsposition

1. Kommen Sie in den Vierfüßlerstand. Hüfte und Knie sind im 90-Grad-Winkel gebeugt, die Fußspitzen sind aufgestellt. Die Knie befinden sich unterhalb der Hüfte. Die Arme sind gestreckt, die Handflächen sind unter den Schultern platziert. Der Rücken ist gerade. Heben Sie nun Ihre Knie 2 bis 3 cm vom Boden ab. Die Knie bleiben dabei im 90-Grad-Winkel gebeugt.

Übungsablauf

2. Strecken Sie zuerst das linke Bein zur linken Seite und dann das rechte Bein zur rechten Seite aus.

Hinweis: Mit der Übung trainieren Sie, zwischen 4 und 3 Kontaktpunkten (eine Fußspitze und beide Handflächen) zu wechseln. Je näher die Hände zueinander platziert sind, desto schwieriger wird die Übung.

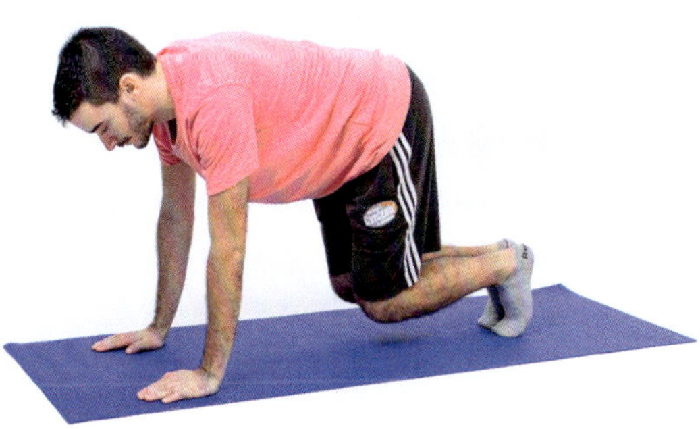

1

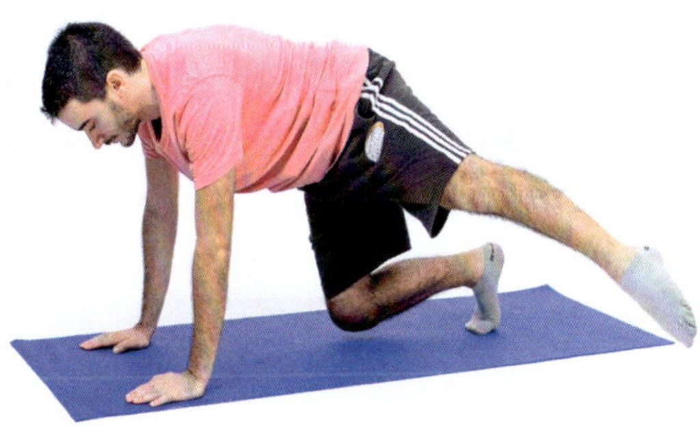

2

5 Rumpfrotation im Vierfüßlerstand mit angehobenen Knien

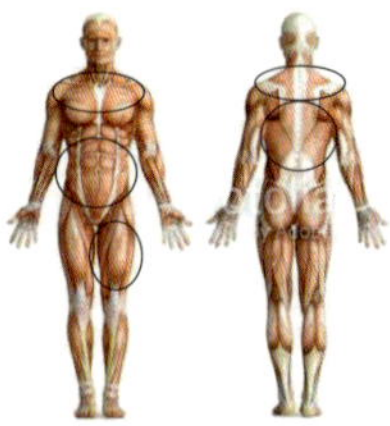

Trainierte Muskeln
Schultermuskulatur
Brustmuskulatur
Bauchmuskulatur Obere
Rückenmuskulatur
Oberschenkelmuskulatur

Ausgangsposition

1. Kommen Sie in den Vierfüßlerstand. Hüfte und Knie sind im 90-Grad-Winkel gebeugt, die Fußspitzen sind aufgestellt. Die Knie befinden sich unterhalb der Hüfte. Die Arme sind gestreckt, die Handflächen sind unter den Schultern platziert. Der Rücken ist gerade. Heben Sie nun Ihre Knie 2 bis 3 cm vom Boden ab. Die Knie bleiben dabei im 90-Grad-Winkel gebeugt.

Übungsablauf

2. Heben Sie den linken Arm gestreckt zur Seite an. Die Handflächen zeigen nach hinten. Die Knie bleiben unverändert vom Boden abgehoben und gebeugt.

3. Mit der Einatmung führen Sie den linken Arm auf Brusthöhe unter dem Körper durch und schieben ihn so weit wie möglich nach rechts, ohne dass er den Boden berührt. Drehen Sie dabei den unteren Rücken leicht nach oben. Mit der Ausatmung strecken Sie den Arm wieder zur linken Seite aus. Wiederholen Sie die Übung zur rechten Seite.

Variante: Um den Schwierigkeitsgrad zu erhöhen, nehmen Sie eine 2-Kilo-Hantel in die Hand des gestreckten Arms. Sie können auch die Fußspitzen näher zueinander bringen – je enger sie stehen, desto anstrengender ist es, das Gleichgewicht zu halten.

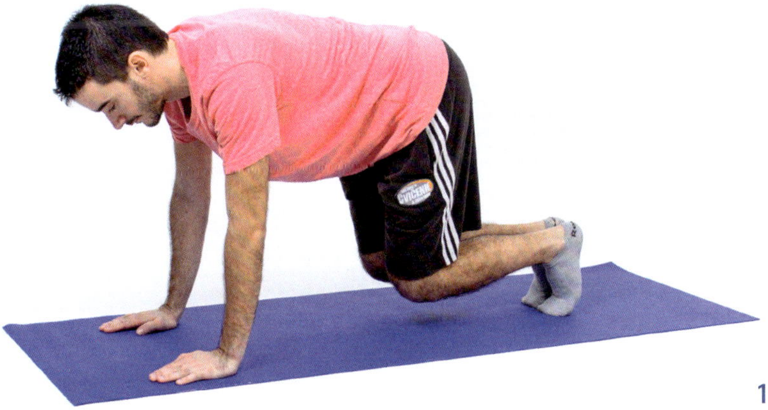

1

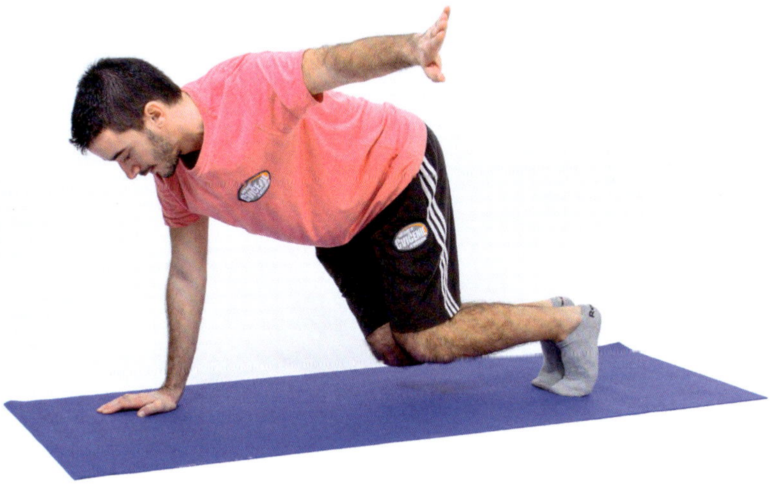

2

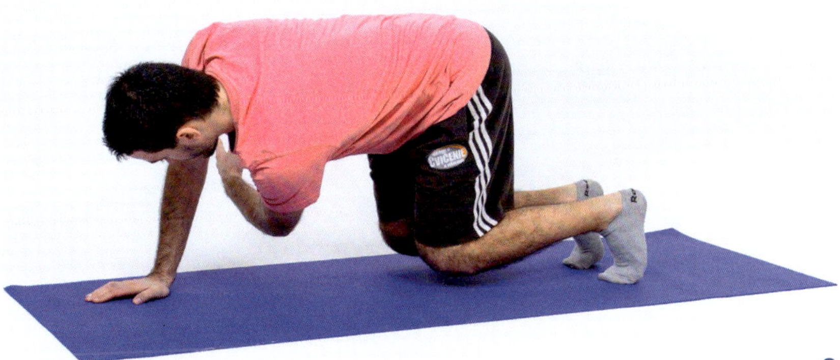

3

6 Arm- und Beinwechsel in weiter Liegestützposition

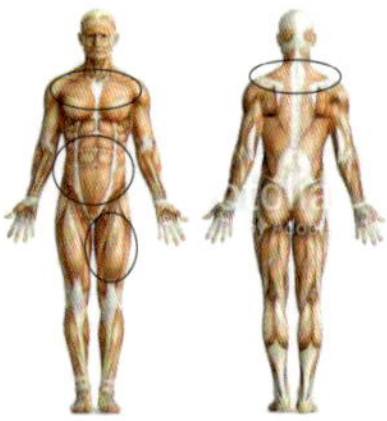

Trainierte Muskeln
Schultermuskulatur
Brustmuskulatur
Bauchmuskulatur
Oberschenkelmuskulatur

Ausgangsposition

1. Nehmen Sie die Liegestützposition ein. Die Arme sind gestreckt, die Handflächen etwa 1 m nebeneinander platziert. Das Becken ist angehoben und darf während der ganzen Ausführung nicht unter Kopfhöhe absinken. Die Beine sind ebenfalls gestreckt und im gleichen Abstand zueinander wie die Hände. Der Körper erinnert an den Buchstaben X.

Übungsablauf

2. Heben Sie zuerst den linken Arm gestreckt für 3 Sekunden zur Seite an, ohne die Position des Oberkörpers zu verändern. Setzen Sie die Hand wieder ab.

3. Dann heben Sie den rechten Arm gestreckt zur Seite an und halten die Position ebenfalls für 3 Sekunden. Setzen Sie die Hand wieder ab.

4. Nun heben Sie das rechte Bein gestreckt bis Gesäßhöhe für 3 Sekunden an. Setzen Sie den Fuß wieder ab.

5. Als Letztes heben Sie das linke Bein für 3 Sekunden an. Wiederholen Sie den gesamten Ablauf 3-mal.

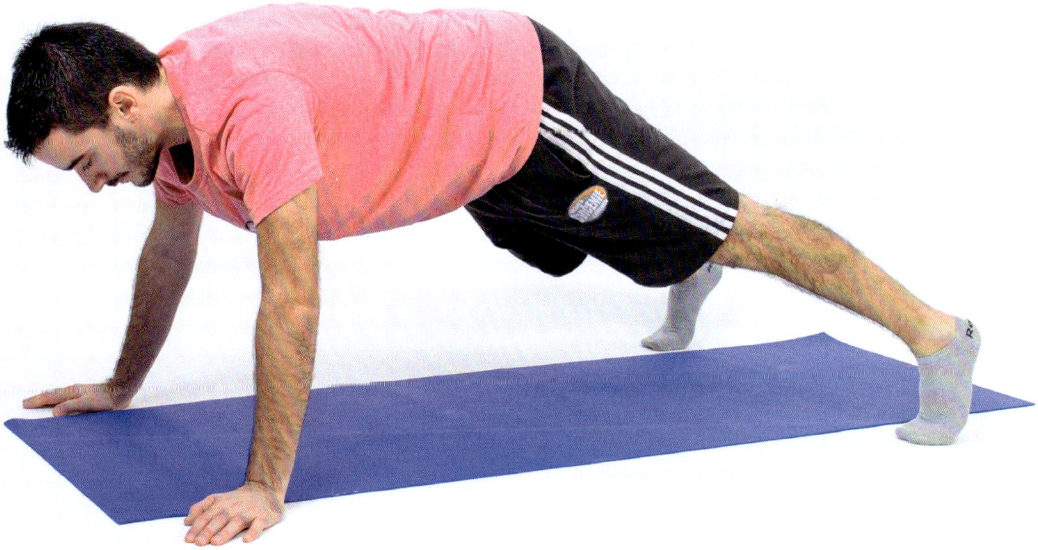

1

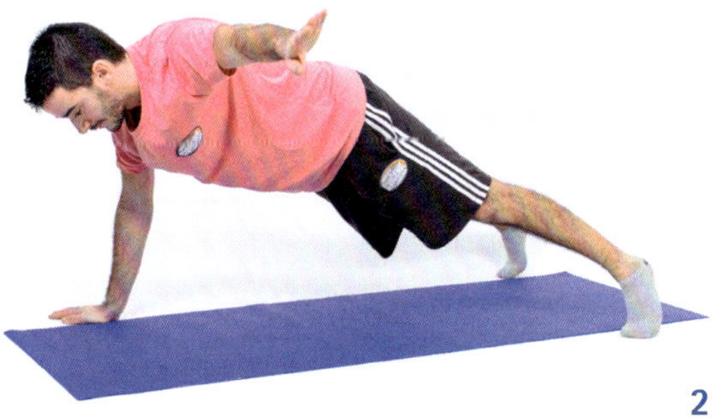

2

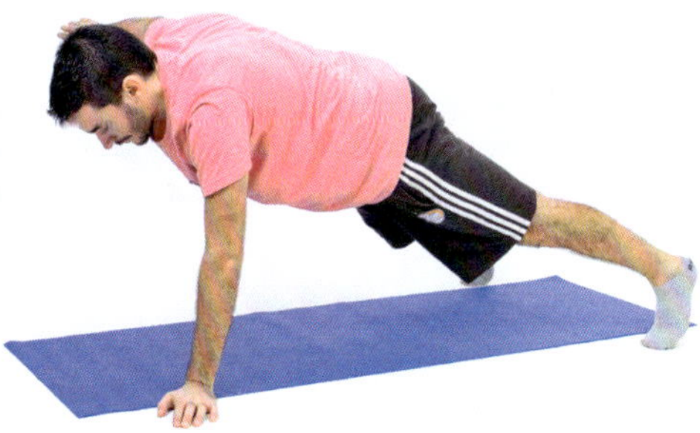

3

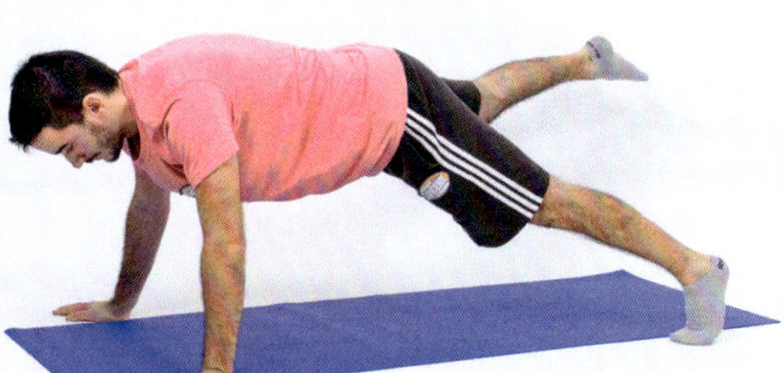

4

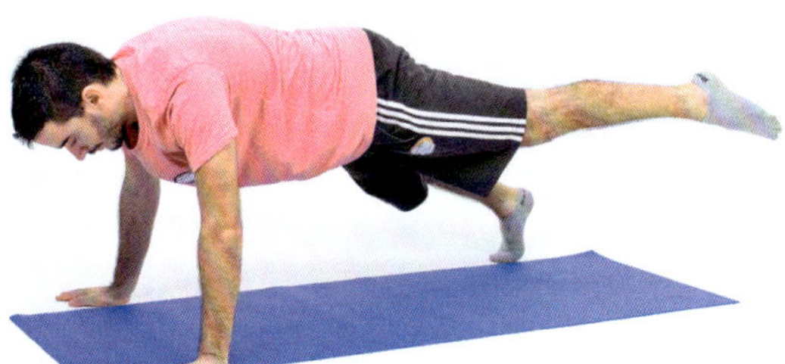

5

7 Beinöffnen und -schließen im umgekehrten Stütz

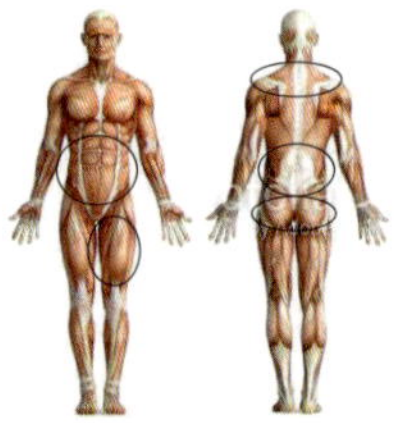

Trainierte Muskeln
Schultermuskulatur
Bauchmuskulatur
Untere Rückenmuskulatur
Gesäßmuskulatur
Oberschenkelmuskulatur

Ausgangsposition

1. Setzen Sie sich auf den Boden und strecken Sie die geschlossenen Beine aus. Positionieren Sie die Hände nah am Körper knapp hinter dem Gesäß, die Arme sind gestreckt. Die Fingerspitzen zeigen in Richtung Füße.

Übungsablauf

2. Heben Sie das Becken an. Der Körper bildet dabei eine gerade Linie. Die Beine bleiben während der gesamten Übung gestreckt.

3. Heben Sie das rechte Bein gestreckt an und zeichnen Sie ein imaginäres Dreieck in die Luft.

4. Setzen Sie nun den Fuß wieder ab, platzieren Sie ihn jedoch etwa 40 cm weiter rechts von der ursprünglichen Position.

5. Führen Sie die gleiche Bewegung mit dem linken Bein aus. Heben Sie es gestreckt an.

6. Setzen Sie den Fuß ebenfalls um 40 cm versetzt nach links außen ab. Dann beginnen Sie in umgekehrter Reihenfolge, die Beine wieder zu schließen. Heben Sie das linke Bein und setzen Sie den Fuß wieder in der Ausgangsposition ab, dann führen Sie die Bewegung mit dem rechten Bein aus. Mit geschlossenen Beinen senken Sie das Becken wieder zum Boden ab.

Hinweis: Je größer der Abstand zwischen den Beinen ist, desto anspruchsvoller ist die Übung und desto effektiver wirkt sie auf die schräge Bauchmuskulatur.

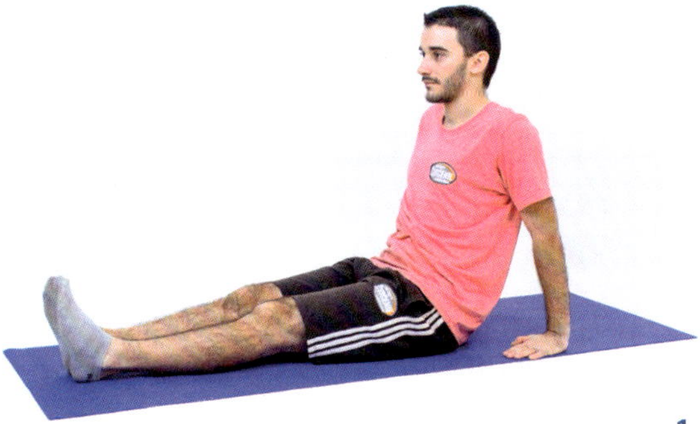

1

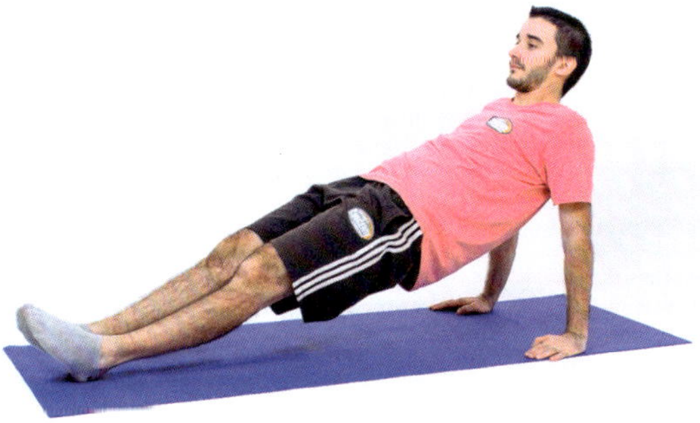

2

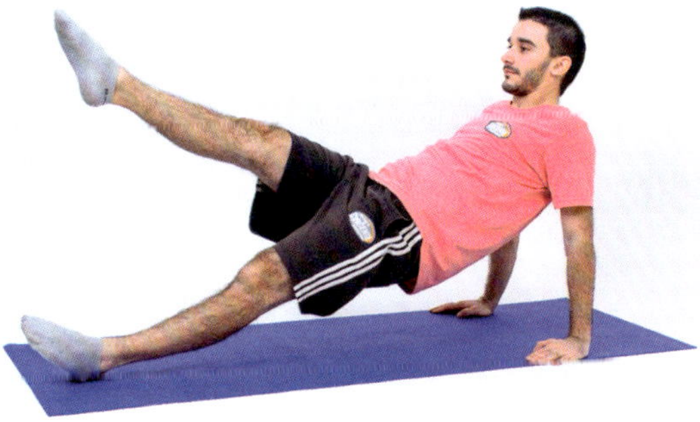

3

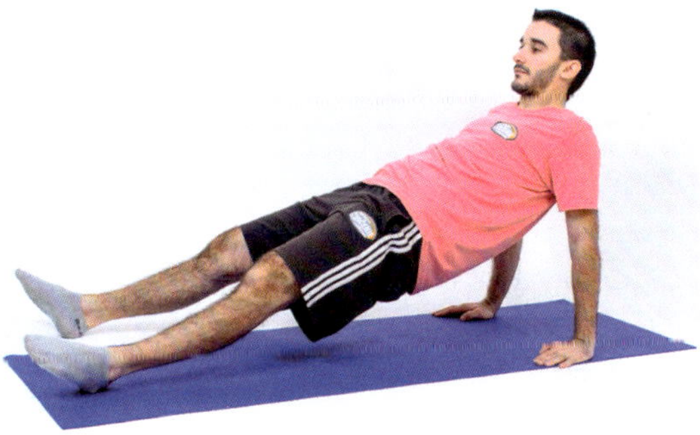

4

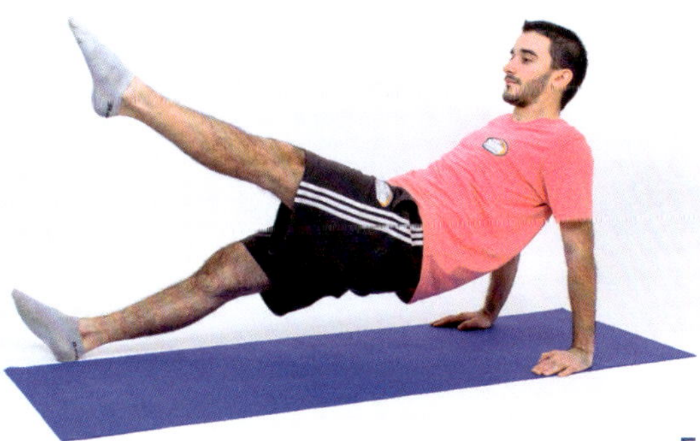

5

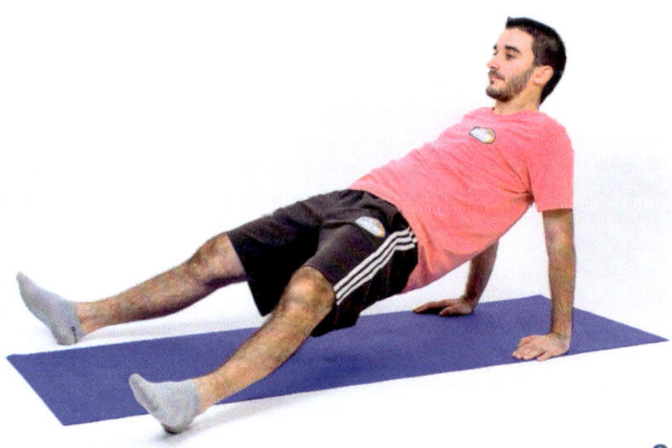

6

8 Crunch aus dem Vierfüßlerstand

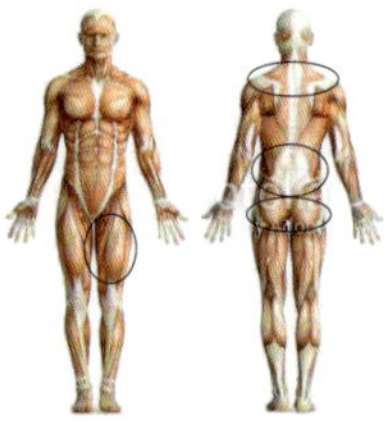

Trainierte Muskeln
Schultermuskulatur
Untere Rückenmuskulatur
Gesäßmuskulatur
Oberschenkelmuskulatur

Ausgangsposition

1. Gehen Sie in den Vierfüßlerstand und strecken Sie das linke Bein nach hinten aus. Das rechte Bein bleibt gebeugt, Knie und Fußspitze sind aufgesetzt. Der Rücken ist gerade, beide Arme sind gestreckt. Strecken Sie nun den rechten Arm in Verlängerung des Oberkörpers nach vorn aus. Die linke Hand bleibt am Boden aufgestützt.

Übungsablauf

2. Der Körper hat nun 3 Kontaktpunkte: rechte Fußspitze, rechtes Knie und linke Handfläche. Machen Sie einen Katzenbuckel und führen Sie den rechten Ellbogen und das linke Knie unter dem Körper zusammen. Mit der Ausatmung kehren Sie wieder in die Ausgangsposition zurück. Wiederholen Sie die Übung 10-mal mit dem rechten Arm und dem linken Bein, dann 10-mal auf der gegenüberliegenden Seite.

Variante: Um den Schwierigkeitsgrad zu erhöhen, können Sie auf einen weiteren Kontaktpunkt verzichten. Heben Sie dazu die Fußspitze des abgelegten Beins an. Nun stützen Sie sich nur auf einer Handfläche und einem Knie ab.

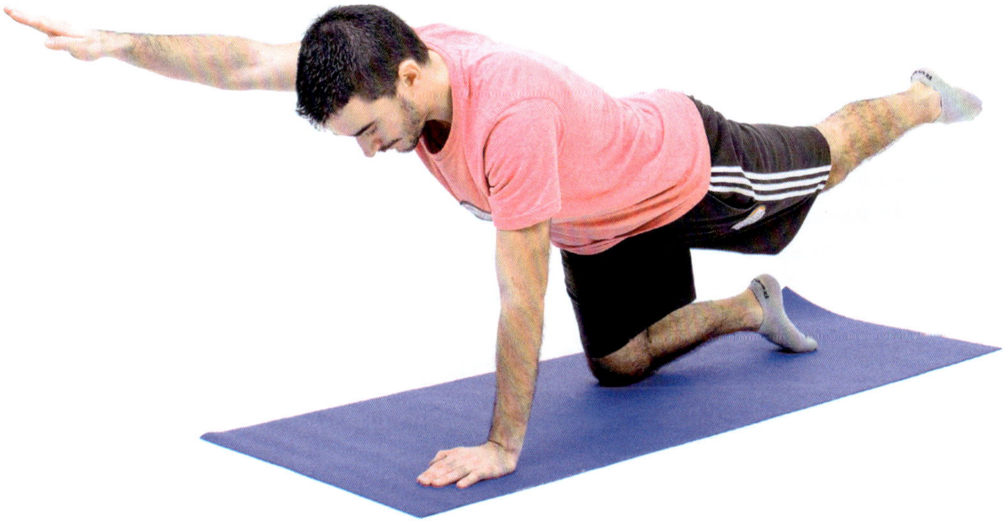

1

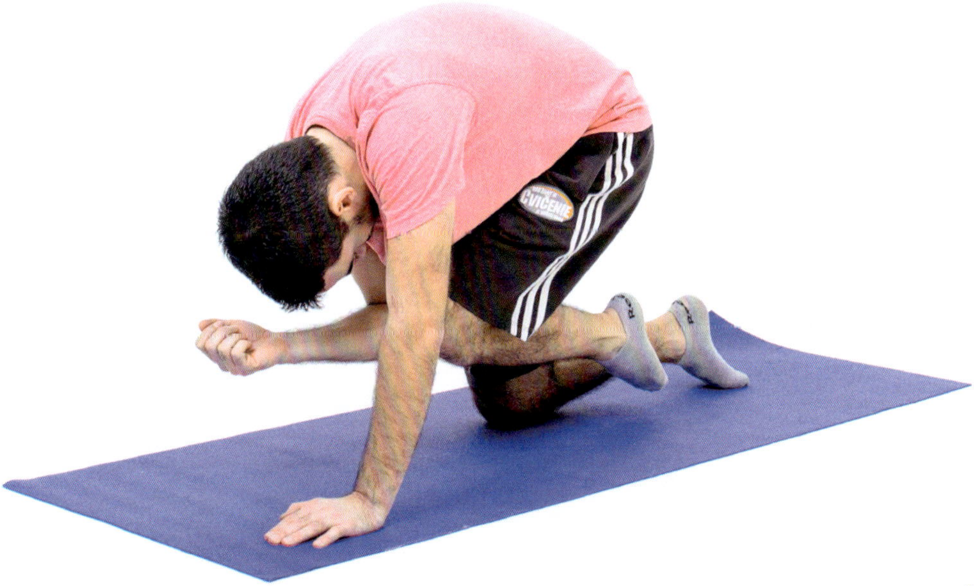

2

9 Seitliches Arm- und Beinheben im Vierfüßlerstand

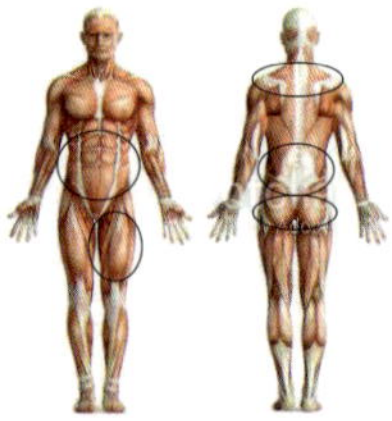

Trainierte Muskeln
Schultermuskulatur
Bauchmuskulatur
Untere Rückenmuskulatur
Gesäßmuskulatur
Oberschenkelmuskulatur

Ausgangsposition

1. Gehen Sie in den Vierfüßlerstand und strecken Sie das linke Bein nach hinten aus. Das rechte Bein bleibt gebeugt, Knie und Fußspitze sind aufgesetzt. Der Rücken ist gerade, beide Arme sind gestreckt. Strecken Sie nun den rechten Arm in Verlängerung des Oberkörpers nach vorn aus. Die linke Hand bleibt auf dem Boden aufgestützt. Der Körper hat dabei 3 Kontaktpunkte zum Boden: Fußspitze, Knie, Handfläche.

Übungsablauf

2. Aus der Ausgangsposition strecken Sie nun den rechten Arm sowie das linke Bein seitlich aus. Diese Übung sollte langsam ausgeführt werden, damit die stabilisierenden Muskeln besser trainiert werden.

Variante: Der Schwierigkeitsgrad der Übung lässt sich durch die Reduzierung der Kontaktpunkte erhöhen. Heben Sie dazu die Fußspitze des aufgesetzten Beins an, damit der Körper sich nur noch auf einer Handfläche und einem Knie stützt.

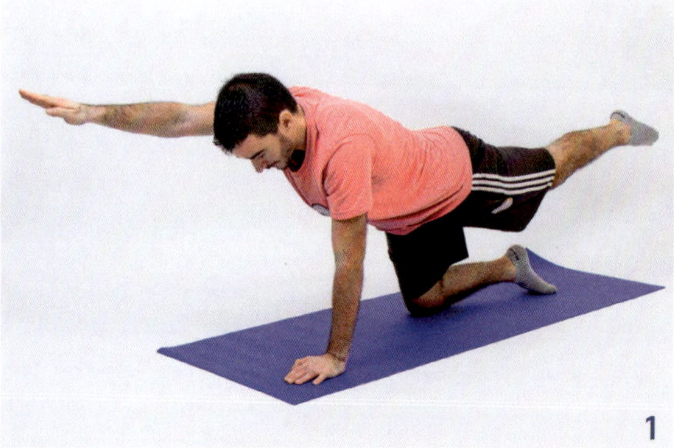

1

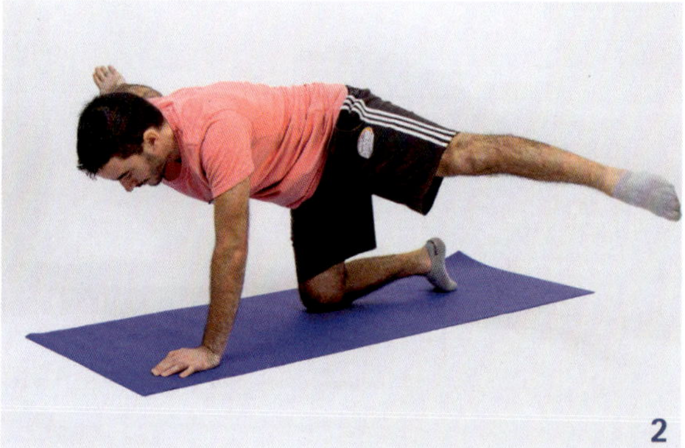

2

10 Sternposition

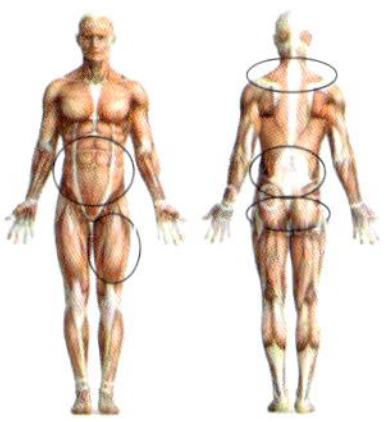

Trainierte Muskeln
Schultermuskulatur
Bauchmuskulatur
Untere Rückenmuskulatur
Gesäßmuskulatur
Oberschenkelmuskulatur

Ausgangsposition

1. Kommen Sie in die Liegestützposition und heben Sie das Becken sowie die Fersen möglichst weit an. Die Beine sind gestreckt und geschlossen. Die Hände sind schulterbreit geöffnet, die Handgelenke befinden sich direkt unter den Schultern, die Arme sind gestreckt.

Übungsablauf

2. Verlagern Sie nun einen Teil Ihres Körpergewichts auf die rechte Hand und strecken Sie den linken Arm senkrecht nach oben, die Fingerspitzen zeigen Richtung Decke. Beide Füße sind seitlich aufgestützt, der rechte Fuß mit der Außenkante, der linke Fuß mit der Innenkante. Drehen Sie dann die gesamte rechte Körperseite leicht Richtung Boden. Achten Sie dabei auf die Position des Beckens: Rumpf, Becken und Beine sollen eine Linie bilden. Der Körper hat insgesamt 3 Kontaktpunkte zum Boden: eine Handfläche und beide Füße. Wiederholen Sie die Übung anschließend mit dem linken Bein.

3. Um den Schwierigkeitsgrad zu erhöhen, können Sie auf einen Kontaktpunkt verzichten und das linke Bein anheben. Der Körper ist dann nur auf die rechte Handfläche und die Außenkante des rechten Fußes gestützt. Der linke Arm sowie das linke Bein sind angehoben. Die Körperlage erinnert an den Buchstaben X.

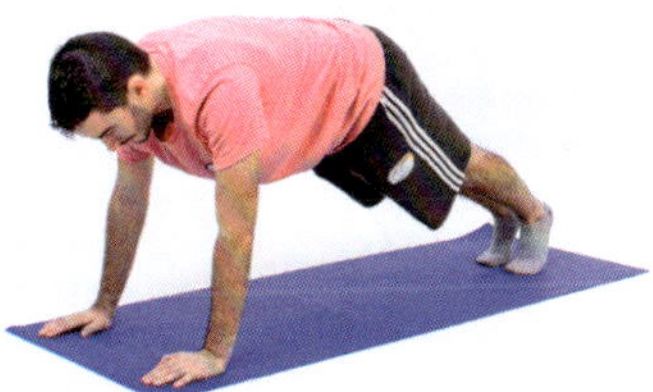
1

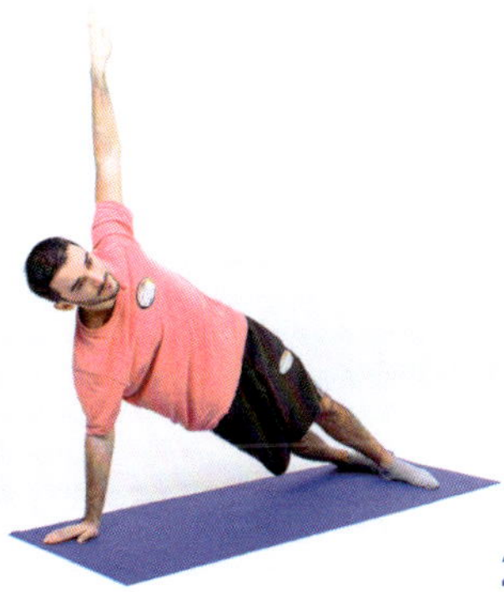
2

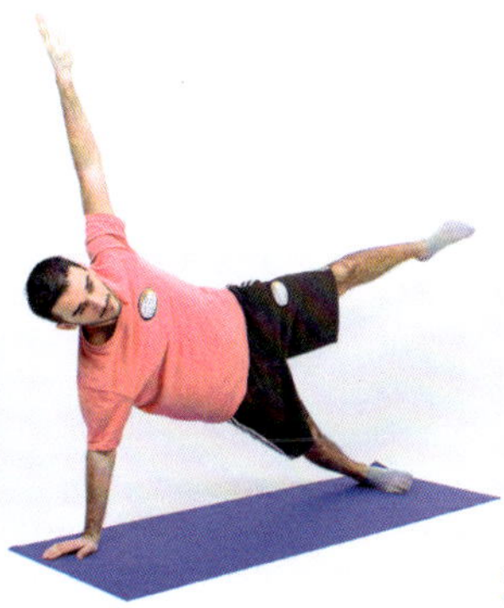
3

11 Einbeinige Raupe

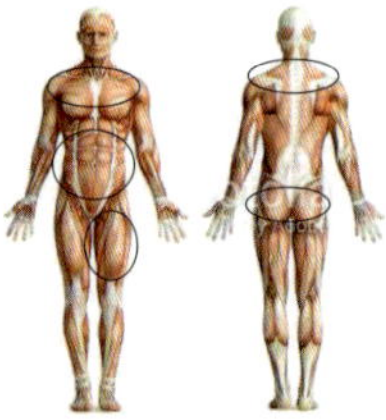

Trainierte Muskeln
Schultermuskulatur
Brustmuskulatur
Bauchmuskulatur
Gesäßmuskulatur
Oberschenkelmuskulatur

Ausgangsposition

1. Stellen Sie sich aufrecht hin und strecken Sie die Arme über den Kopf. Die Handflächen zeigen nach vorn, die Daumen sind verschränkt.

Übungsablauf

2. Führen Sie nun die Hände in einer großen Kreisbewegung zur Seite und zum Boden. Dabei wird zunächst der Kopf und dann der Rücken eingerollt und abgesenkt, die Beine bleiben gestreckt. Setzen Sie die Handflächen vor den Füßen auf dem Boden ab. Die Knie sind nicht ganz durchgestreckt.

3. Strecken Sie das rechte Bein sehr weit nach hinten. Dabei stützen Sie sich nur mit den Handflächen und dem linken Fuß ab.

4. Setzen Sie die Handflächen nacheinander nach vorn an den Mattenrand.

5. Der Oberkörper und das gehobene Bein bilden eine Linie.

6. Setzen Sie dann das rechte Bein wieder auf dem Boden ab.

7. Bewegen Sie die Füße in kleinen Schritten nach vorn zu den Händen. Die Knie bleiben dabei die ganze Zeit gestreckt. Die Handflächen bleiben auf dem Boden.

8. Sobald die Füße bei den Händen angekommen sind, wiederholen Sie die Übung ab Schritt 2 mit dem linken Bein.

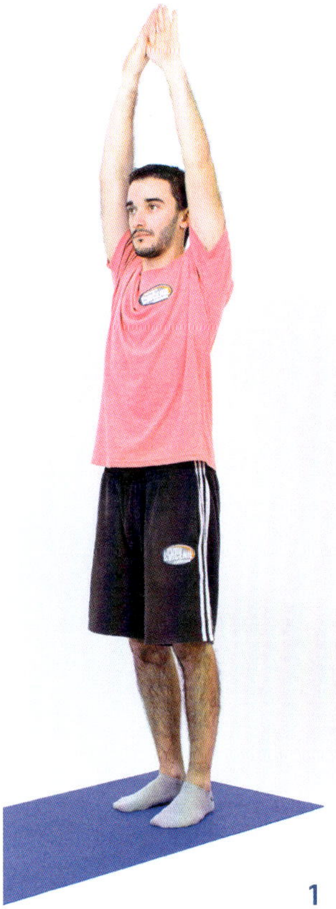

1

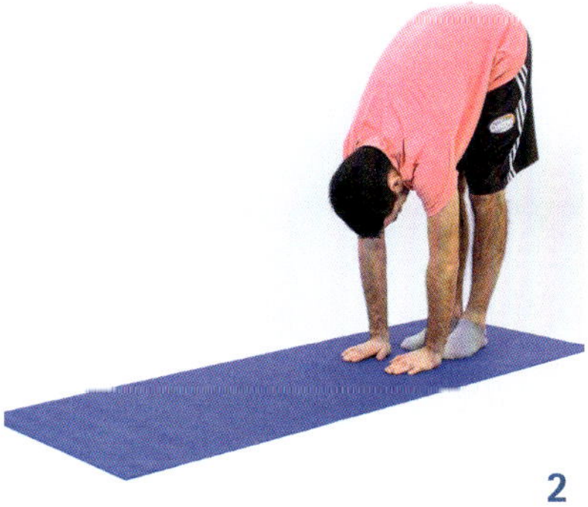

2

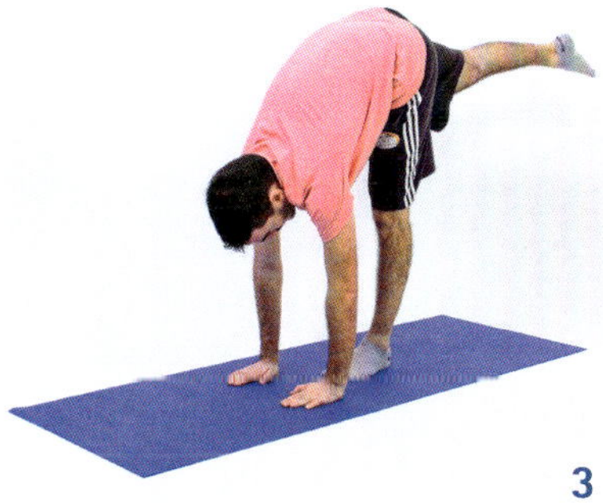

3

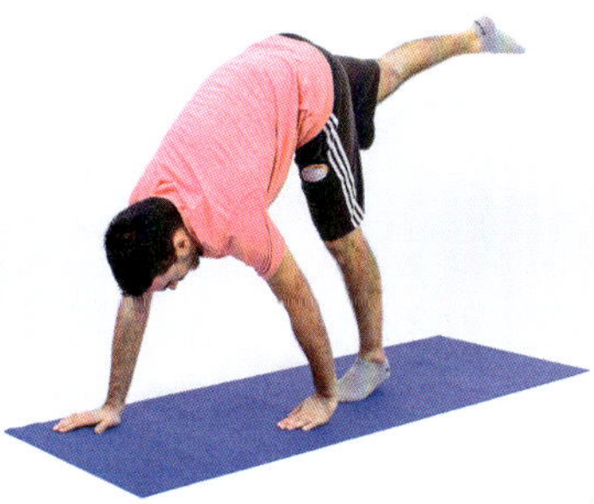

4

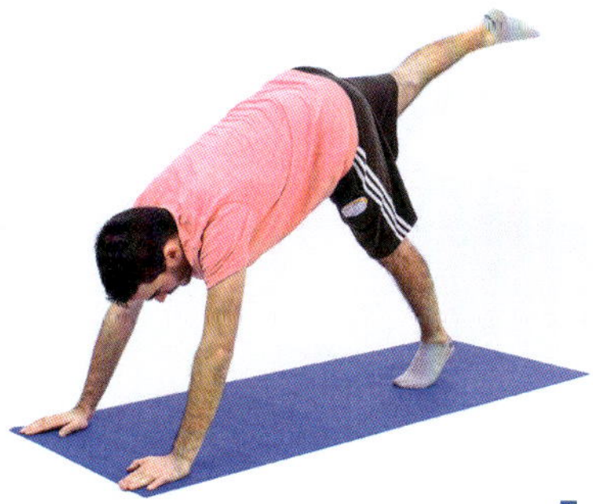

5

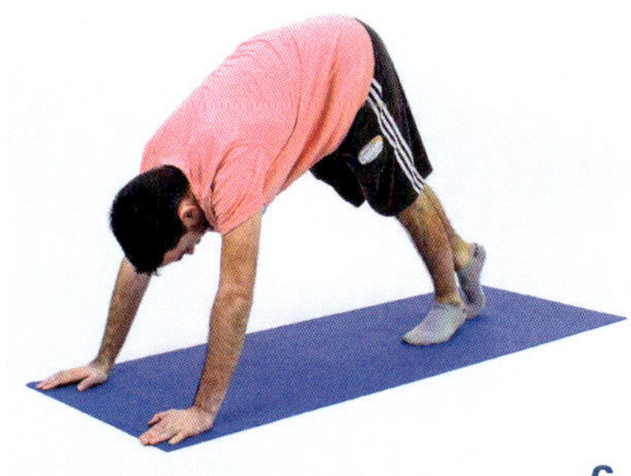

6

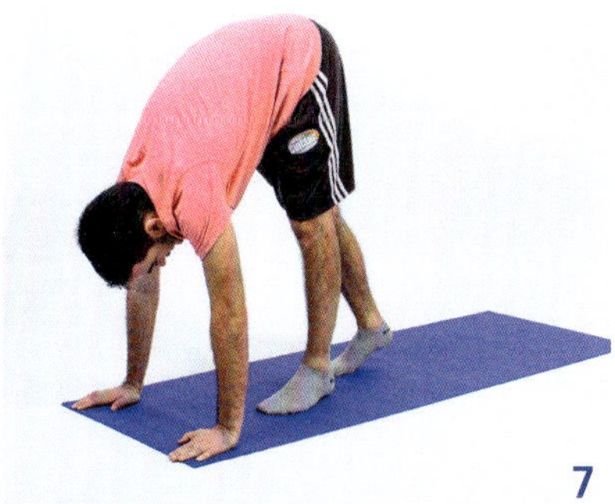

7

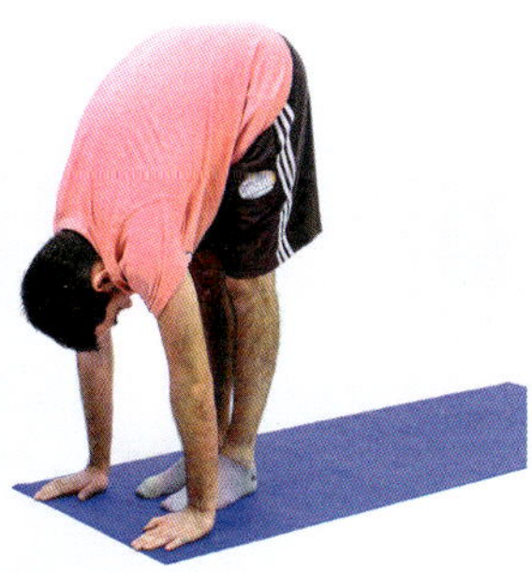

8

12 Rumpfbeuge im Stütz

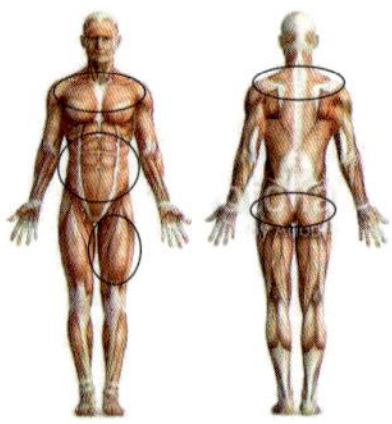

Trainierte Muskeln
Schultermuskulatur
Brustmuskulatur
Bauchmuskulatur
Gesäßmuskulatur
Oberschenkelmuskulatur

Ausgangsposition

1. Kommen Sie in die Liegestützposition. Die Beine sind gestreckt, die Füße etwa schulterbreit aufgestellt. Die Hände sind schulterbreit geöffnet, die Handflächen befinden sich direkt unter den Schultern, die Arme sind gestreckt. Nun strecken Sie den linken Arm in Verlängerung des Oberkörpers nach vorn aus.

Übungsablauf

2. Mit der Einatmung beugen Sie die Knie und berühren mit der linken Hand die linke Ferse von außen. Mit der Ausatmung kehren Sie wieder in die Anfangsposition zurück. Wiederholen Sie diese Bewegung einmal. Wechseln Sie dann den Stützarm und führen Sie die Bewegung auf der anderen Seite aus.

Variante: Um den Schwierigkeitsgrad zu erhöhen, führen Sie die Hand statt an die Fersenaußenseite unter dem Körper zur linken Ferseninnenseite. Nach einer Wiederholung wechseln Sie den Stützarm und führen Sie die Übung auf der anderen Seite aus.

Hinweis: Diese Übung erfordert Kraft im Stützarm, da auf ihm das meiste Körpergewicht ruht.

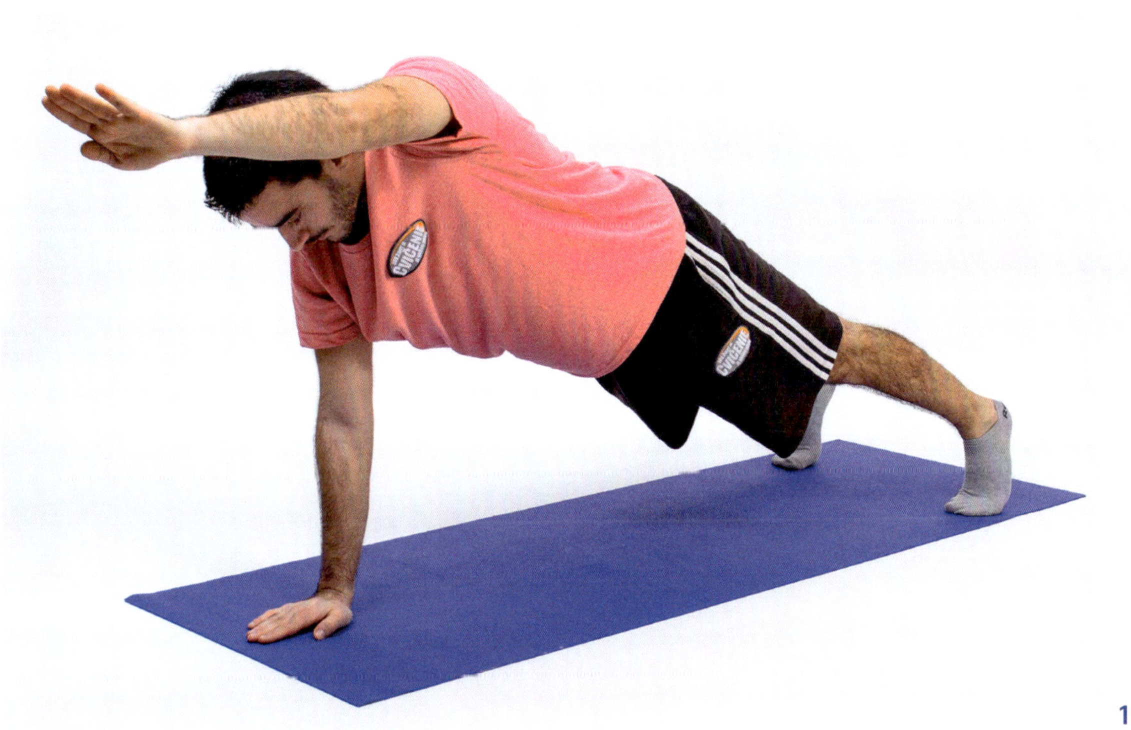

1

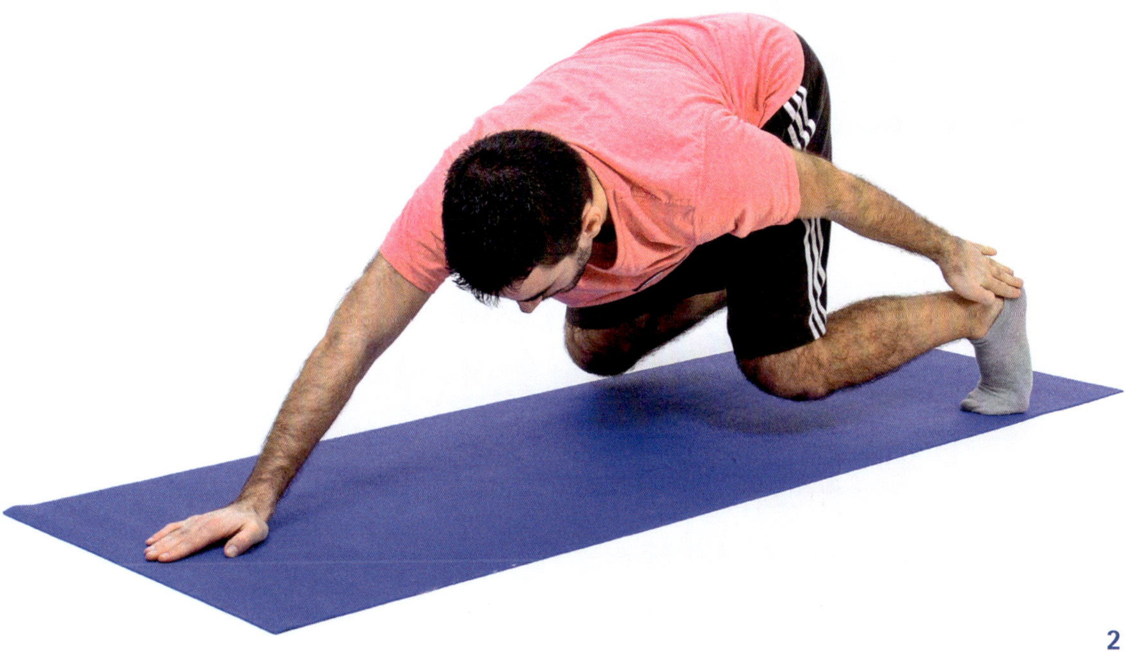

2

13 Fliegerposition

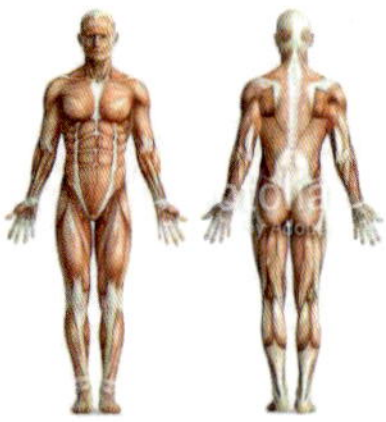

Trainierte Muskeln
Die Übung eignet sich zur Verbesserung der Koordination verschiedener Muskelgruppen.

Ausgangsposition

1. Kommen Sie in den Vierfüßlerstand. Heben Sie das Gesäß und die Knie so weit an, bis der Körper ein umgekehrtes V bildet. Beine und Arme sind gestreckt. Schieben Sie das Gesäß in Richtung Decke und die Fersen in den Boden. Im Yoga heißt diese Position »Abwärts blickender Hund«.

Übungsablauf

2. Heben Sie das linke Bein nach hinten oben, führen Sie es gebeugt nach vorn und legen Sie Knie und Unterschenkel zwischen den Handflächen ab. Das rechte Bein bleibt weiterhin nach hinten gestreckt.

3. Legen Sie die Brust auf dem linken Oberschenkel ab.

4. Strecken Sie die Arme seitlich aus. Versuchen Sie, ein stabiles Gleichgewicht zu halten: Das rechte Knie und beide Hände anheben, sodass nur die rechte Fußspitze und der linke Unterschenkel als Kontaktpunkte zum Boden bleiben. Wiederholen Sie die Übung auf der anderen Seite.

Hinweis: Es ist ratsam, diese Übung langsam und kontrolliert auszuführen, damit Sie sich auf die Positionierung des Körperschwerpunkts konzentrieren und das Gleichgewicht halten können.

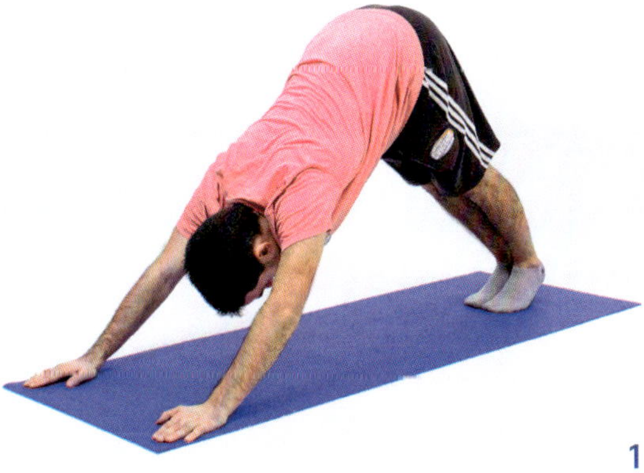

1

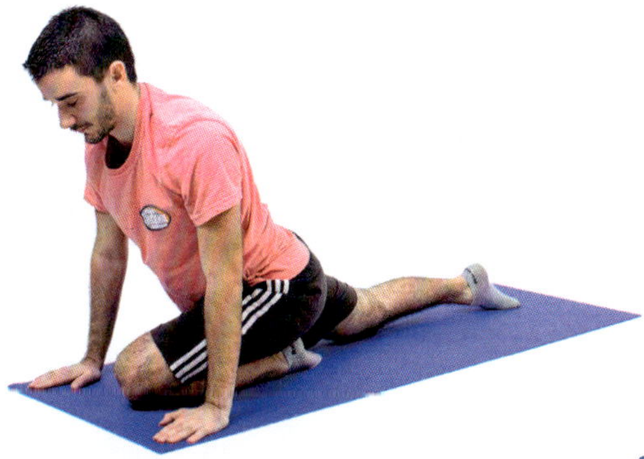

2

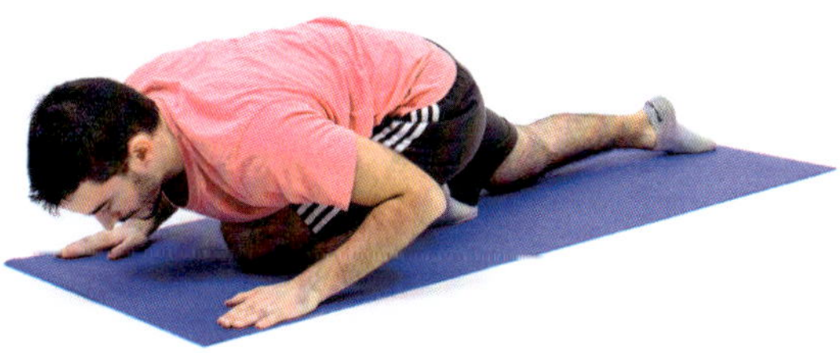

3

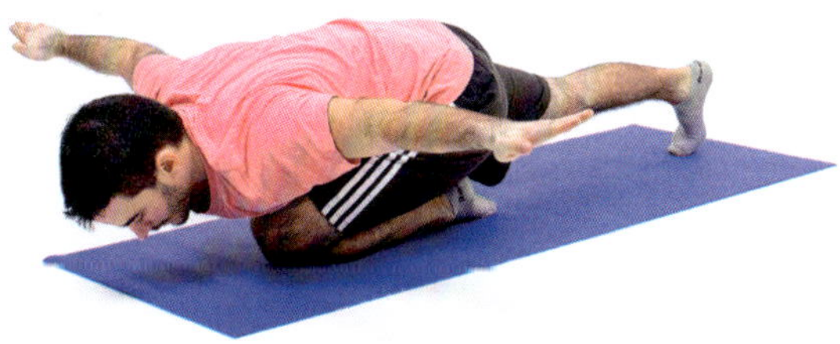

4

1 Einbeiniger Liegestütz

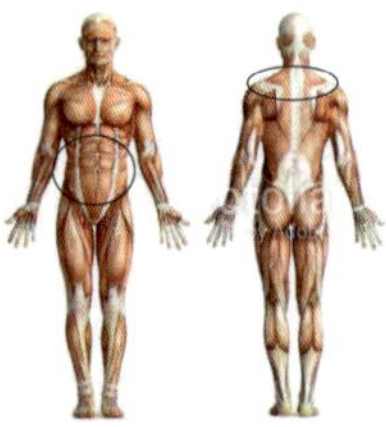

Trainierte Muskeln
Schultermuskulatur
Bauchmuskulatur

Ausgangsposition

1. Kommen Sie in den Vierfüßlerstand. Das rechte Knie ruht auf dem Pilatesball. Der rechte Unterschenkel ist gestreckt nach hinten angehoben. Das Knie des ausgestreckten linken Beins ist auf der Fußsohle des rechten Fußes abgelegt. Die Hände sind schulterbreit geöffnet, die Handgelenke befinden sich direkt unter den Schultern. Der Rücken ist gestreckt. Das Körpergewicht ist auf 3 Kontaktpunkte verteilt: Handflächen und ein Knie auf dem Ball.

Übungsablauf

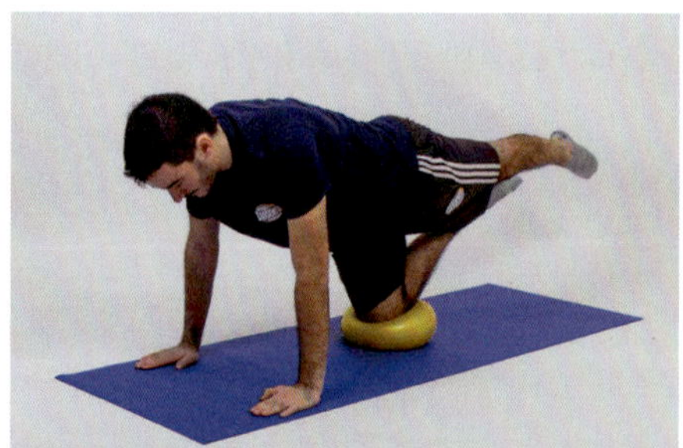

1

2. Beugen Sie den Oberkörper zum Boden. Das gestreckte Bein bewegt sich dabei in die Gegenrichtung nach oben. Die Ellbogen liegen nah am Oberkörper an. Wenn das Gesicht dicht über dem Boden ist, verbleiben Sie ein paar Sekunden in dieser Haltung. Mit der Ausatmung strecken Sie die Ellbogen und bringen den Oberkörper zurück in die Ausgangsposition.

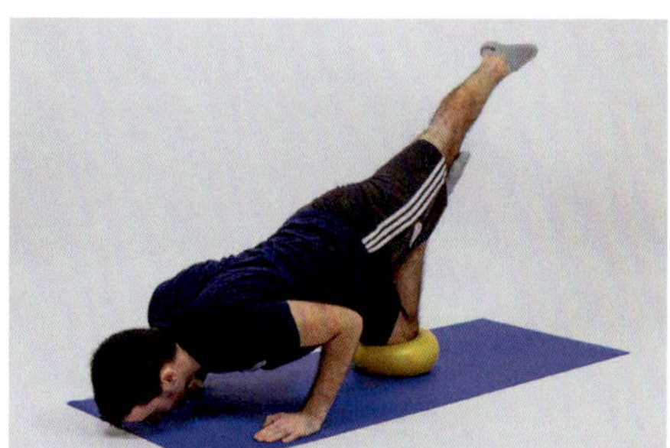

2

Variante: Der Schwierigkeitsgrad erhöht sich, wenn Sie die Hände enger nebeneinanderstellen.

Hinweis: Der Körper bleibt während der ganzen Ausführung gerade und bewegt sich wie eine Schaukel: Wenn Sie den Oberkörper zum Boden absenken, heben Sie das Bein nach oben und umgekehrt.

2 Stand-up

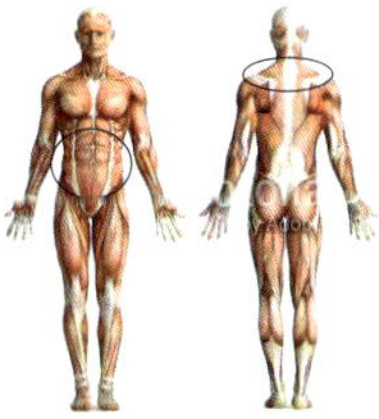

Trainierte Muskeln
Schultermuskulatur
Bauchmuskulatur

Ausgangsposition

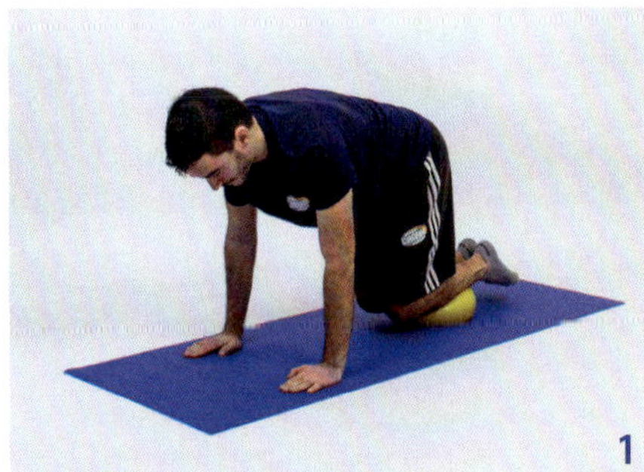

1. Kommen Sie in den Vierfüßlerstand, mit beiden Unterschenkeln auf dem Ball. Knie und Füße sind vom Boden abgehoben. Die Knie befinden sich direkt unterhalb der Hüftgelenke, die Hände sind schulterbreit geöffnet, die Handgelenke befinden sich direkt unter den Schultern. Der Rücken ist gerade.

Übungsablauf

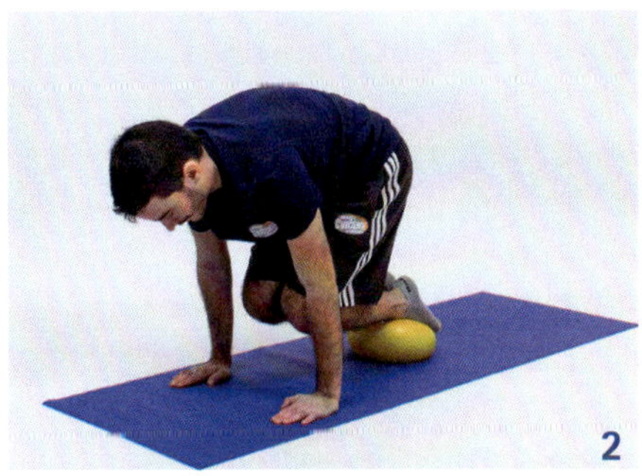

2. Mit der Ausatmung rollen Sie den Ball über die Unterschenkel Richtung Fußrücken. Die Knie schieben sich dabei zwischen die Arme.

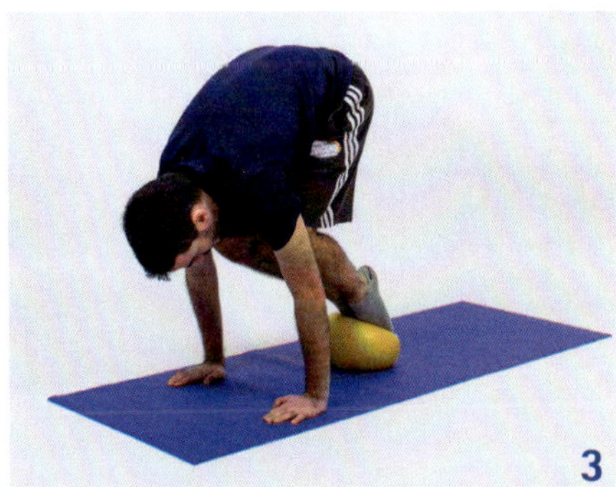

3. Wenn der Ball unter den Fußrücken liegt, ziehen Sie beide Knie möglichst nah ans Kinn. Die Arme bleiben gestreckt. Mit der Einatmung kehren Sie wieder in die Ausgangsposition zurück.

3 Roll-down

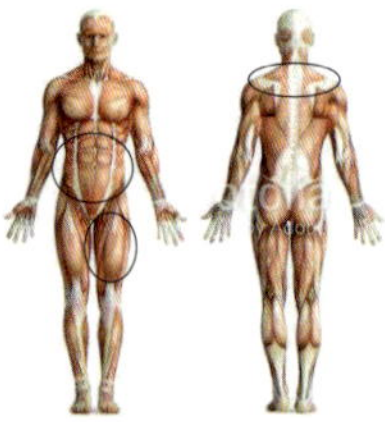

Trainierte Muskeln
Schultermuskulatur
Bauchmuskulatur
Oberschenkelmuskulatur

Ausgangsposition

1. Kommen Sie in den Vierfüßlerstand mit beiden Unterschenkeln auf dem Ball. Knie und Füße sind vom Boden angehoben. Die Knie befinden sich direkt unterhalb der Hüftgelenke, die Hände sind schulterbreit geöffnet, die Handgelenke befinden sich direkt unter den Schultern. Der Rücken ist gerade.

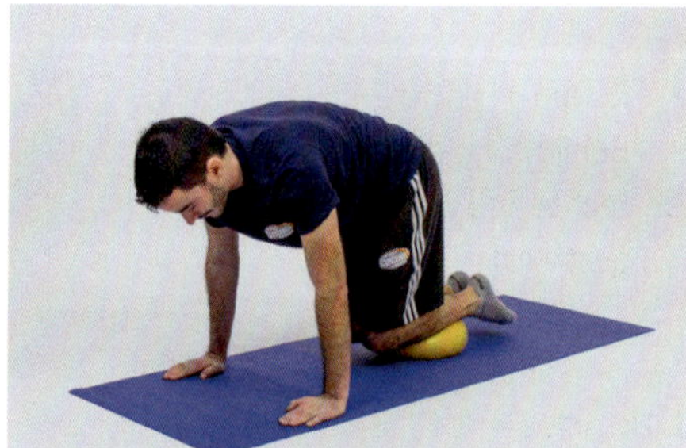

1

Übungsablauf

2. Mit der Einatmung strecken Sie beide Beine und rollen den Ball von den Unterschenkeln bis zu den Knien.

3. Senken Sie den Oberkörper Richtung Boden ab, indem Sie die Ellbogen beugen. Mit der Ausatmung kehren Sie wieder in die Ausgangsposition zurück.

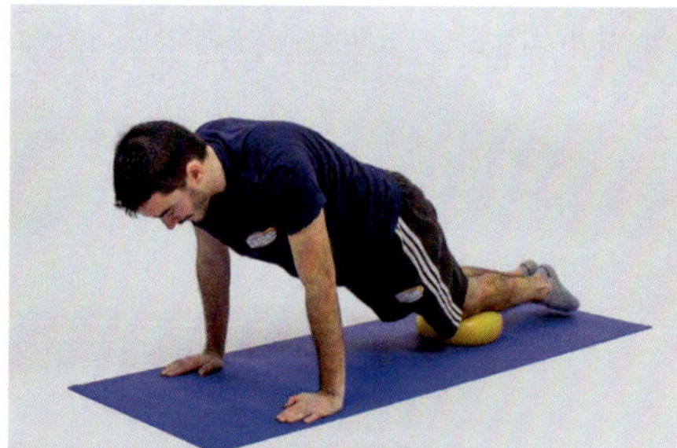

2

Variante: Um den Schwierigkeitsgrad zu erhöhen, postitionieren Sie die Handflächen möglichst nah nebeneinander. Dies erfordert mehr Kraft sowie eine intensivere Balance.

Hinweis: Versuchen Sie während der ganzen Ausführung, die Beine auf dem Ball zu halten. Die Übung wird Ihnen von Mal zu Mal leichter fallen, da die beteiligten Muskeln sich mit der Zeit an die Dehnung gewöhnen.

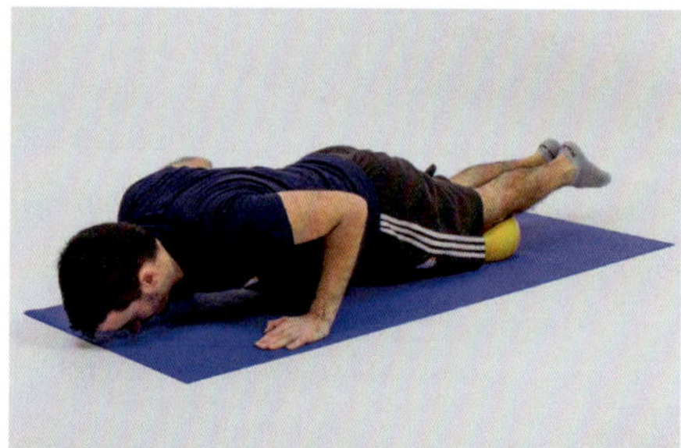

3

4 Seitlicher Ausfallschritt

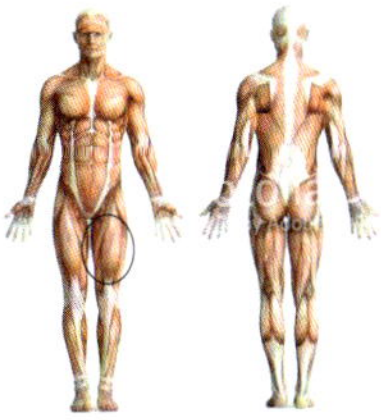

Trainierte Muskeln
Oberschenkelmuskulatur (v. a. Adduktoren)

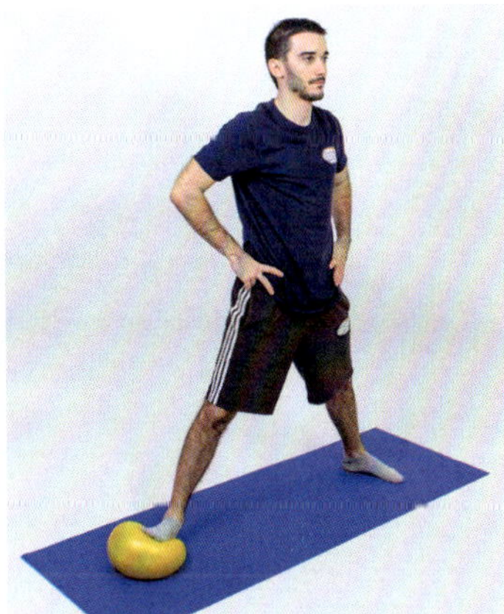

1

Ausgangsposition

1. Kommen Sie in einen aufrechten Stand mit weit gegrätschten Beinen. Die Füße sind etwa 1 m voneinander entfernt. Der rechte Fuß ist flach auf dem Ball abgelegt, beide Beine sind gestreckt. Die Hände stützen sich seitlich auf die Hüften.

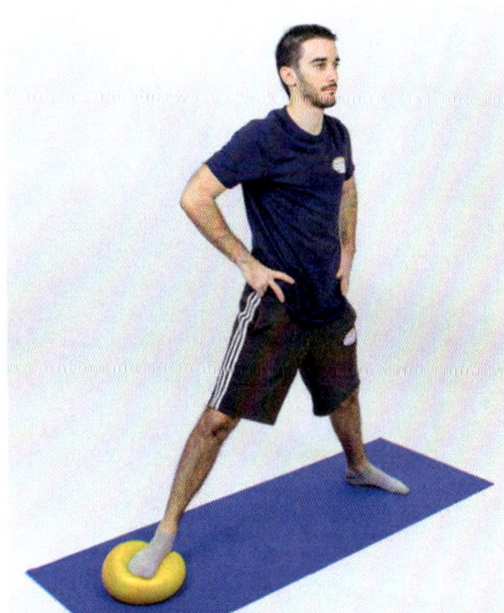

2

Übungsablauf

2. Schieben Sie die rechte Ferse ganz auf den Ball. Der Körper befindet sich immer noch in einem weiten Grätschstand.
3. Mit der Einatmung beugen Sie das rechte Knie und verlagern Ihren Körperschwerpunkt Richtung Ball. Mit der Ausatmung strecken Sie das Knie wieder und bringen den Oberkörper in die Ausgangsposition zurück.

Variante: Je stärker Sie das Bein auf dem Ball beugen, desto schwieriger wird die Übung. Das andere Bein bleibt während der gesamten Übung gestreckt.

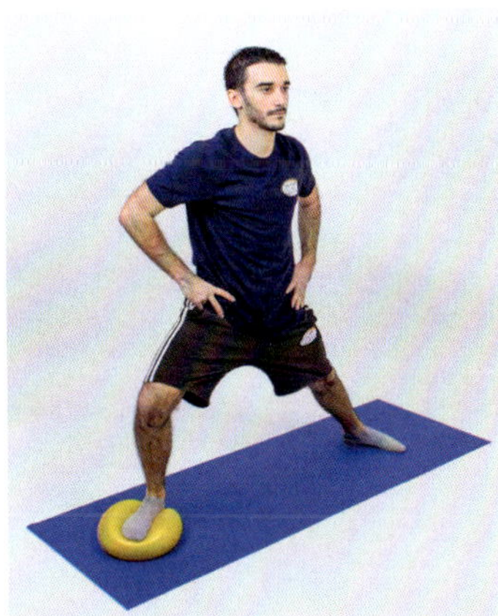

3

Hinweis: Bei dieser Übung kann man leicht das Gleichgewicht verlieren. Führen Sie die Übung kontrolliert aus.

5 Unterarmstütz mit Beinöffnen

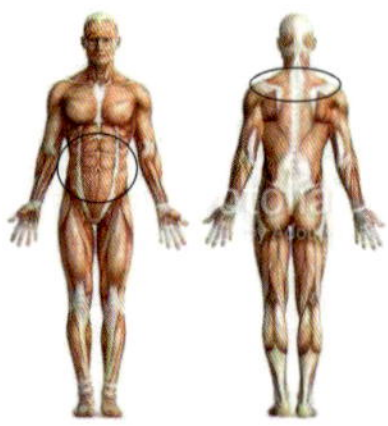

Trainierte Muskeln
Schultermuskulatur
Bauchmuskulatur

Ausgangsposition

1. Kommen Sie in den Unterarmstütz. Unterarme und Ellbogen liegen auf dem Ball. Legen Sie die Handflächen aneinander oder verschränken Sie die Finger. Beide Ellbogen stehen so nah wie möglich zusammen. Der Rücken ist gerade, das Becken in einer Linie mit dem Kopf. Während der gesamten Übung berühren die Knie den Boden nicht.

Übungsablauf

2. Heben Sie den linken Fuß vom Boden ab und strecken Sie das Bein gerade nach hinten weg. Setzen Sie den Fuß wieder ab.
3. Wiederholen Sie diesen Schritt mit dem rechten Bein.
4. Setzen Sie die Füße so weit wie möglich rechts und links neben der Matte ab.
5. Heben Sie den linken Fuß vom Boden ab und strecken Sie das Bein gerade nach hinten weg. Setzen Sie den Fuß wieder ab.
6. Wiederholen Sie diesen Schritt mit dem rechten Bein

Hinweis: Im ersten Teil der Übung werden die geraden Bauchmuskeln, im zweiten Teil die schrägen Bauchmuskeln trainiert. Achten Sie aber während der gesamten Übung darauf, dass der Rücken gerade bleibt und Sie kein Hohlkreuz machen.

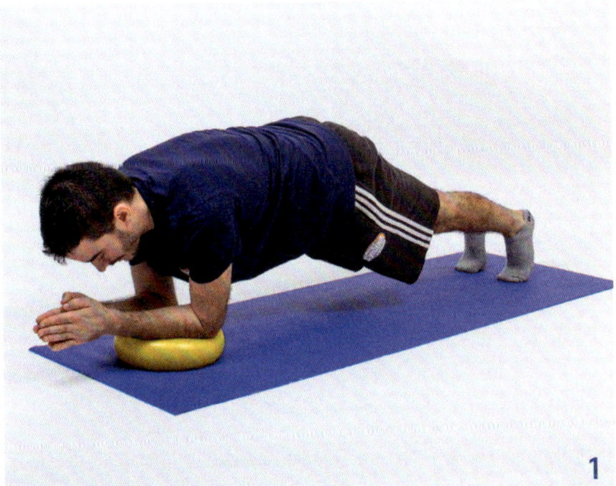

1

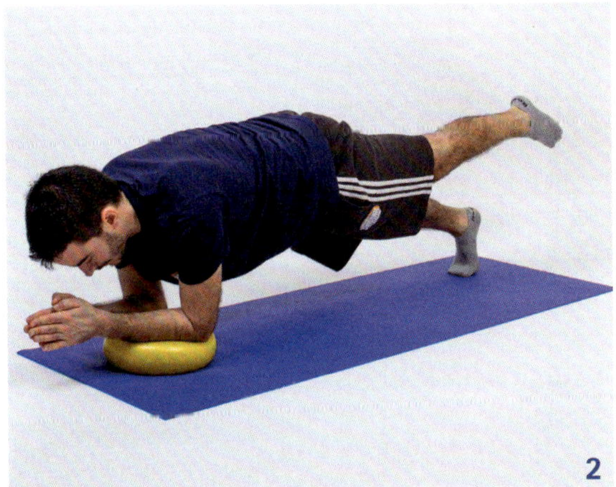

2

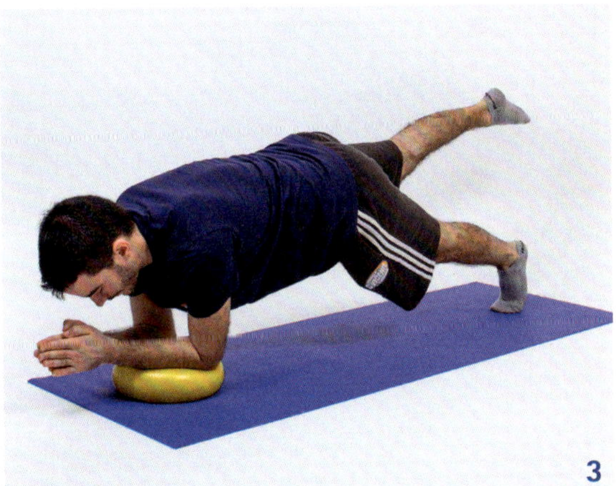

3

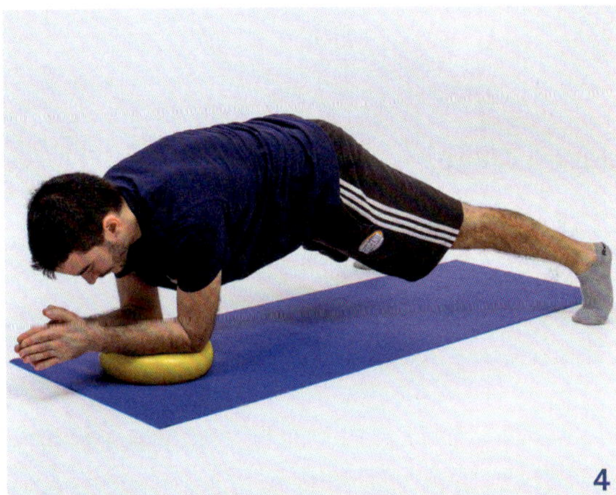

4

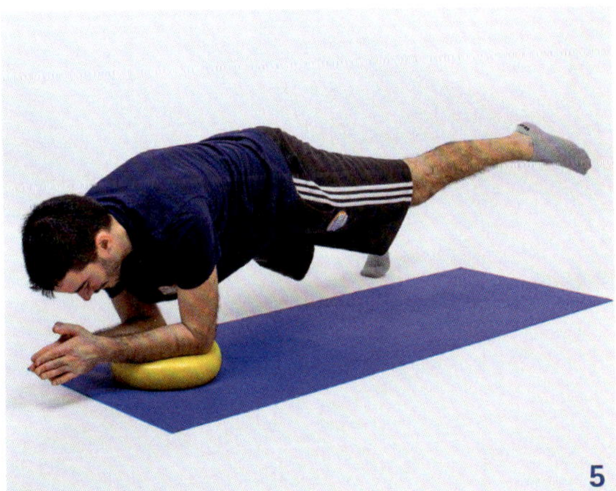

5

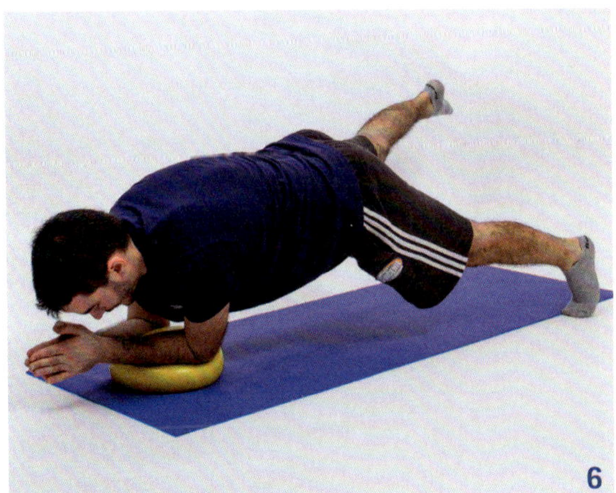

6

6 Schwebende Seitenlage mit Beinadduktion

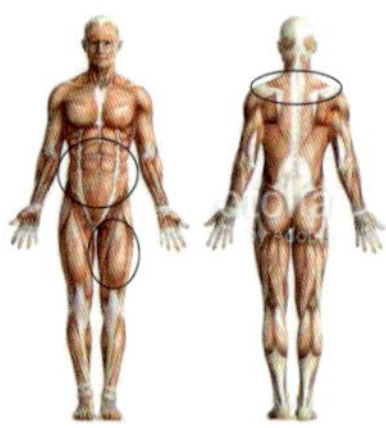

Trainierte Muskeln
Schultermuskulatur
Bauchmuskulatur
Oberschenkelmuskulatur

Ausgangsposition

1. Kommen Sie in die Seitenlage. Der untere Arm ist schräg nach vorn gestreckt, der Ball liegt unter der Achsel. Mit der oberen Hand stützen Sie sich vor dem Körper ab, der Ellbogen bleibt unter Schulterhöhe. Das untere Bein liegt ausgestreckt auf dem Boden, das obere Bein ist gebeugt und der Fuß hinter dem Knie des gestreckten Beins abgestellt.

Übungsablauf

2. Mit der Ausatmung heben Sie beide Hände und das Becken vom Boden ab und führen das untere Bein gestreckt nach oben, wenn möglich bis auf Kopfhöhe. Der Körper hat nun 2 Kontaktpunkte zum Boden: den Ball und den hinteren Fuß.

Variante: Einfacher, aber dennoch effektiv, wird die Übung mit 3 Kontaktpunkten: Stützen Sie während der Ausführung die obere Hand vom Boden ab.

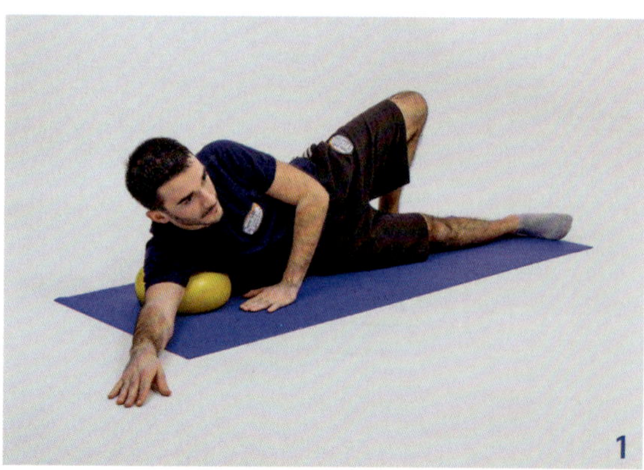

1

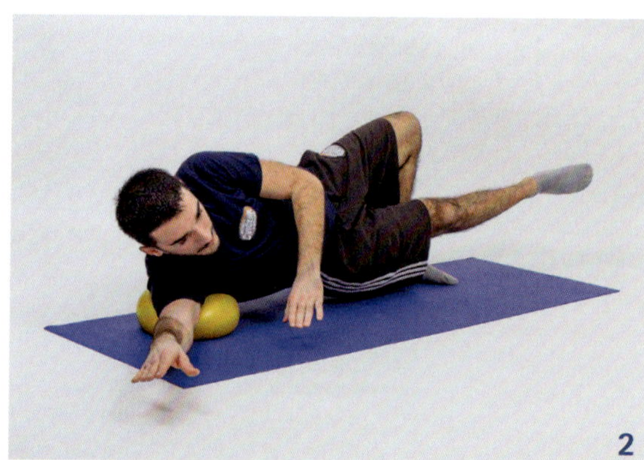

2

7 Kleine Sternposition

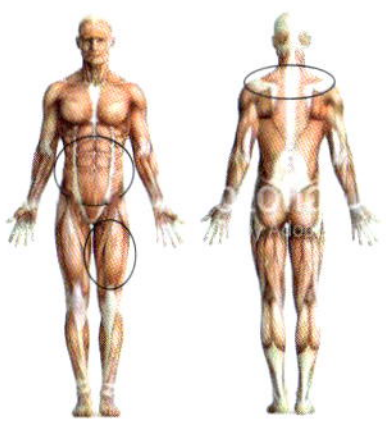

Trainierte Muskeln
Schultermuskulatur
Bauchmuskulatur
Oberschenkelmuskulatur

Ausgangsposition

1. Kommen Sie in die Seitenlage. Stützen Sie sich so auf dem rechten Unterarm ab, dass der Ellbogen direkt unter der Schulter positioniert ist. Die untere Hand liegt flach oder zur Faust geballt auf dem Boden. Die obere Hand ist auf der Hüfte abgestützt. Beide Beine sind gestreckt, die Fußaußenkante des rechten Beins ruht auf dem Ball, die Fußinnenkante des linken oberen Beins ist direkt vor dem Ball platziert.

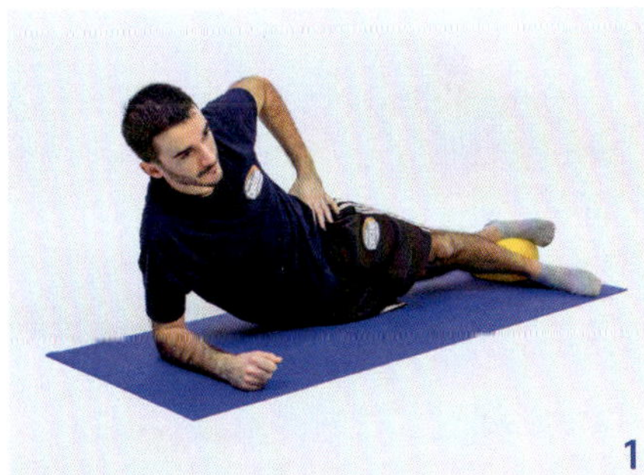

1

Übungsablauf

2. Mit der Ausatmung heben Sie das Becken an. Der Körper bildet eine gerade Linie.

3. Führen Sie das obere Bein so weit wie möglich gestreckt nach oben.

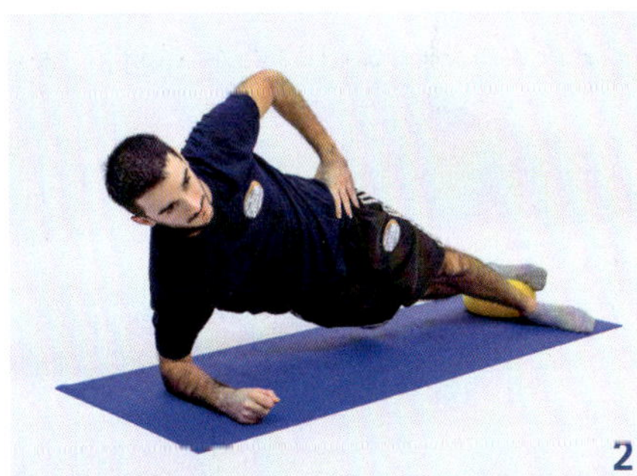

2

Variante: Die Übung wird einfacher, wenn Sie sich mit beiden Handflächen vor dem Körper abstützen.

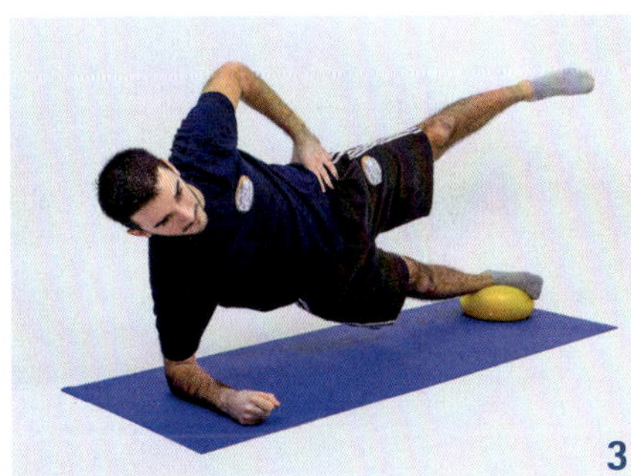

3

8 Tisch

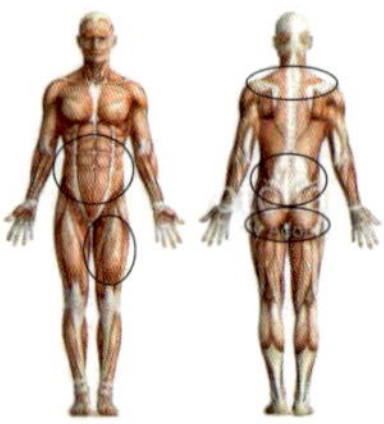

Trainierte Muskeln
Schultermuskulatur
Bauchmuskulatur
Untere Rückenmuskulatur
Gesäßmuskulatur
Oberschenkelmuskulatur

Ausgangsposition

1. Setzen Sie sich auf den Boden. Beugen Sie die Beine und stellen Sie die Füße auf den Ball. Stützen Sie die Hände schulterbreit hinter dem Körper ab, die Arme sind gestreckt, die Fingerspitzen zeigen Richtung Füße.

Übungsablauf

2. Mit der Ausatmung heben Sie das Becken nach oben an, sodass der Körper von den Knien bis zum Scheitel eine Linie bildet. Im Yoga heißt diese Position »Tisch«. Die Knie bleiben während der ganzen Ausführung möglichst geschlossen.

Variante: Wenn Sie die Intensität erhöhen möchten, schließen Sie während der Übung die Augen. Dadurch wird es schwieriger, die Balance zu halten.

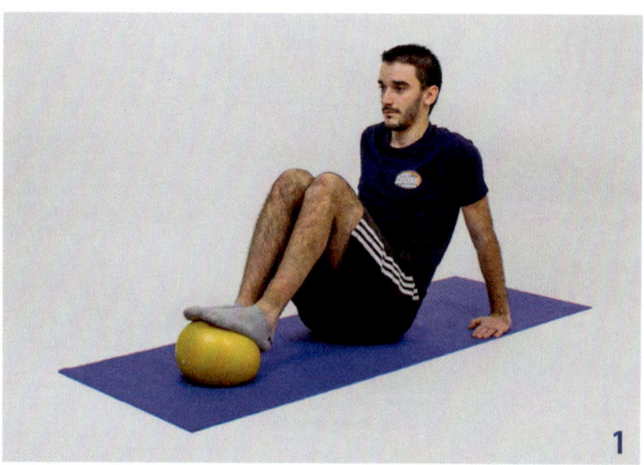

1

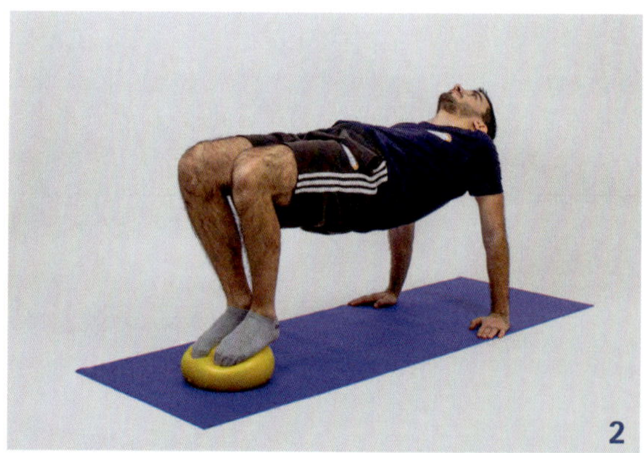

2

9 Einbeiniger Tisch

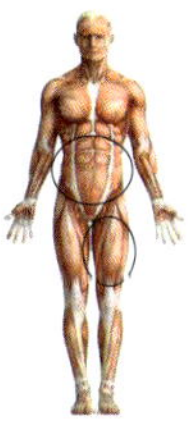

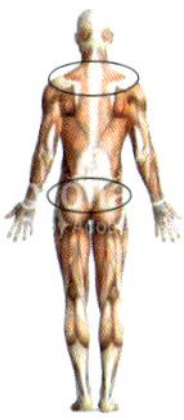

Trainierte Muskeln
Schultermuskulatur
Bauchmuskulatur
Gesäßmuskulatur
Oberschenkelmuskulatur

Ausgangsposition

1. Setzen Sie sich auf den Boden. Beugen Sie die Beine und stellen Sie den rechten Fuß auf den Ball. Stützen Sie die Hände schulterbreit hinter dem Körper ab, die Arme sind gestreckt, die Fingerspitzen zeigen Richtung Füße.

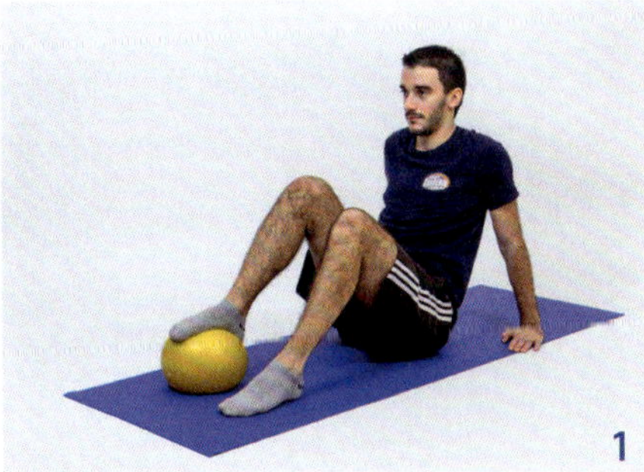

1

Übungsablauf

2. Mit der Ausatmung heben Sie das Becken so weit nach oben an, dass der Körper von den Knien bis zum Scheitel eine Linie bildet. Der Blick geht Richtung Decke.

3. Strecken Sie das linke Bein gerade nach vorn aus. Mit der Einatmung kehren Sie wieder in die Ausgangsposition zurück.

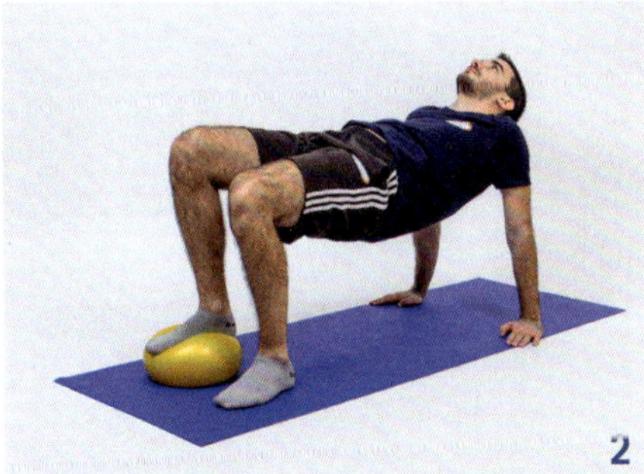

2

Variante: Sie können den Schwierigkeitsgrad erhöhen, wenn Sie die Beine abwechselnd ausstrecken, ohne den Boden zu berühren: Während der rechte Fuß auf dem Ball liegt, strecken Sie das linke Bein aus. Stellen Sie nach einigen Sekunden auch den linken Fuß auf den Ball und strecken Sie das rechte Bein aus. Einfacher wird die Übung, wenn Sie den Blick nach vorn statt nach oben richten.

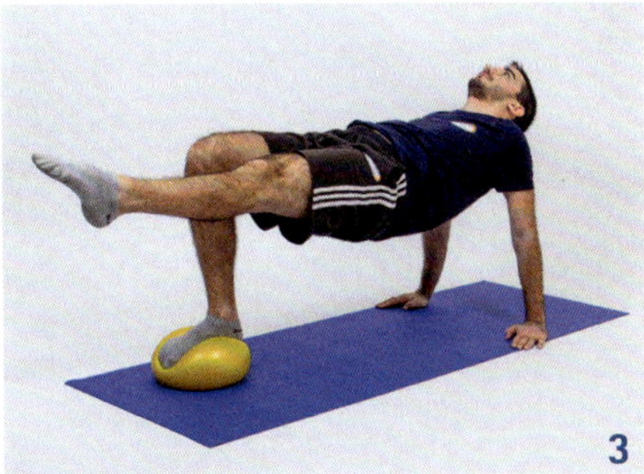

3

10 Beinstrecken aus dem Schwebesitz

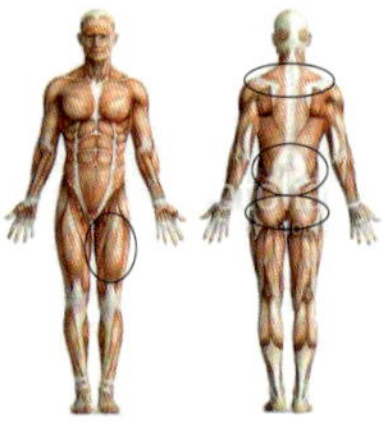

Trainierte Muskeln
Schultermuskulatur
Untere Rückenmuskulatur
Gesäßmuskulatur
Oberschenkelmuskulatur

Ausgangsposition

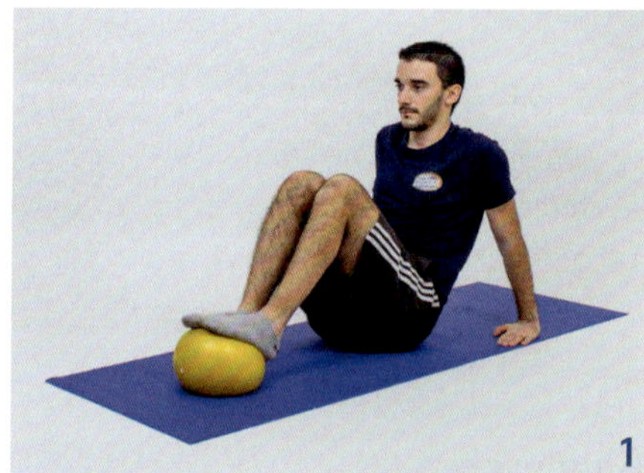

1

1. Setzen Sie sich auf den Boden. Beugen Sie die Beine und stellen Sie den rechten Fuß auf den Ball. Stützen Sie die Hände schulterbreit hinter dem Körper ab, die Arme sind gestreckt, die Fingerspitzen zeigen Richtung Füße

Übungsablauf

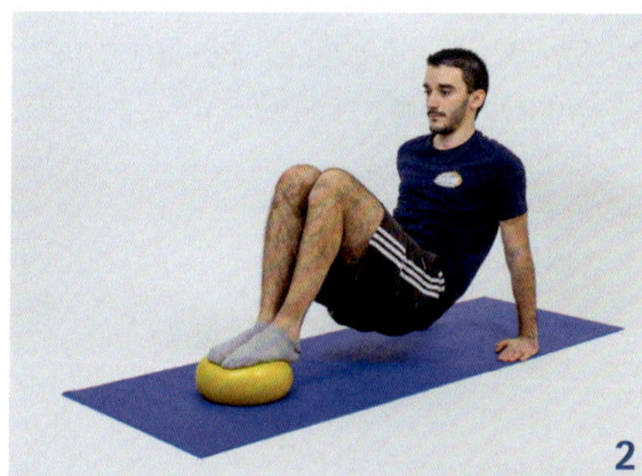

2

2. Mit der Ausatmung heben Sie das Gesäß wenige Zentimeter vom Boden ab.

2. Beim Strecken der Beine rollen die Füße auf dem Ball über die Fersen bis zu den Achillesfersen.

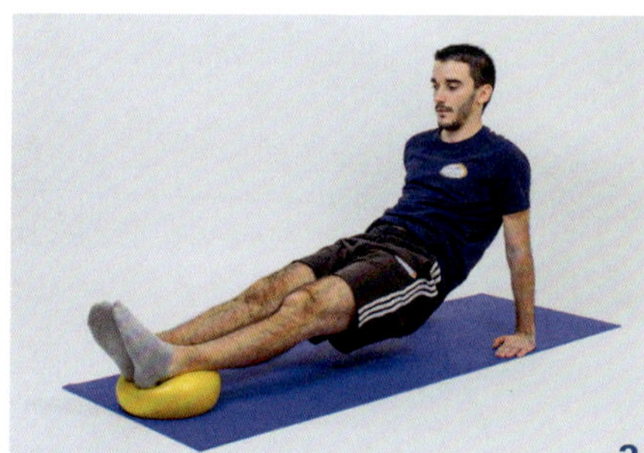

3

Hinweis: Falls Sie Schwierigkeiten haben, die Füße auf dem Ball zu halten, sind Ihre Bauchmuskeln zu schwach und sie sollten zusätzlich trainiert werden.

11 Armstrecken aus dem Schwebesitz

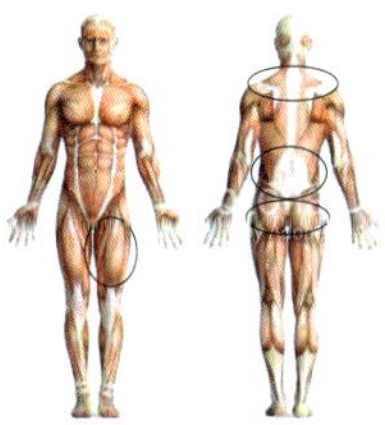

Trainierte Muskeln
Schultermuskulatur
Untere Rückenmuskulatur
Gesäßmuskulatur
Oberschenkelmuskulatur

Ausgangsposition

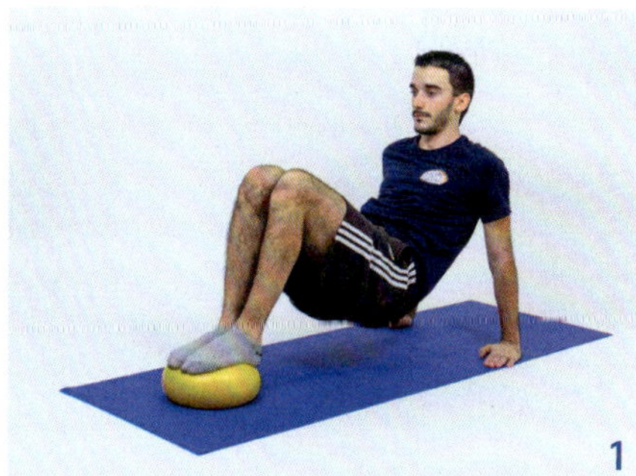
1

1. Setzen Sie sich auf den Boden. Beugen Sie die Beine und stellen Sie beide Füße auf den Ball. Stützen Sie die Hände schulterbreit hinter dem Körper ab, die Arme sind gestreckt, die Fingerspitzen zeigen Richtung Füße. Heben Sie nun das Becken so weit an, dass der Körper dem Buchstaben M ähnelt.

Übungsablauf

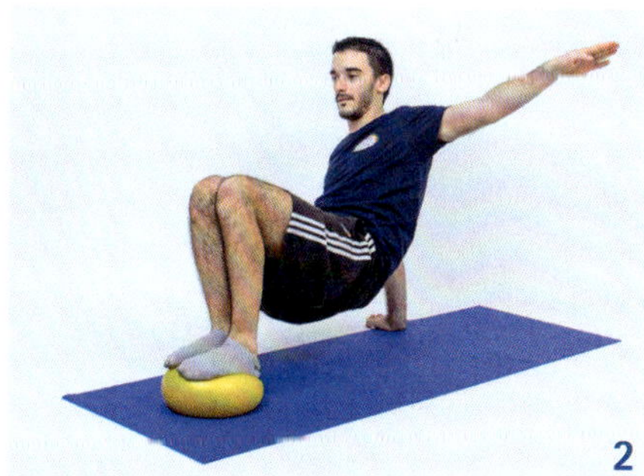
2

2. Strecken Sie den linken Arm zur Seite. Das Körpergewicht wird dabei vom rechten Arm abgestützt und ausbalanciert. Während der ganzen Ausführung bleiben die Knie geschlossen.

3. Wiederholen Sie die Bewegung zur rechten Seite.

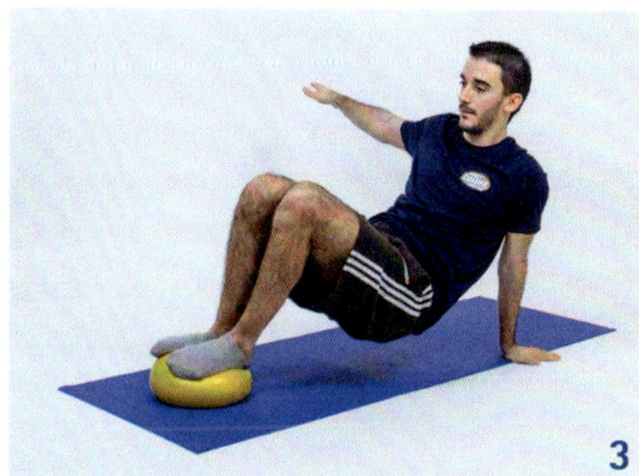
3

12 Kajak 1

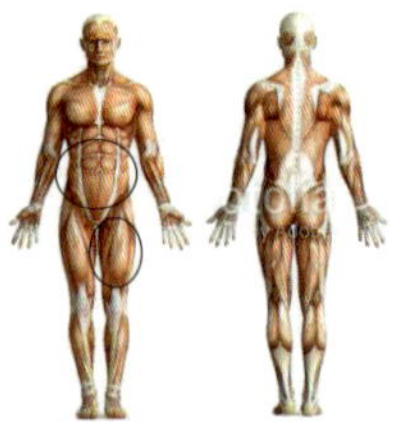

Trainierte Muskeln
Bauchmuskulatur
Oberschenkelmuskulatur

Ausgangsposition

1. Setzen Sie sich auf den Ball. Die Beine sind nach vorn gestreckt und leicht gespreizt. Der Oberkörper ist gerade. Stützen Sie sich mit den Fingerspitzen neben dem Körper ab.

Übungsablauf

2. Beim Ausatmen heben Sie das gestreckte linke Bein einige Zentimeter über den Boden. Strecken Sie gleichzeitig beide Arme seitlich aus.

3. Führen Sie nun die Arme nach oben, die Handflächen berühren sich über dem Kopf. Kehren Sie dann in die Ausgangsposition zurück und wiederholen Sie die Übung mit dem anderen Bein.

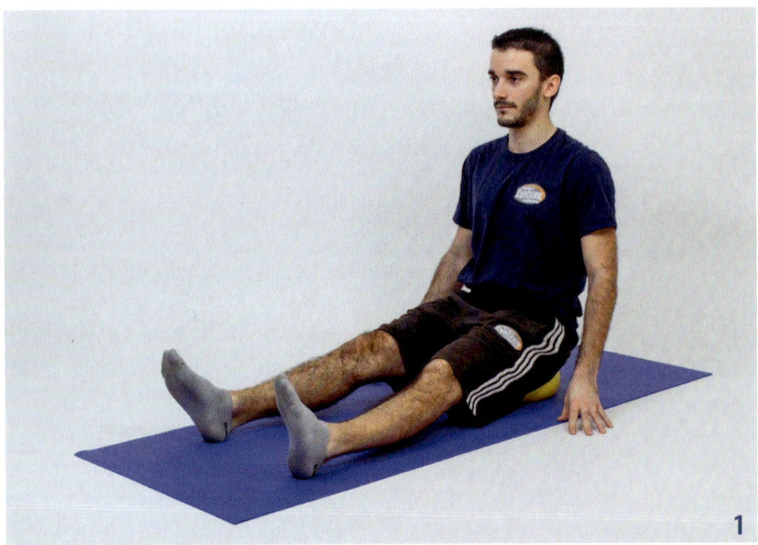

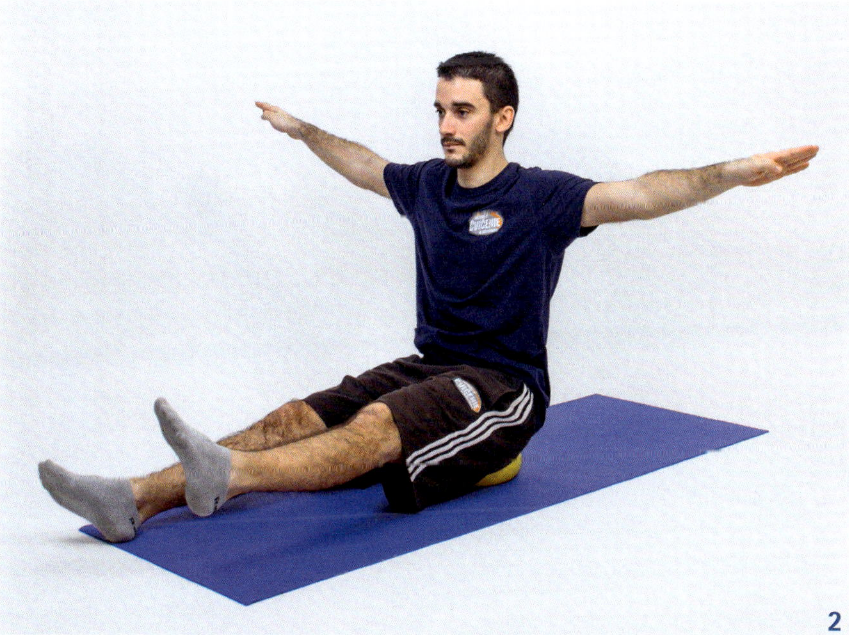

2

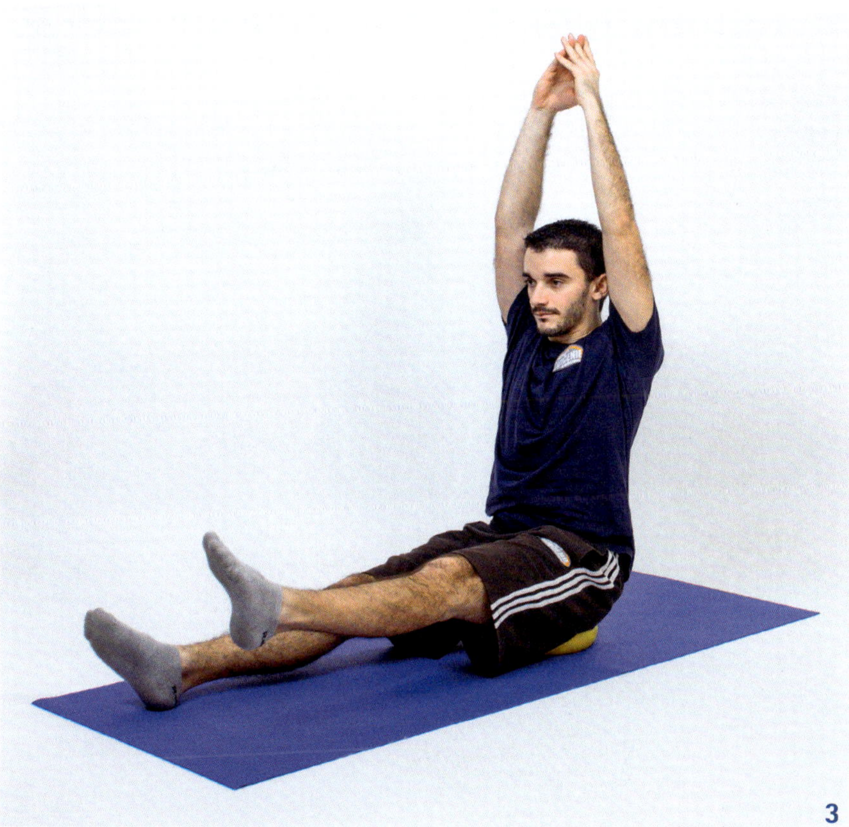

3

13 Kajak 2

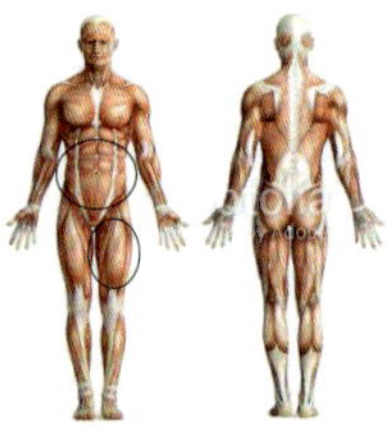

Trainierte Muskeln
Bauchmuskulatur
Oberschenkelmuskulatur

Ausgangsposition

1. Setzen Sie sich auf den Ball. Die Beine sind nach vorn gestreckt und leicht geöffnet. Der Oberkörper ist gerade. Nehmen Sie die Arme in Gebetshaltung vor die Brust und drücken Sie die Handflächen gegeneinander. Heben Sie das linke Bein gestreckt etwa 20 cm vom Boden ab.

Übungsablauf

2. Beugen Sie nun das linke Knie und strecken Sie gleichzeitig beide Arme nach vorn. Die Handflächen öffnen sich dabei, die Finger sind verschränkt. Kehren Sie in die Ausgangsposition zurück und wiederholen Sie die Bewegung mit dem anderen Bein.

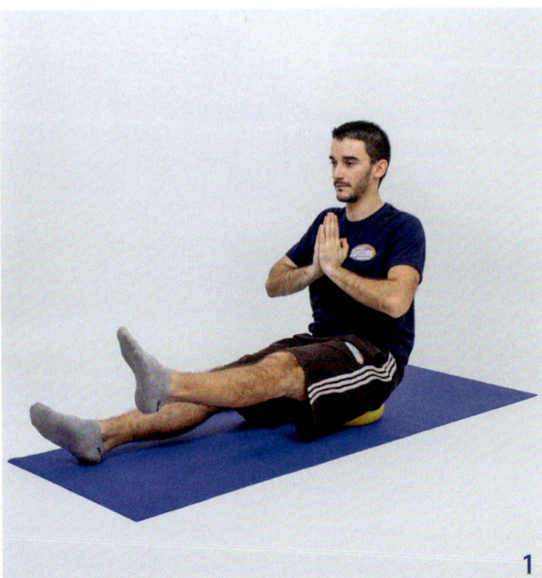

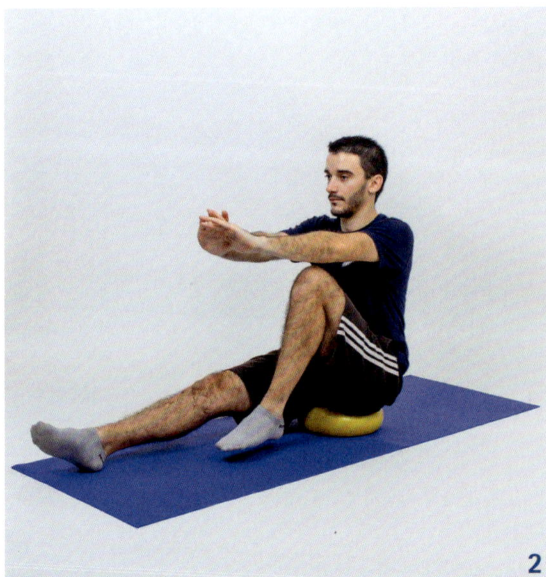

14 Crunch aus der Brücke

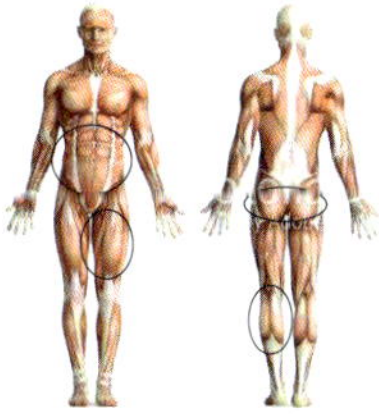

Trainierte Muskeln
Bauchmuskulatur
Gesäßmuskulatur
Oberschenkelmuskulatur
Wadenmuskulatur

Ausgangsposition

1. Kommen Sie in die Rückenlage. Die Beine sind gebeugt, die Füße auf dem Ball abgestellt, die Knie sind geschlossen. Strecken Sie beide Arme senkrecht nach oben und legen Sie die Handflächen aneinander.

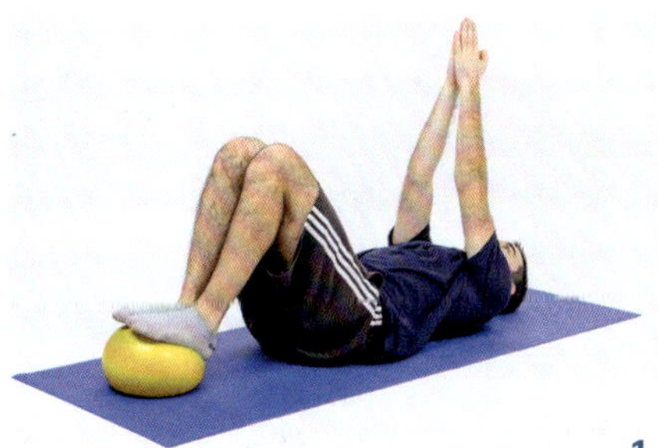

1

Übungsablauf

2. Mit der Ausatmung heben Sie das Becken so weit an, dass Oberkörper und Oberschenkel eine Linie bilden.

3. Heben Sie nun den Oberkörper an und strecken Sie die Arme noch weiter nach oben. Kopf und Schultern lösen sich vom Boden. Mit der Einatmung legen Sie Becken und Schultern und den Kopf wieder ab.

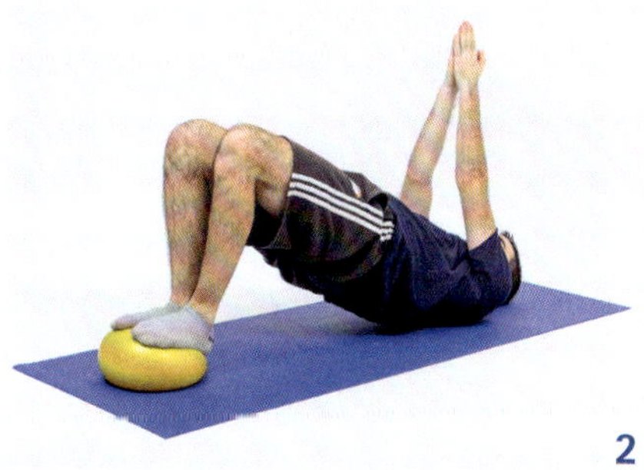

2

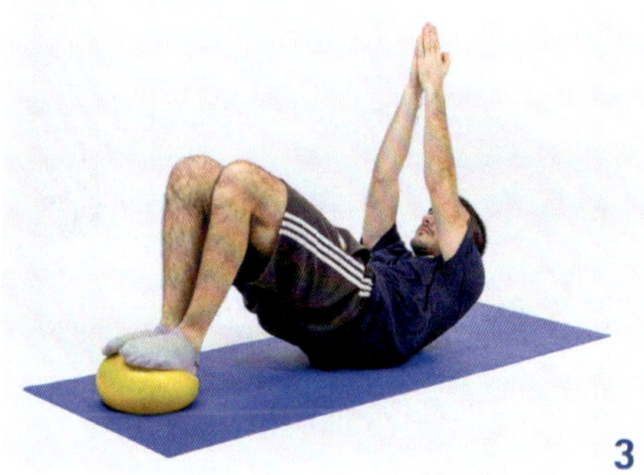

3

15 Einbeinige Brücke mit angehobenen Armen

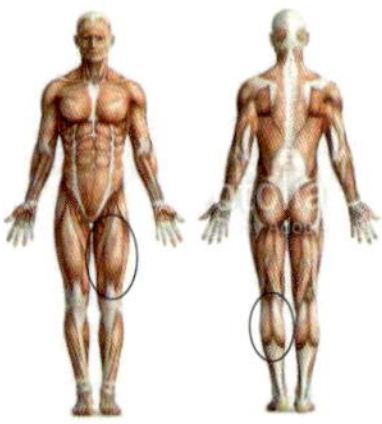

Trainierte Muskeln
Untere Rückenmuskulatur
Gesäßmuskulatur
Oberschenkelmuskulatur
Wadenmuskulatur

Ausgangsposition

1. Kommen Sie in die Rückenlage. Die Beine sind hüftbreit geöffnet und gebeugt. Stellen Sie den rechten Fuß auf dem Ball ab, der linke Fuß steht neben dem Ball. Legen Sie die gestreckten Arme seitlich ab, die Handflächen zeigen nach oben.

Übungsablauf

2. Mit der Ausatmung heben Sie das Becken so weit an, dass Oberkörper und Oberschenkel eine Linie bilden.

3. Strecken Sie das linke Bein nach oben, bis beide Oberschenkel parallel nebeneinander sind.

4. Nun führen Sie die Arme über die Seite gestreckt nach oben, bis sich die Handflächen berühren. Mit der Einatmung legen Sie zuerst die Arme, dann den Fuß und zuletzt das Becken wieder ab.

Variante: Um den Schwierigkeitsgrad zu erhöhen, platzieren Sie den Ball zwischen Schulterblättern und Nacken und führen die Übung wie oben beschrieben aus.

Hinweis: Sobald Sie die Arme nach oben strecken, ruht der Körper nur auf 2 Kontaktpunkten, wovon einer instabil ist. In dieser Phase brauchen Sie die meiste Balance. Es ist hilfreich, einen Punkt zu fixieren und die Übung langsam und kontrolliert zu Ende zu führen.

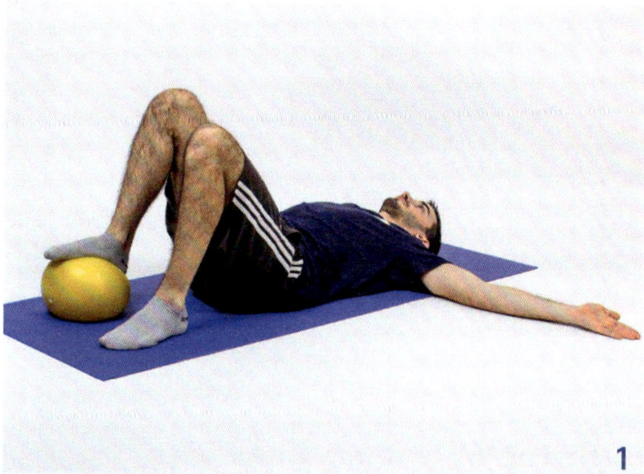
1

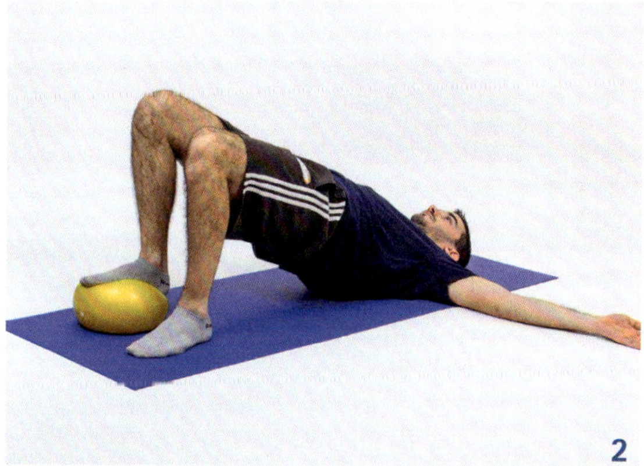
2

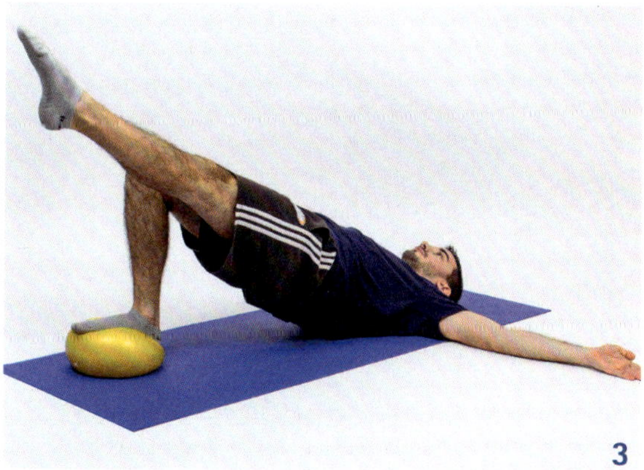
3

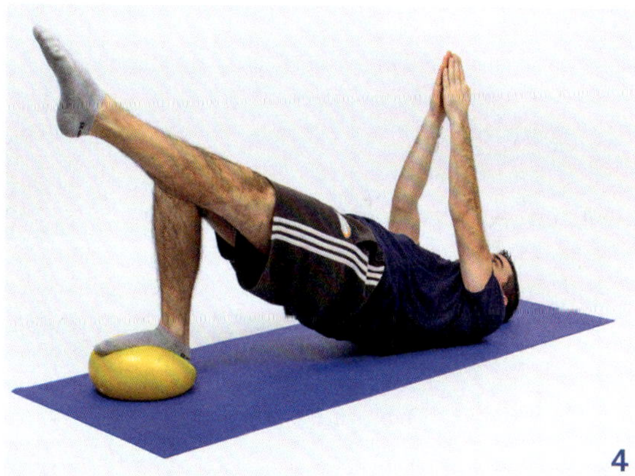
4

16 Klappmesser in Rückenlage

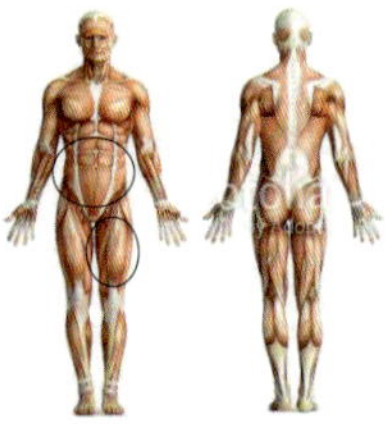

Trainierte Muskeln
Bauchmuskulatur
Oberschenkelmuskulatur

Ausgangsposition

1. Kommen Sie in die Rückenlage und schieben Sie den Ball unter das Gesäß. Strecken Sie Beine und Arme senkrecht nach oben. Halten Sie die Beine geschlossen und legen Sie die Handflächen aneinander. Während der ganzen Ausführung bleiben Beine und Hände in dieser Haltung.

Übungsablauf

2. Mit der Einatmung senken Sie Arme und Beine gestreckt bis knapp über den Boden. In dieser Position halten Sie für 1 Sekunde den Atem an und kommen mit der Ausatmung in die Ausgangsposition zurück.

Variante: Wenn es Ihnen anfangs nicht gelingt, den Körper in der Streckung zu halten, legen Sie die gestreckten Arme seitlich an den Körper. Durch diese Abstützung fällt die Übung leichter, die Bauchmuskeln werden in dieser Variante jedoch gleichermaßen beansprucht.

Hinweis: Der Pilatesball entlastet den unteren Rücken. Deshalb können Sie die Beine bis zur Matte absenken, ohne dass Schmerzen im Lendenbereich auftreten. Das Halten des Gleichgewichts kann bei dieser Übung anfangs sehr anstrengend sein.

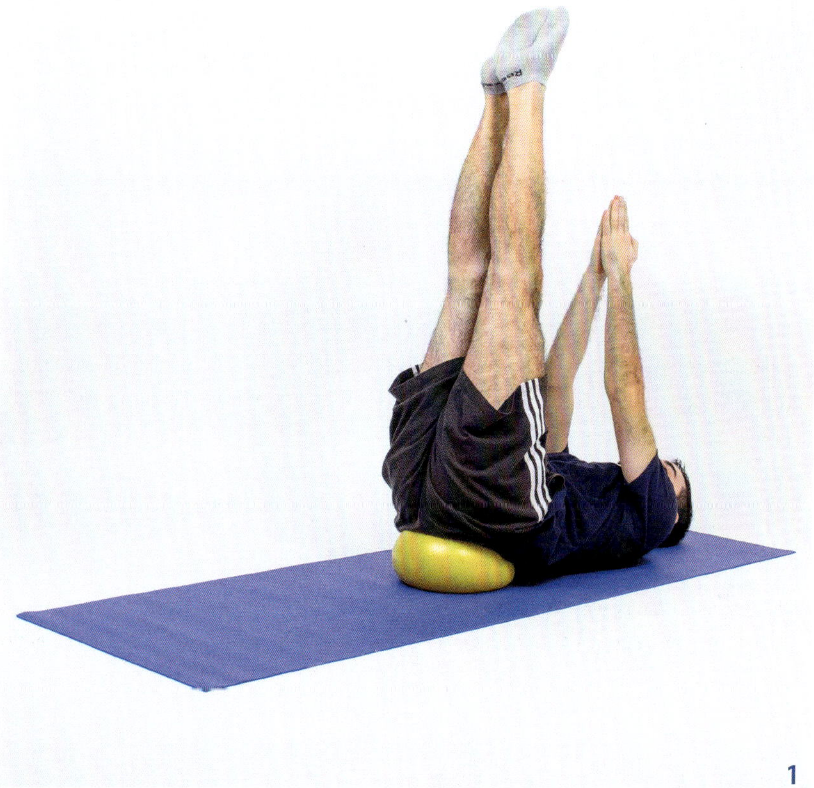

1

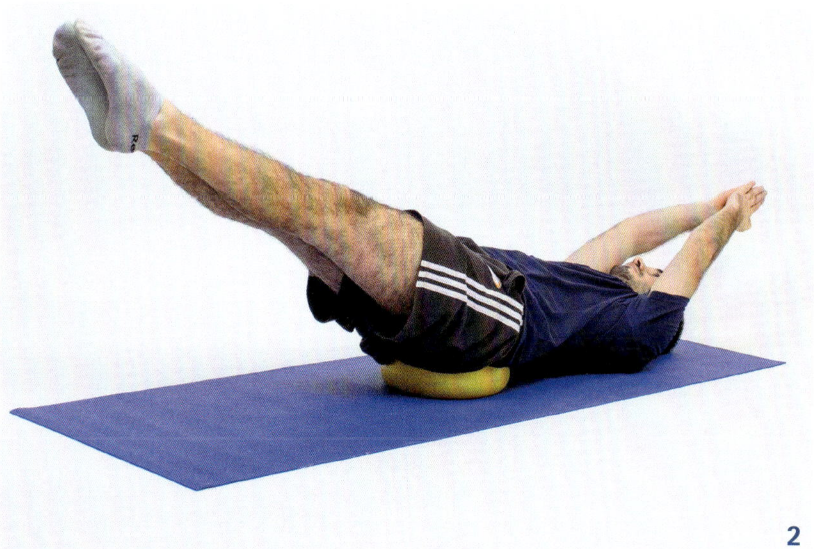

2

17 Schere in Rückenlage

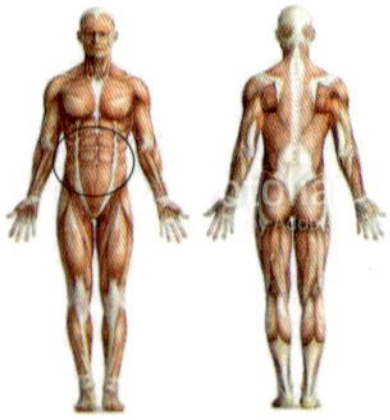

Trainierte Muskeln
Bauchmuskulatur

Ausgangsposition

1. Kommen Sie in die Rückenlage und schieben Sie den Ball unter das Gesäß. Strecken Sie Beine und Arme senkrecht nach oben. Halten Sie die Beine geschlossen und legen Sie die Handflächen aneinander.

Übungsablauf

2. Senken Sie nun den linken Arm gestreckt nach hinten neben den Kopf und gleichzeitig das rechte Bein nach vorn Richtung Boden ab, ohne diesen jedoch zu berühren. Die Handfläche der linken Hand zeigt zur Decke.

3. Führen Sie dann Arm und Bein wieder zurück in die Ausgangsposition und senken Sie gleichzeitig in einer fließenden Bewegung den rechten Arm und das linke Bein zum Boden ab. Die ganze Bewegung sieht aus wie eine sich öffnende und schließende Schere. Wenn das rechte Bein und der linke Arm nach oben zeigen, befinden sich das linke Bein und die rechte Hand knapp über den Boden und umgekehrt.

Hinweis: Diese Übung erfordert nicht sehr viel Kraft. Sie dient vielmehr dem Training des Gleichgewichts, da der Körper durch die ständige Schwerpunktverschiebung versuchen muss, die Balance zu halten.

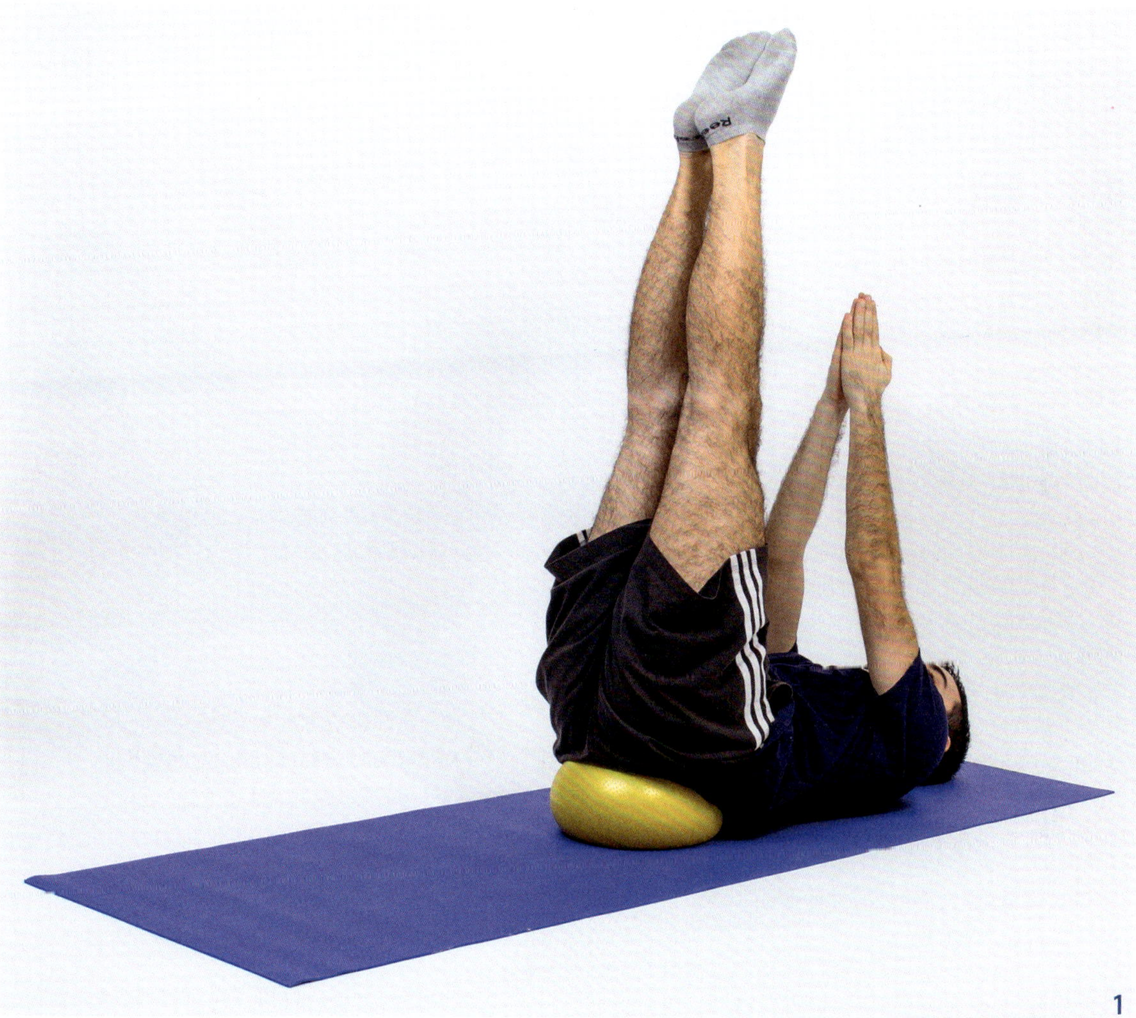

1

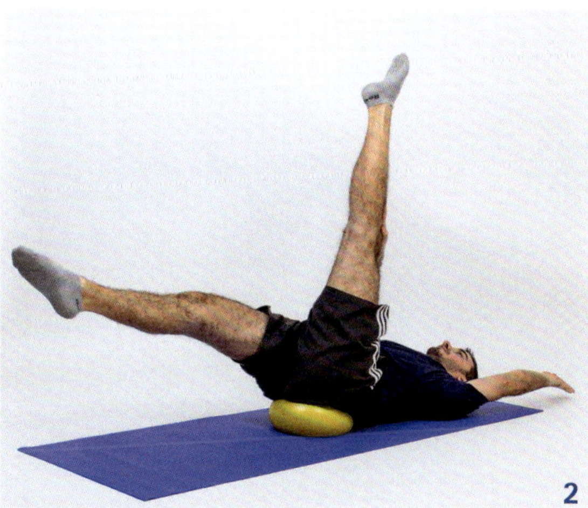

2

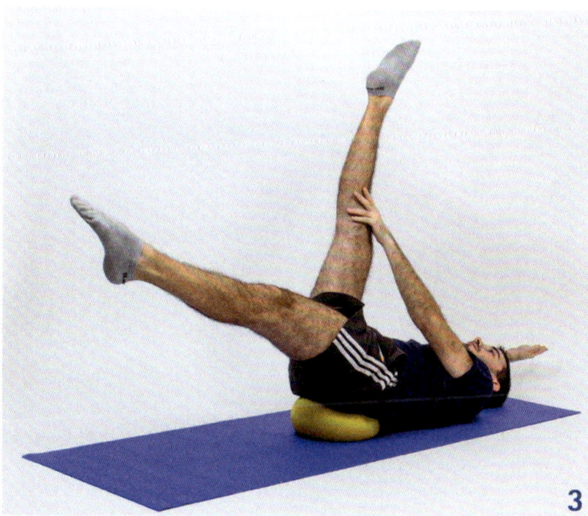

3

18 Beinpendel in Rückenlage

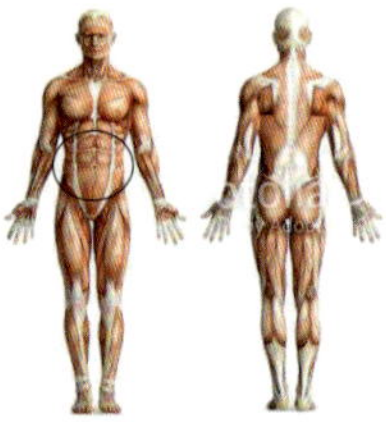

Trainierte Muskeln
Bauchmuskulatur

Ausgangsposition

1. Kommen Sie in die Rückenlage und schieben Sie den Ball unter das Gesäß. Strecken Sie beide Beine senkrecht nach oben, die Fußspitzen zeigen zur Decke. Legen Sie beide Arme gestreckt zur Seite ab, die Handflächen zeigen nach oben. Halten Sie die Beine geschlossen.

Übungsablauf

2. Mit der Einatmung senken Sie die Beine so weit wie möglich zur rechten Seite ab. Mit der Ausatmung bringen Sie die Beine wieder nach oben in die Mitte.

3. Mit der nächsten Einatmung wiederholen Sie die Bewegung zur linken Seite. Mit der Ausatmung strecken Sie die Beine wieder nach oben.

Hinweis: Senken Sie die Beine nur so weit, wie Sie diese kontrolliert wieder in die ursprüngliche Position zurückführen und sich auf dem Ball halten können. Die seitlich ausgestreckten Arme stützen den Körper von beiden Seiten.

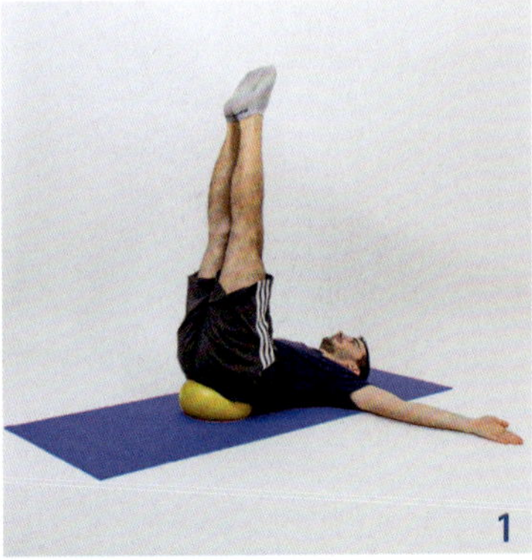

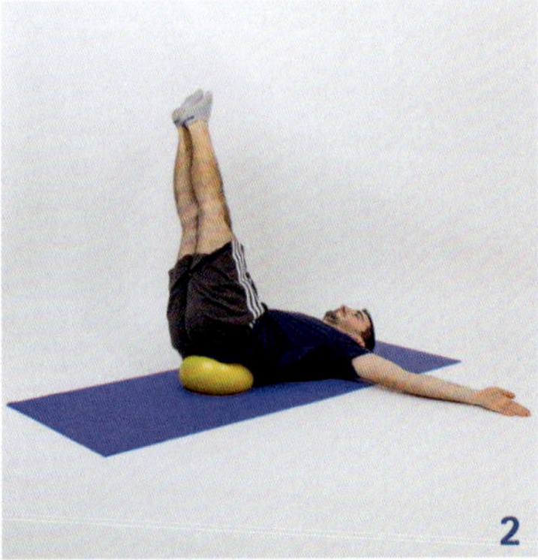

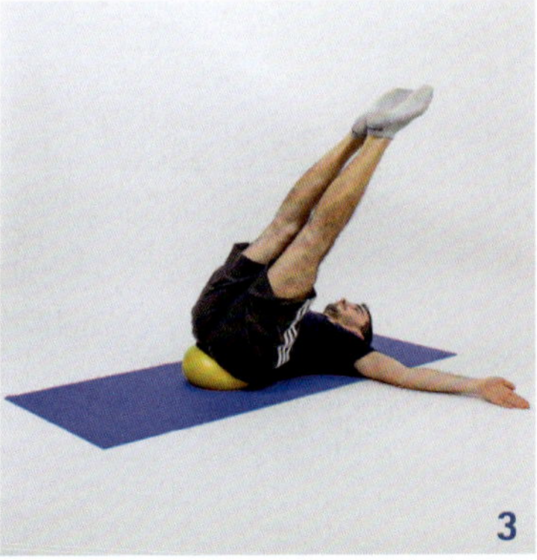

19 Einarmiger Stütz auf Knien

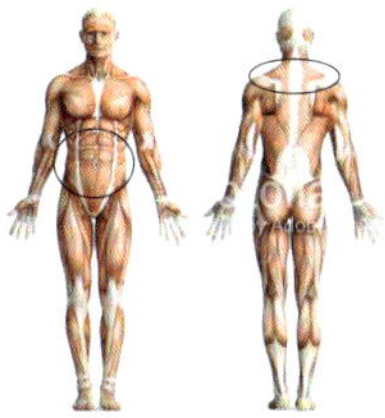

Trainierte Muskeln
Schultermuskulatur
Bauchmuskulatur

Ausgangsposition

1. Kommen Sie in die Liegestützposition mit abgesetzten Knien. Legen Sie nun den linken Unterarm auf dem Ball ab. Der Ellbogen befindet sich senkrecht unter der Schulter. Die Knie sind hüftbreit geöffnet, die Füße sind vom Boden abgehoben und berühren sich.

Übungsablauf

2. Heben Sie nun langsam die rechte Hand vom Boden ab, führen Sie sie hinter den Rücken. Sie können die Hand auf dem unteren Rücken kurz ablegen. Bringen Sie die Hand wieder zurück in die Ausgangsposition und führen Sie die Übung zur anderen Seite aus.

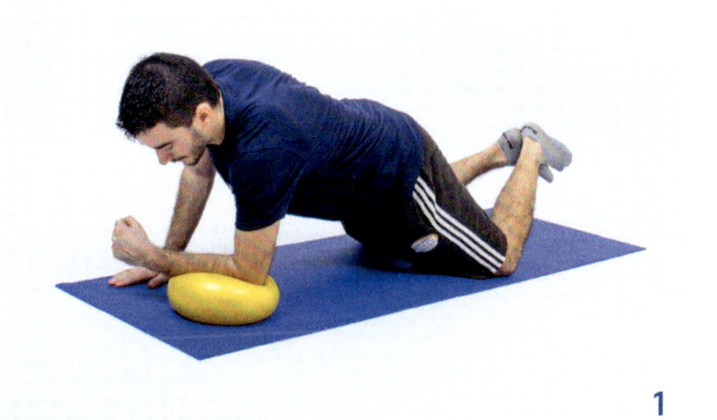

1

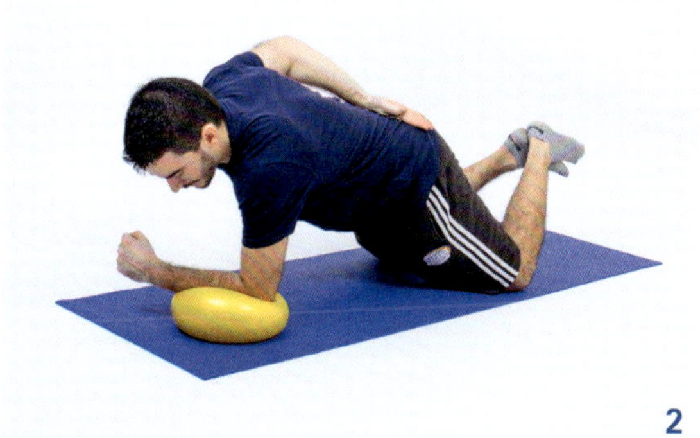

2

20 Seitlicher Crunch auf einem Knie

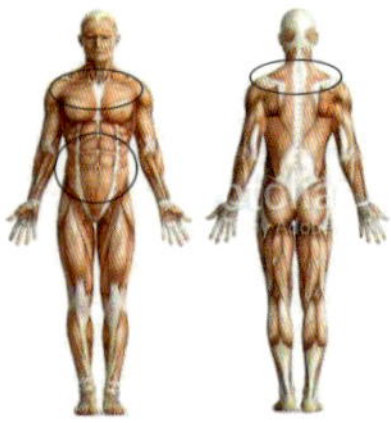

Trainierte Muskeln
Schultermuskulatur
Brustmuskulatur
Bauchmuskulatur

Ausgangsposition

1. Kommen Sie in die Liegestützposition. Legen Sie den Ball unter die rechte Hüfte und setzen Sie das rechte Knie darauf ab. Das andere Bein bleibt gestreckt. Die Hände sind schulterbreit geöffnet, die Handgelenke direkt unter den Schultern platziert. Verlagern Sie den Schwerpunkt Ihres Körpers vom Knie auf die Handflächen. Das erleichtert die Übung.

Übungsablauf

2. Heben Sie nun das linke Bein gestreckt bis auf Hüfthöhe an.

3. Wenn der Körper ausbalanciert ist, lösen Sie langsam den rechten Fuß vom Boden.

4. Wenn Sie diese Position gut halten können, versuchen Sie, das linke Knie zum linken Ellbogen zu führen. Durch die Verlagerung des Körperschwerpunkts müssen Sie den Körper gut ausbalancieren. Führen Sie die Übung auch zur anderen Seite aus.

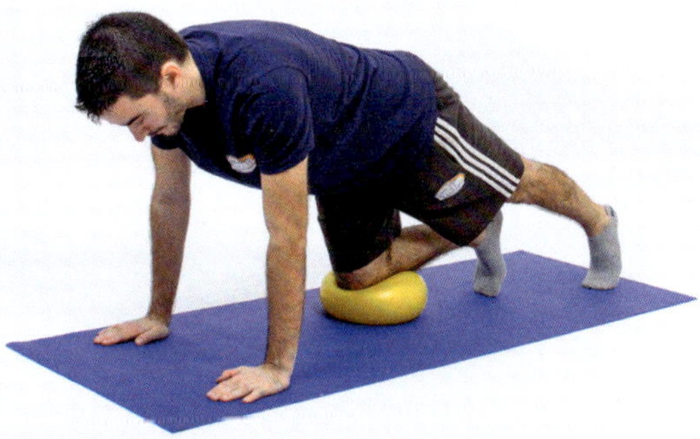

1

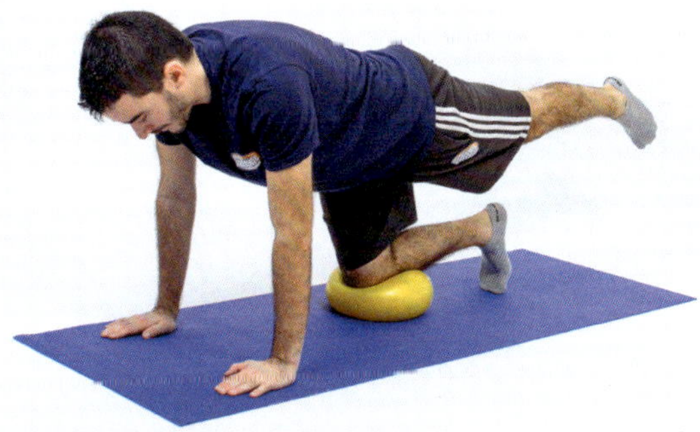

2

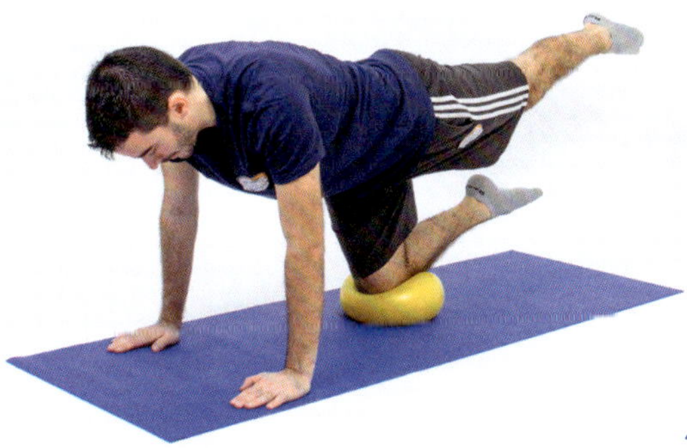

3

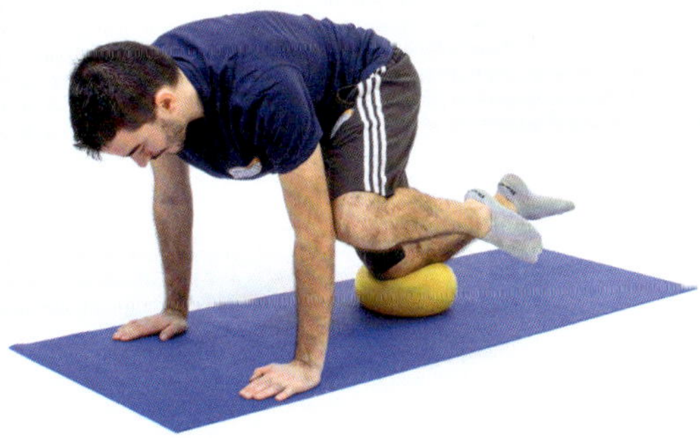

4

21 Umgekehrtes V im Unterarmstütz

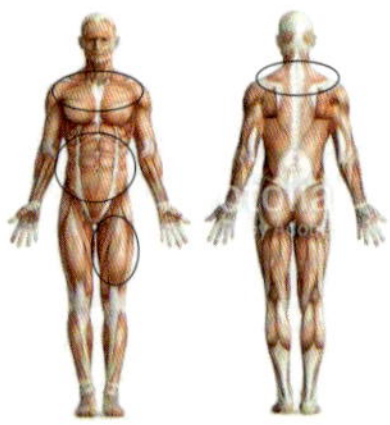

Trainierte Muskeln
Schultermuskulatur
Brustmuskulatur
Bauchmuskulatur
Oberschenkelmuskulatur

Ausgangsposition

1. Knien Sie sich vor den Ball. Strecken Sie die Arme nach vorn aus und legen Sie die Handkanten auf dem Ball ab. Die Handflächen berühren einander, die Daumen zeigen nach oben.

Übungsablauf

2. Rollen Sie mit beiden Händen auf dem Ball nach vorn und führen Sie dabei Ihren Oberkörper mit, bis sich Ihr Rücken parallel zum Boden befindet. Der Ball liegt nun unter den Ellbogen. Verschränken Sie die Finger. Die Knie sind hüftbreit geöffnet.

3. Platzieren Sie die Füße am Mattenrand, heben Sie das Gesäß in Richtung Decke an und strecken Sie die Knie. Der Körper gleicht nun einem umgekehrten V.

4. Setzen Sie die Knie ab und schließen Sie die Füße. Heben Sie nun das Gesäß wieder Richtung Decke und strecken Sie die Knie.

Hinweis: Sie können den Schwierigkeitsgrad erhöhen, indem Sie während der Ausführung die Augen geschlossen halten.

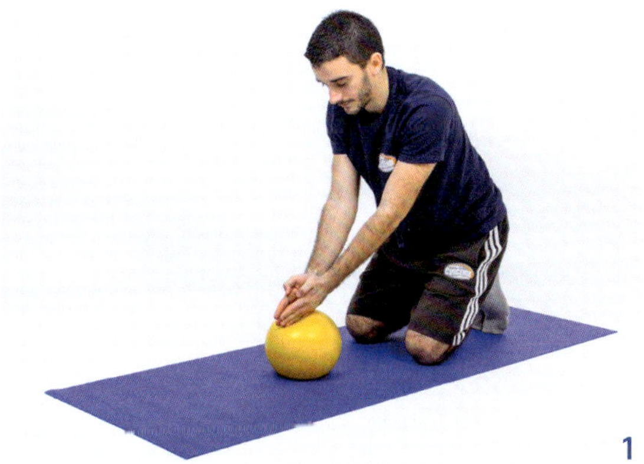

1

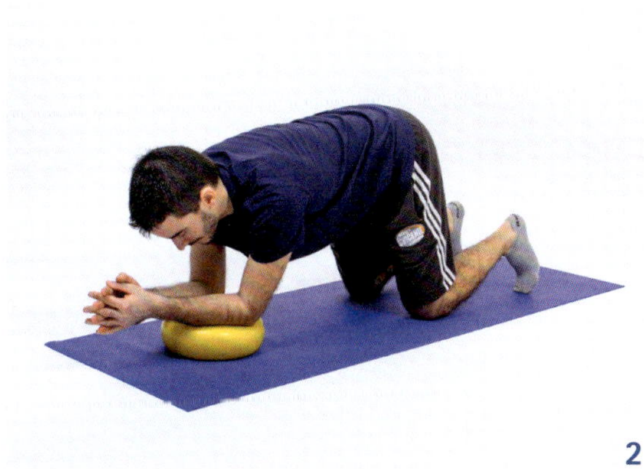

2

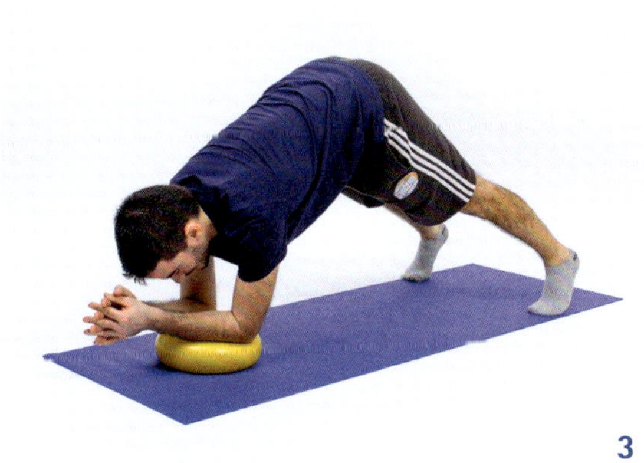

3

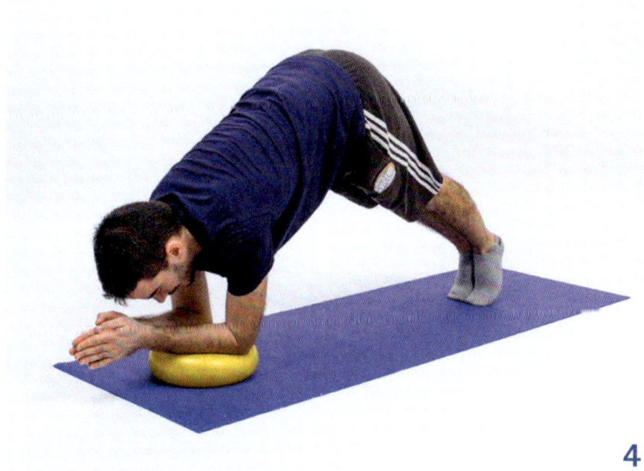

4

22 Dynamisches umgekehrtes V mit Pilatesball

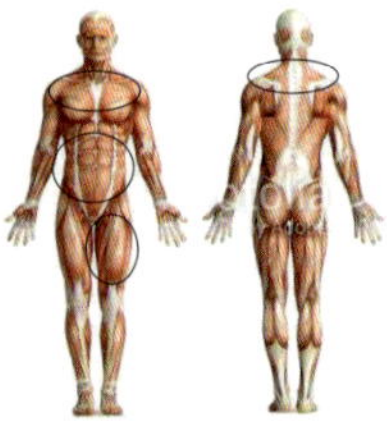

Trainierte Muskeln
Schultermuskulatur
Brustmuskulatur
Bauchmuskulatur
Oberschenkelmuskulatur

Ausgangsposition

1. Kommen Sie in den Vierfüßlerstand und platzieren Sie die Fußspitzen auf dem Ball. Die Knie sind geschlossen. Die Hände stehen schulterbreit nebeneinander, die Handgelenke befinden sich direkt unter den Schultern.

Übungsablauf

2. Heben Sie das Gesäß so weit wie möglich in Richtung Decke an und strecken Sie die Knie. Die Füße rollen dabei auf dem Ball von den Fußspitzen bis zu den Fußsohlen ab. Der Körper erinnert an ein umgekehrtes V oder die Yogaposition »Abwärts blickender Hund«. Das Körpergewicht ruht auf den Handflächen.

Variante: Die Übung wird noch anspruchsvoller, wenn Sie Ihre Hände folgendermaßen versetzen: Zuerst platzieren Sie die linke Hand neben den linken Mattenrand, die rechte Hand neben den rechten Mattenrand. Nun setzen Sie zuerst die linke Hand und dann die rechte Hand vor die Matte. Dann bringen Sie die Hände wieder unter die Schultern und wiederholen die Übung.

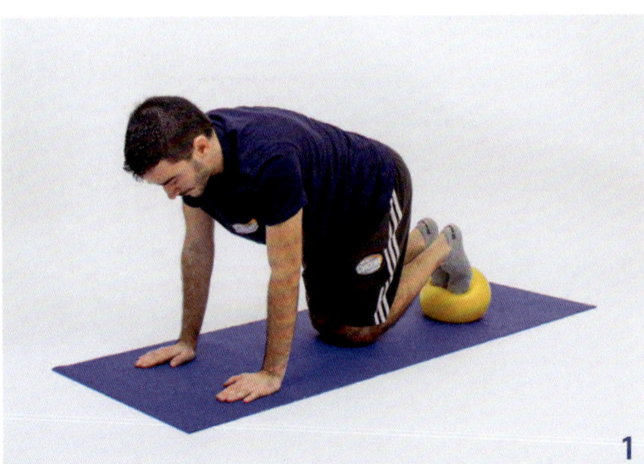

1

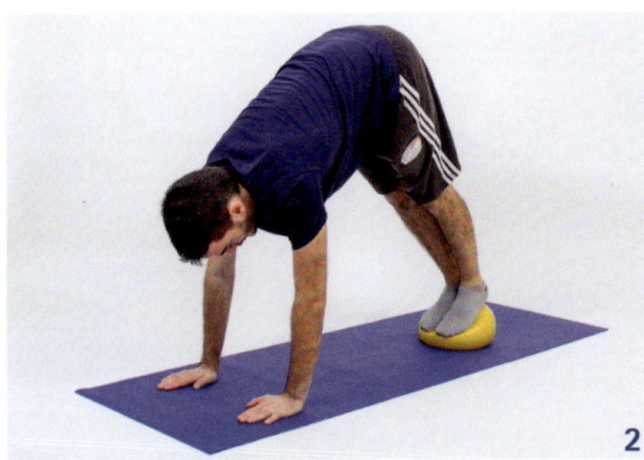

2

23 Weiter Stütz mit Beinanheben

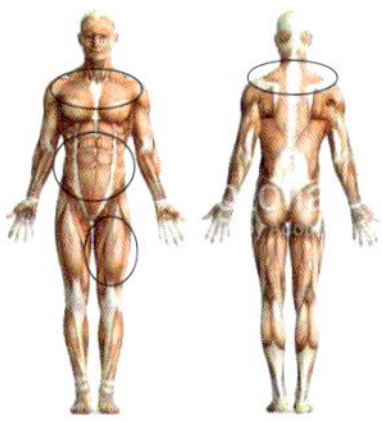

Trainierte Muskeln
Schultermuskulatur
Brustmuskulatur
Bauchmuskulatur
Oberschenkelmuskulatur

Ausgangsposition

1. Kommen Sie in den Vierfüßlerstand. Setzen Sie die Füße links und rechts neben die Matte. Platzieren Sie den Ball unter der linken Fußspitze, die rechte Fußspitze steht auf dem Boden. Die Arme sind schulterbreit geöffnet, die Handgelenke befinden sich direkt unter den Schultern.

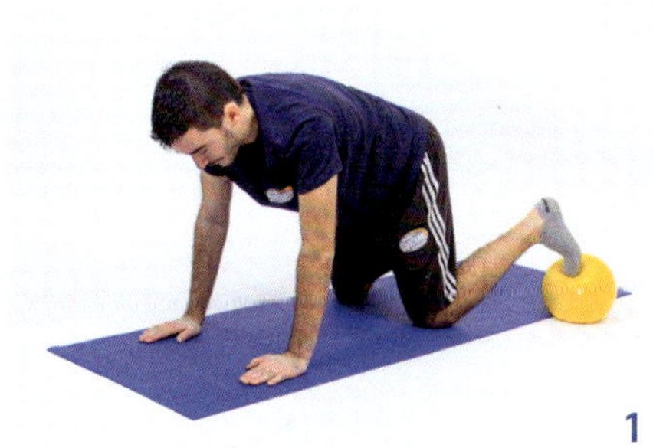

1

Übungsablauf

2. Heben Sie das Gesäß an und strecken Sie die Knie. Dabei rollt der linke Fuß mit der ganzen Fläche auf den Ball. Der andere Fuß ruht auf dem Boden.

3. Mit der Ausatmung heben Sie das rechte Bein so weit wie möglich nach oben. Mit der Einatmung setzen Sie es wieder auf dem Boden ab. Nach 10 Wiederholungen wechseln Sie die Seite.

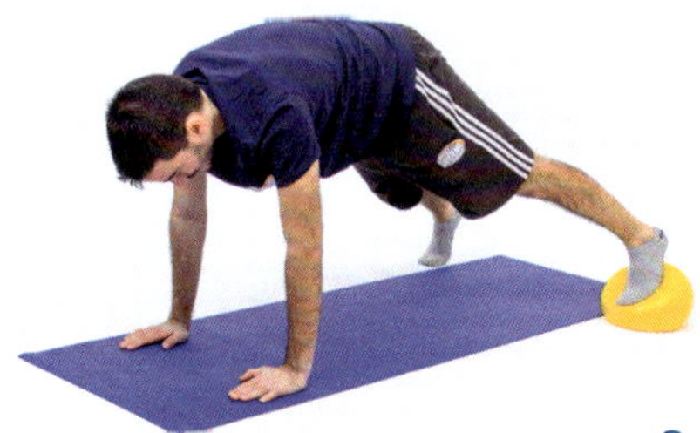

2

Hinweis: Je näher Sie die Handflächen nebeneinandersetzen, desto schwieriger wird die Übung.

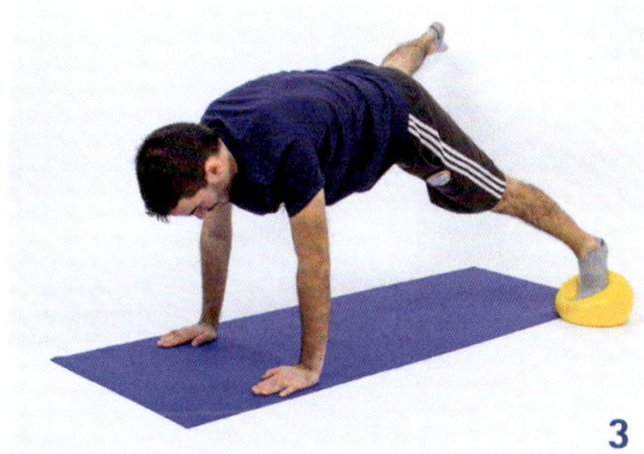

3

24 Tiefer Ausfallschritt mit gestreckten Armen

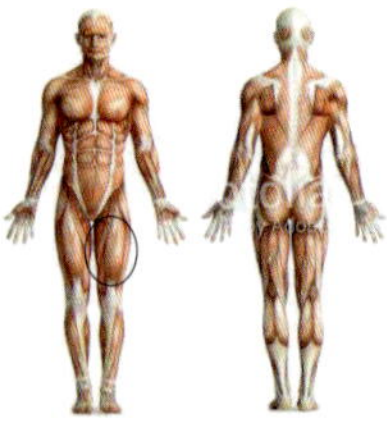

Trainierte Muskeln
Oberschenkelmuskulatur

Ausgangsposition

1. Kommen Sie in den Vierfüßlerstand und machen Sie mit dem rechten Bein einen Ausfallschritt nach vorn. Beide Knie sind im rechten Winkel gebeugt. Das linke Knie liegt am Boden, das rechte befindet sich unter der rechten Schulter. Beide Handflächen sind neben dem vorderen Fuß. Der linke Fußrücken liegt gestreckt auf dem Ball.

Übungsablauf

2. Mit der Ausatmung heben Sie das linke Knie an und strecken es ganz durch. Halten Sie die Position ein paar Sekunden.

3. Wenn Sie die Position gut halten können, lösen Sie die Hände vom Boden und strecken die Arme zur Seite aus. Kehren Sie in die Ausgangsposition zurück und wiederholen Sie die Übung auf der anderen Seite.

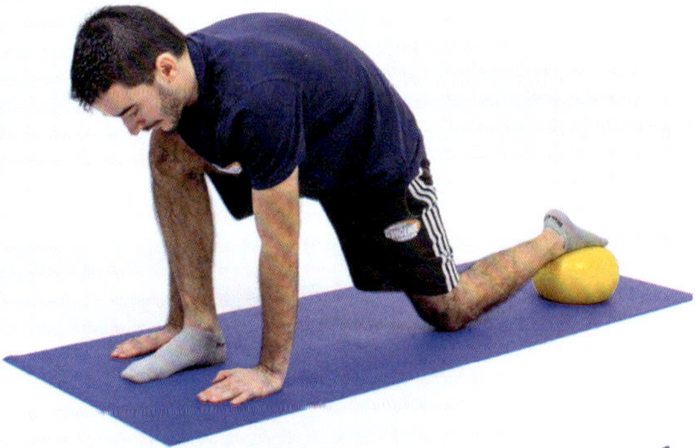

1

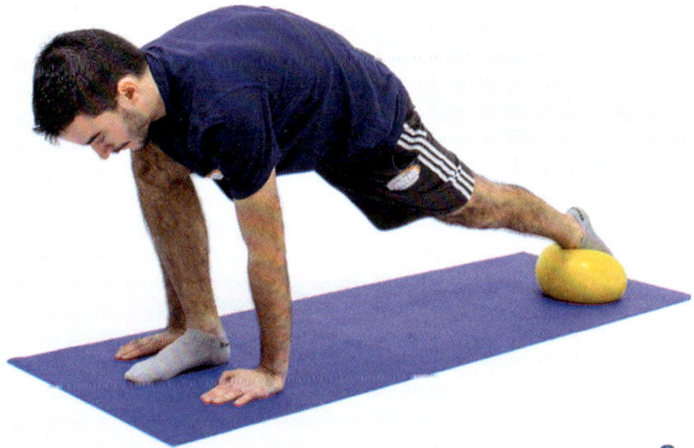

2

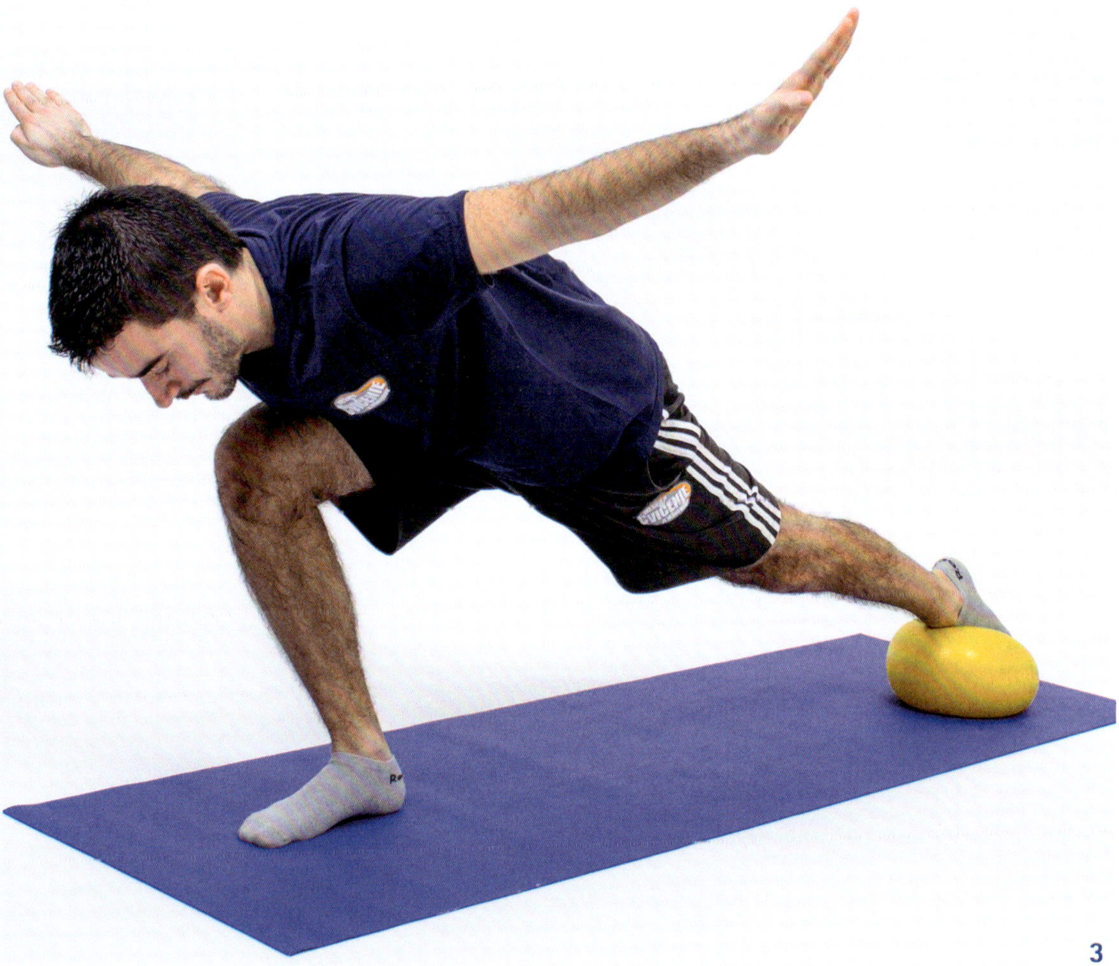

3

25 Tiefer Ausfallschritt mit wechselseitigem Armheben

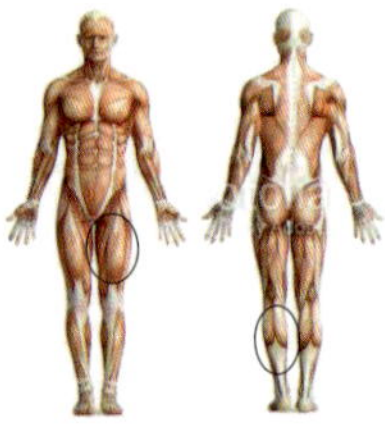

Trainierte Muskeln
Oberschenkelmuskulatur
Wadenmuskulatur

Ausgangsposition

1. Kommen Sie in den Vierfüßlerstand, machen Sie mit dem linken Bein einen Ausfallschritt nach vorn und stellen Sie den linken Fuß auf den Ball. Beide Knie sind im rechten Winkel gebeugt, das hintere Knie liegt am Boden, das vordere befindet sich unter der linken Schulter. Stützen Sie sich links und rechts neben dem Ball mit den Händen auf dem Boden ab.

Übungsablauf

2. Heben Sie nun das rechte Knie an und strecken Sie es ganz durch. Dadurch verlagert sich das Gewicht auf den Ball und die Muskulatur des linken Beins ist verstärkt gefordert.

3. Wenn Sie diese Positon gut halten können, lösen Sie die linke Hand vom Boden und strecken den Arm zur Seite aus.

4. Setzen Sie die linke Hand wieder ab und führen Sie die Armbewegung zur anderen Seite hin aus.

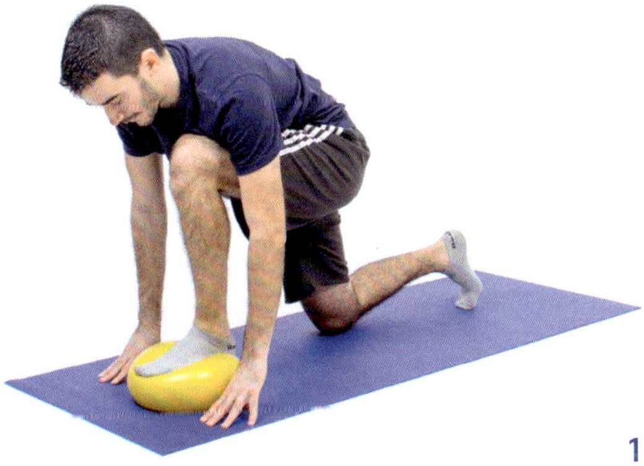

1

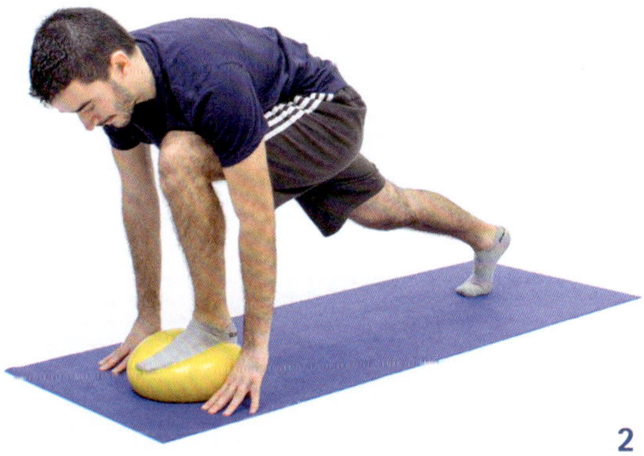

2

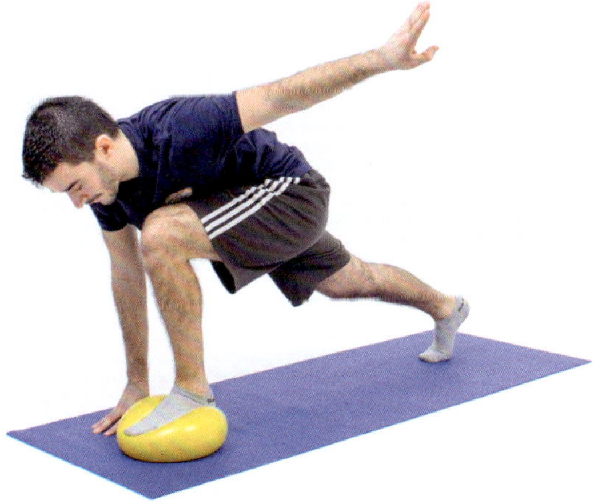

3

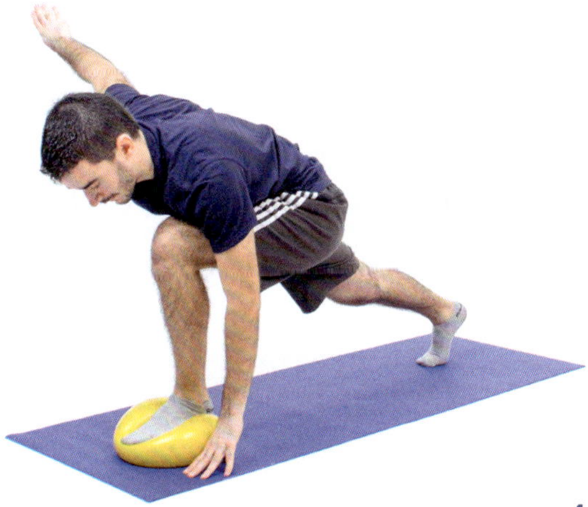

4

26 Brustrotation aus schwebendem Vierfüßlerstand

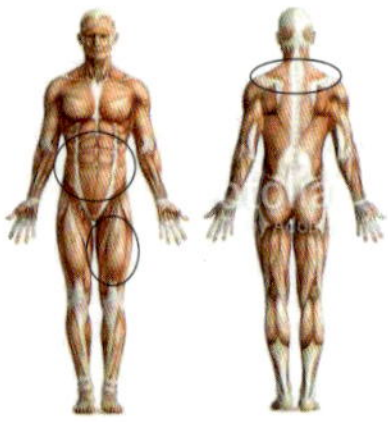

Trainierte Muskeln
Schultermuskulatur
Bauchmuskulatur
Oberschenkelmuskulatur

Ausgangsposition

1. Kommen Sie in den Vierfüßlerstand mit beiden Knien auf dem Ball und heben Sie die Füße an. Stützen Sie sich mit den Händen ab. Die Handgelenke befinden sich direkt unter den Schultern. Der Rücken ist gerade.

Übungsablauf

2. Strecken Sie nun den rechten Arm zur Seite aus und setzen Sie dann die Hand wieder zurück auf den Boden. Wenn es Ihnen nicht schwerfällt, die Arme seitlich auszustrecken, versuchen Sie, die Arme wechselseitig möglichst weit nach oben zu strecken. Durch die stärkere Rotation in der Lendenwirbelsäule wird die Übung wesentlich anspruchsvoller.

3. Strecken Sie nun den linken Arm zur Seite aus und setzen Sie die Hand dann wieder auf den Boden.

4. Strecken Sie nun den linken Arm so weit wie möglich nach hinten oben. Die Finger zeigen zur Decke. Wiederholen Sie die Bewegung zur anderen Seite.

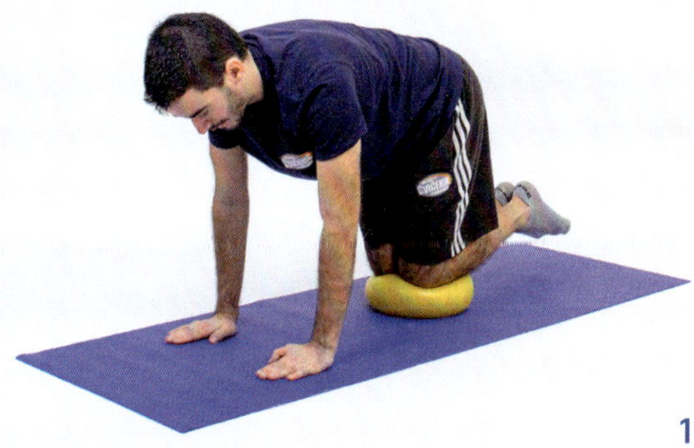

1

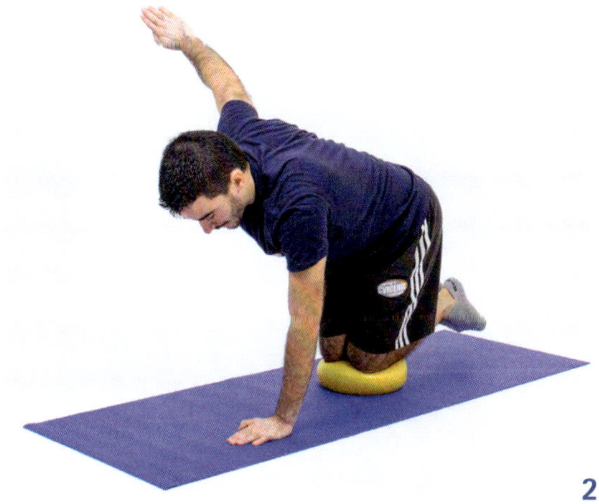

2

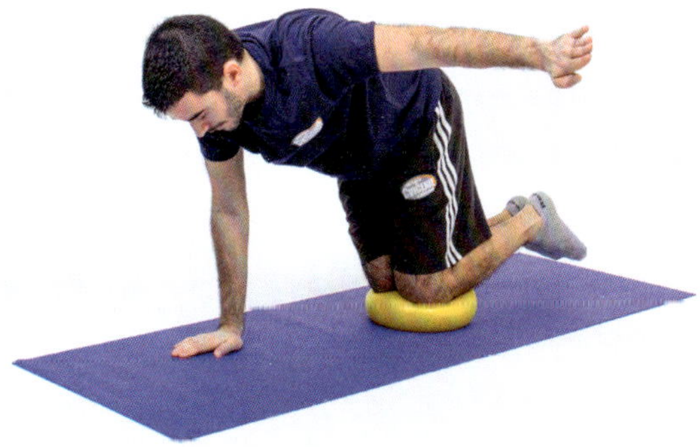

3

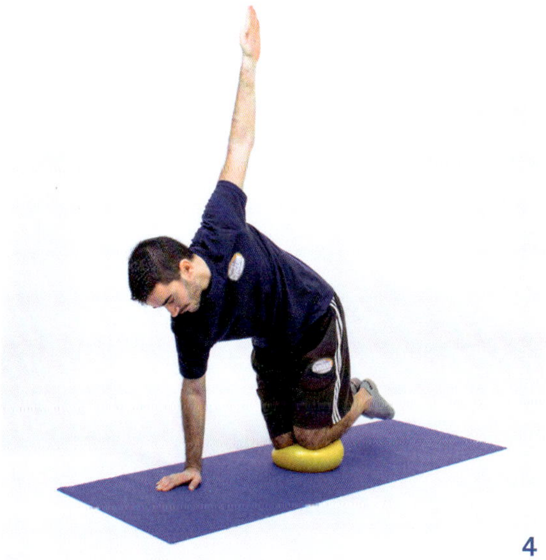

4

1 Von den Händen auf die Unterarme rollen

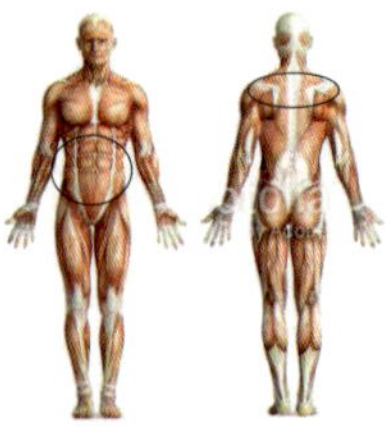

Trainierte Muskeln
Schultermuskulatur
Bauchmuskulatur

Ausgangsposition

1. Stellen Sie sich vor den Gymnastikball. Die Beine sind hüftbreit geöffnet. Der Rumpf ist nach vorn geneigt, die Arme sind gestreckt und die Handflächen eng nebeneinander auf dem Ball abgelegt.

Übungsablauf

2. Mit der Einatmung rollen Sie sich von den Handflächen bis zu den Ellbogen auf dem Ball ab. Mit der Ausatmung kehren Sie in die Ausgangsposition zurück. Diese Bewegung sollte nur aus den Schultermuskeln bzw. den Trizepsen erfolgen. Der Winkel zwischen Oberkörper und Oberschenkeln bleibt während der ganzen Ausführung unverändert.

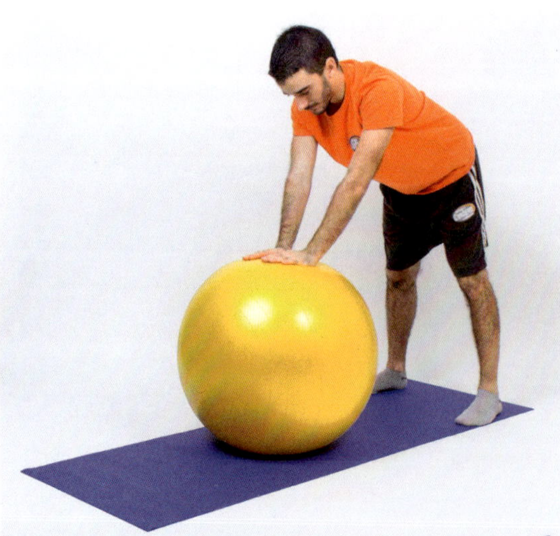

1

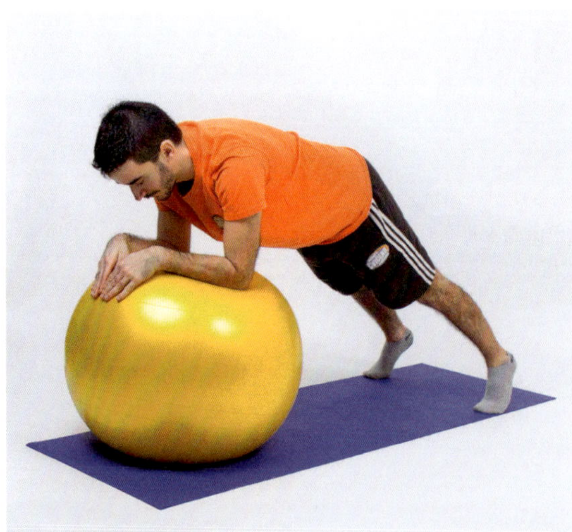

2

2 Auf den Gymnastikball treten

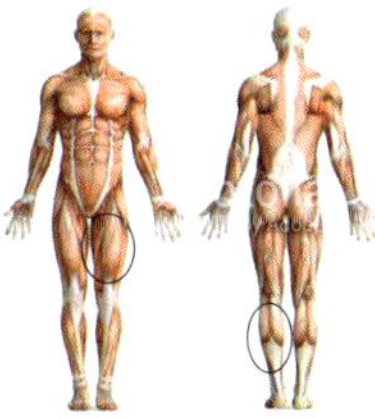

Trainierte Muskeln
Oberschenkelmuskulatur
Wadenmuskulatur

Ausgangsposition

1. Stellen Sie sich vor den Gymnastikball. Das linke Bein ist gestreckt und nach links ausgedreht. Ihr Körpergewicht lagert auf dem linken Bein. Das rechte Bein ist gebeugt, der Fuß flach auf dem Ball aufgestellt. Lassen Sie die Arme locker hängen oder stützen Sie die Hände in den Hüften ab.

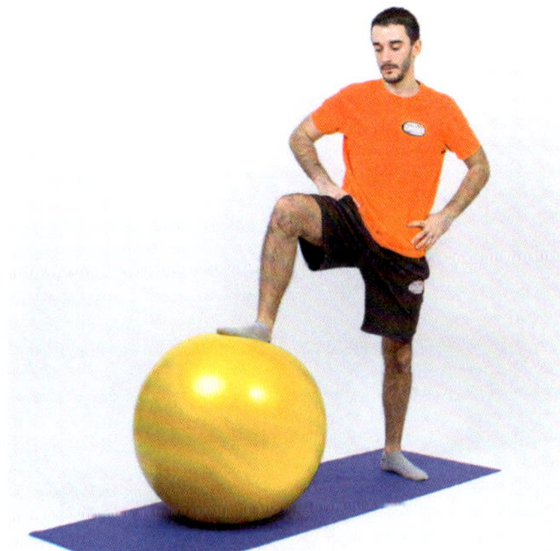

1

Übungsablauf

2. Verlagern Sie nun einen Teil des Körpergewichts vom linken auf das rechte Bein, indem Sie sich zum rechten Fuß beugen. Belasten Sie das rechte Bein so stark wie möglich, dabei müssen Sie sich jedoch auf dem Ball halten können. Wenn Sie das Gefühl haben, Sie haben die maximale Belastung bereits erreicht, verweilen Sie 5 Sekunden in dieser Position. Dann lockern Sie die Muskelanspannung und kehren wieder in die Ausgangsposition zurück.

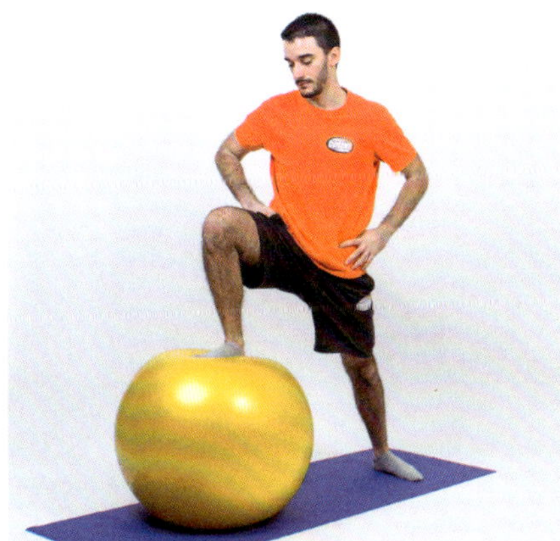

2

Hinweis: Diese Übung muss sehr vorsichtig und langsam ausgeführt werden, um Stürze und eventuelle Verletzungen zu vermeiden.

3 Oberkörperrotation kniend

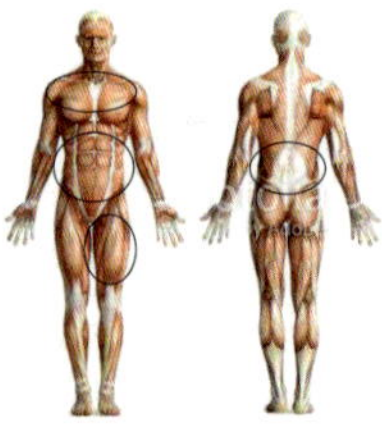

Trainierte Muskeln
Brustmuskulatur
Bauchmuskulatur
Untere Rückenmuskulatur
Oberschenkelmuskulatur

Ausgangsposition

1. Stellen Sie sich vor den Gymnastikball. Das linke Bein ist gestreckt und ausgedreht fest am Boden abgestellt. Beugen Sie das rechte Bein und platzieren Sie den Unterschenkel auf dem Ball. Die rechte Ferse berührt die Rückseite des rechten Oberschenkels. Die Hände liegen rechts und links neben dem Knie auf dem Ball.

Übungsablauf

2. Wenn Sie gut ausbalanciert sind, nehmen Sie langsam die Hände vom Ball, drehen den Oberkörper zur linken Seite und strecken die Arme seitlich aus. Halten Sie diese Position einige Sekunden. Kehren Sie in die Ausganspostion zurück, lockern Sie die Muskeln und wiederholen Sie die Übung auf der anderen Seite.

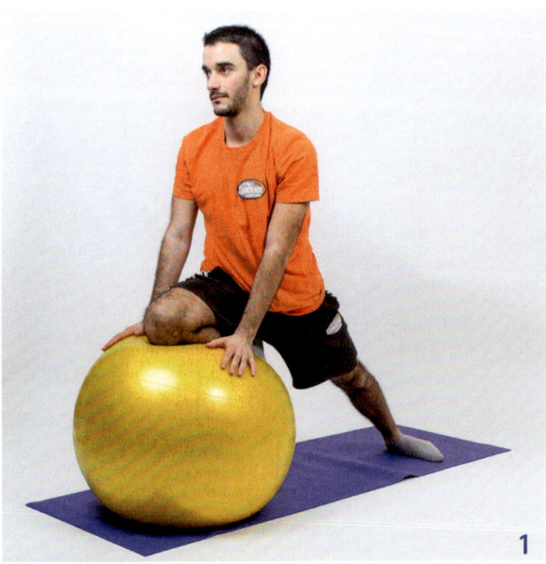

1

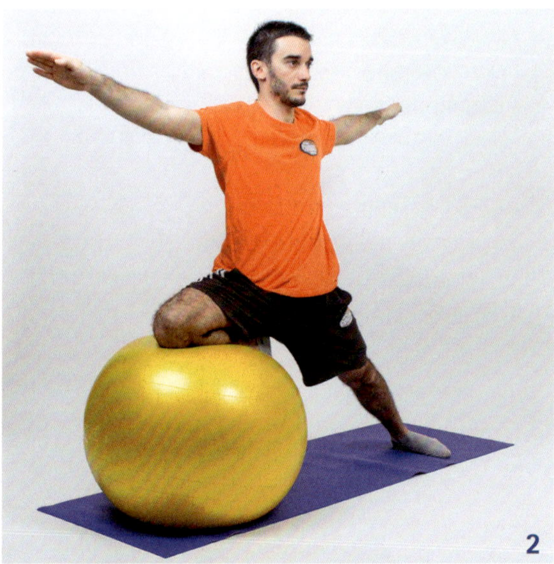

2

4 Kickball

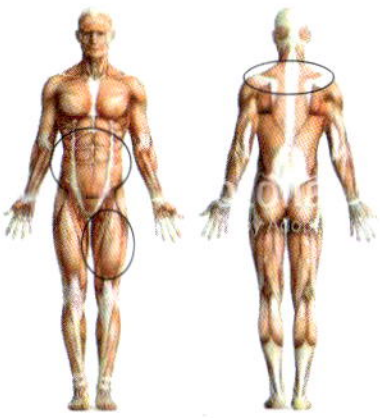

Trainierte Muskeln
Schultermuskulatur
Bauchmuskulatur
Oberschenkelmuskulatur

Ausgangsposition

1. Stützen Sie beide Unterarme auf dem Gymnastikball so ab, dass sich die Ellbogen unter den Schultergelenken befinden. Kopf und Becken sind auf einer Höhe. Die Brust befindet sich über dem Ball. Die Füße positionieren Sie am linken und rechten Mattenrand, die Beine sind gestreckt. Die Fersen sind so weit angehoben, dass sich das Gewicht auf dem Vorderfuß befindet. So werden die Bauchmuskeln stärker beansprucht.

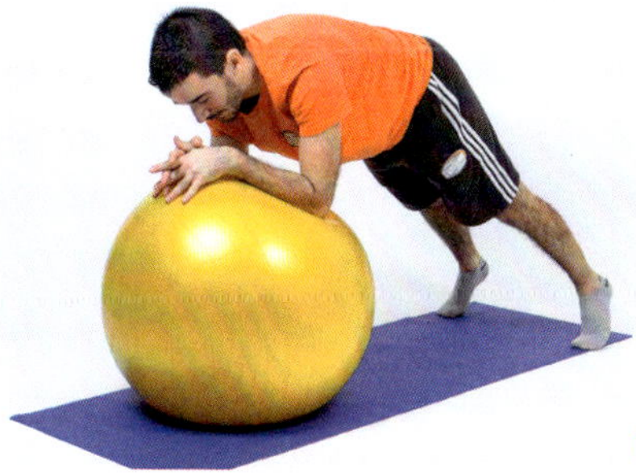

1

Übungsablauf

2. Versuchen Sie nun, den Ball abwechselnd jeweils mit einem Knie zu berühren. Dazu verlagern Sie mit der Ausatmung einen Teil des Körpergewichts auf das rechte Bein und berühren den Ball mit dem linken Knie. Mit der Einatmung kehren Sie in die Ausgangsposition zurück.

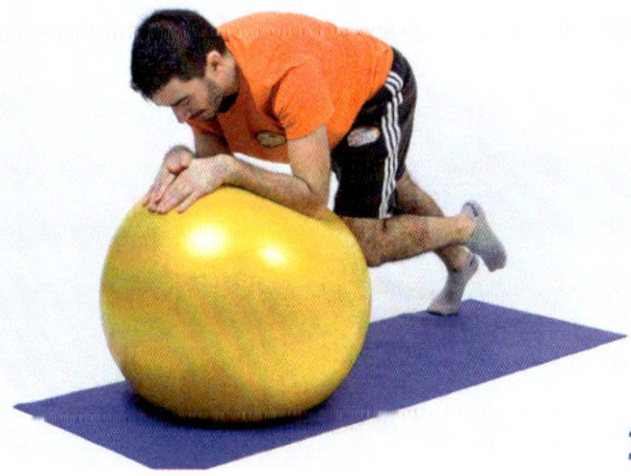

2

3. Mit der nächsten Ausatmung wiederholen Sie die Übung auf der anderen Seite.

Hinweis: Je weiter die Füße geöffnet sind, desto intensiver ist die Belastung der Bauchmuskulatur.

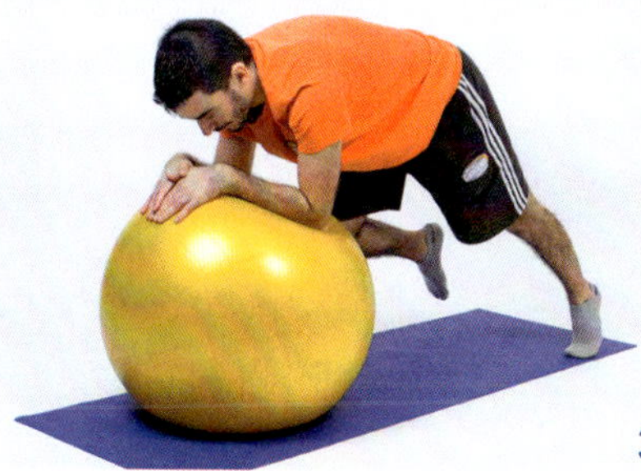

3

5 Liegestütz mit wechselseitigem Beinheben

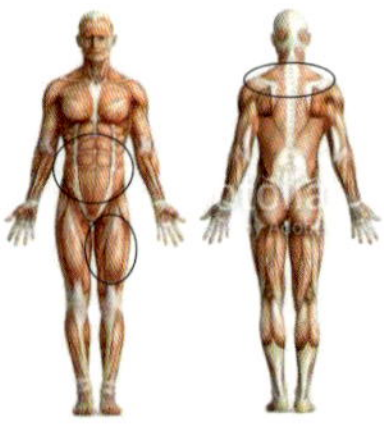

Trainierte Muskeln
Schultermuskulatur
Bauchmuskulatur
Oberschenkelmuskulatur

Ausgangsposition

1. Knien Sie sich hüftbreit vor den Gymnastikball. Die Fußspitzen sind aufgestellt. Der Oberkörper ist aufrecht. Legen Sie die Handflächen mit gestreckten Armen seitlich an den Ball, die Fingerspitzen zeigen nach unten. Das ist die schonendste Art, den Ball zu halten und um Schmerzen in den Händen zu vermeiden.

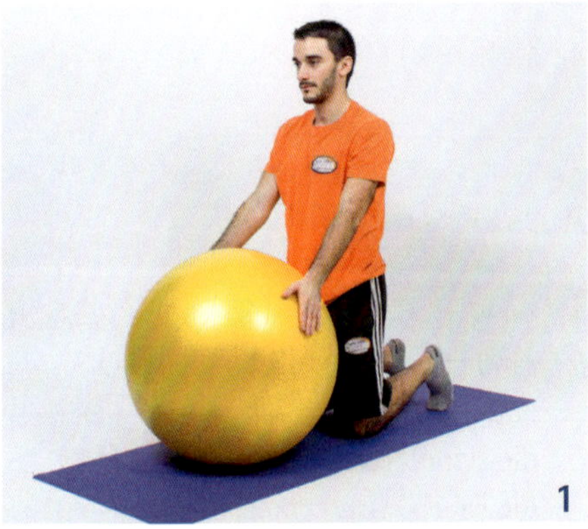
1

Übungsablauf

2. Mit der Ausatmung strecken Sie beide Beine und kommen so auf den Zehenspitzen zum Stehen. Beide Arme sind gestreckt und der Oberkörper ist so weit über den Ball gebeugt, dass die Schultern genau über den Händen sind. Der Oberkörper ist gestreckt und bildet mit den Beinen eine Linie.

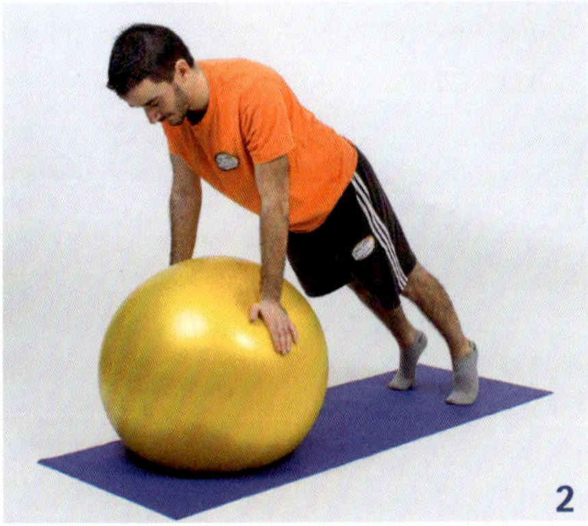
2

3. Heben Sie nun den linken Fuß gestreckt nach hinten oben an, halten Sie diese Stellung 3 Sekunden und kehren Sie mit der Einatmung in die Ausgangsposition zurück. Wiederholen Sie die Übung mit dem rechten Fuß.

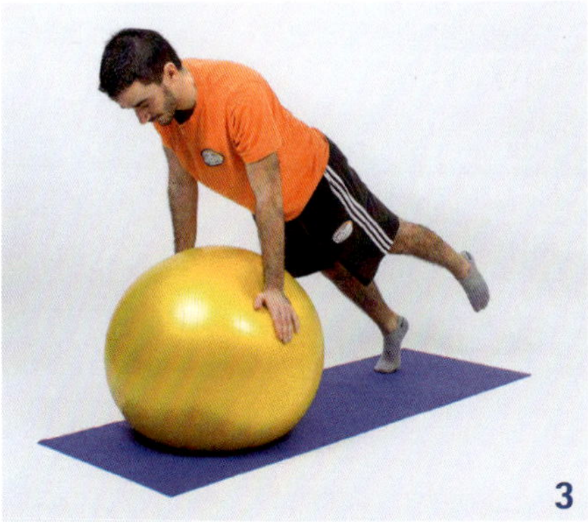
3

6 Seitliche Sprünge

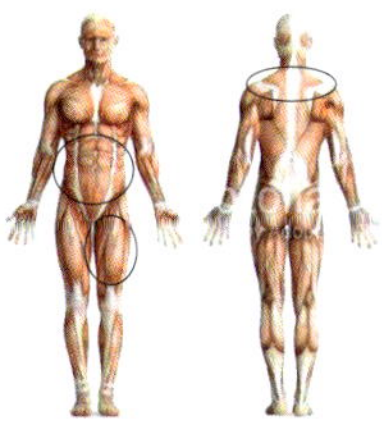

Trainierte Muskeln
Schultermuskulatur
Bauchmuskulatur
Oberschenkelmuskulatur

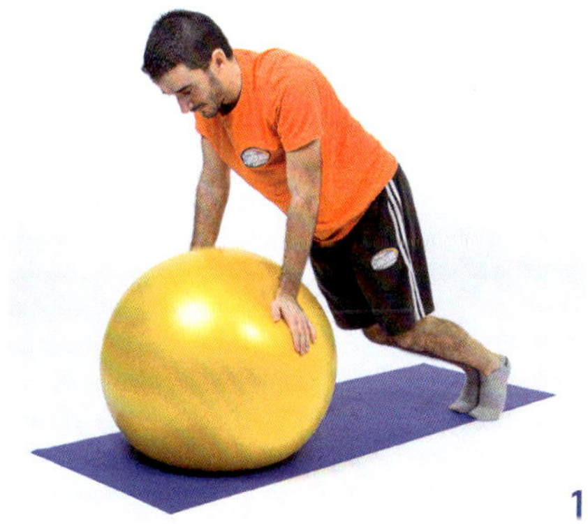

1

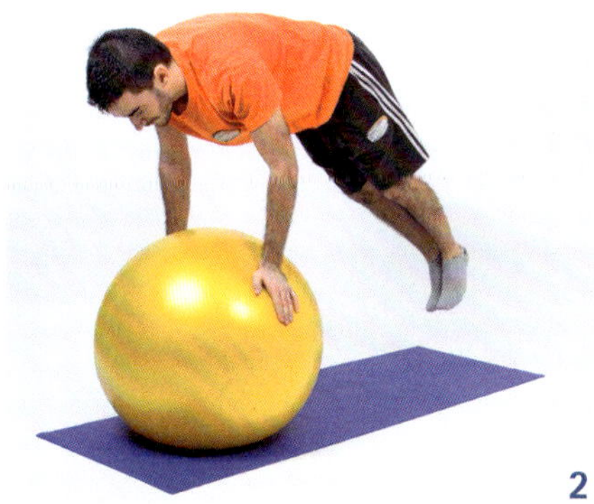

2

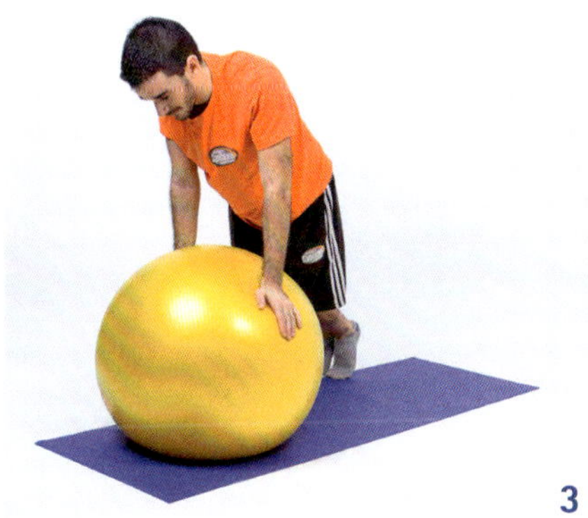

3

Ausgangsposition

1. Stellen Sie sich mit geschlossenen Beinen am linken Mattenrand vor den Gymnastikball. Die Knie sind leicht gebeugt. Die Füße sind geschlossen und die Fersen hochgestellt. Legen Sie die Handflächen mit gestreckten Armen seitlich an den Ball, die Fingerspitzen zeigen nach unten. Die Schultern befinden sich direkt über den Handgelenken. Das ist die schonendste Art, den Ball zu halten und um Schmerzen in den Händen zu vermeiden.

Übungsablauf

2. Stützen Sie Ihr Gewicht auf den Ball und springen Sie kraftvoll zum rechten Mattenrand. Beim Sprung sind die Knie möglichst gerade gestreckt und beim Aufsetzen gebeugt. Achten Sie während der Übung darauf, dass die Schultern über den Händen bleiben.

3. Springen Sie nun von der rechten Seite zurück zum linken Mattenrand.

7 Dynamischer einbeiniger Stütz

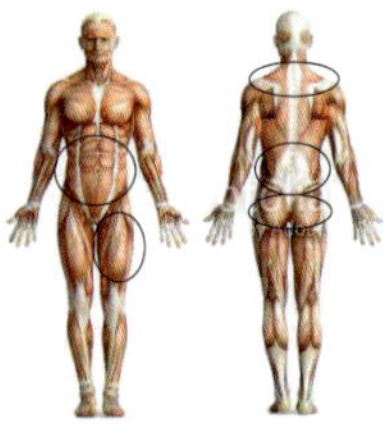

Trainierte Muskeln
Schultermuskulatur
Bauchmuskulatur
Untere Rückenmuskulatur
Gesäßmuskulatur
Oberschenkelmuskulatur

Ausgangsposition

1. Knien Sie sich rechts neben den Gymnastikball. Legen Sie die Hand darauf ab. So haben Sie den richtigen Abstand für diese Übung.

Übungsablauf

2. Stützen Sie die rechte Hand unter der Schulter am Boden ab, heben Sie das linke Bein und legen Sie es gestreckt auf dem Ball ab.

3. Drehen Sie den Oberkörper und bringen Sie auch die linke Hand auf den Boden. Die Hände sind etwa schulterbreit geöffnet. Sie haben nun 5 Kontaktpunkte zum Boden: beide Handflächen, rechtes Knie, rechte Fußspitze, Innenseite des linken Fußes.

4. Mit der Ausatmung heben Sie nun das rechte Bein an bis etwas oberhalb der Kopfhöhe. Mit der Einatmung kehren Sie in die Ausgangsposition zurück. Wiederholen Sie die Übung mit dem anderen Bein.

Hinweis: Sobald Sie das Bein vom Boden lösen, verliert der Körper 2 feste Kontaktpunkte, und es wird schwieriger, das Gleichgewicht zu halten.

Variante: Um den Schwierigkeitsgrad dieser Übung zu erhöhen, platzieren Sie die Hände so nah beieinander, wie es für Sie möglich ist.

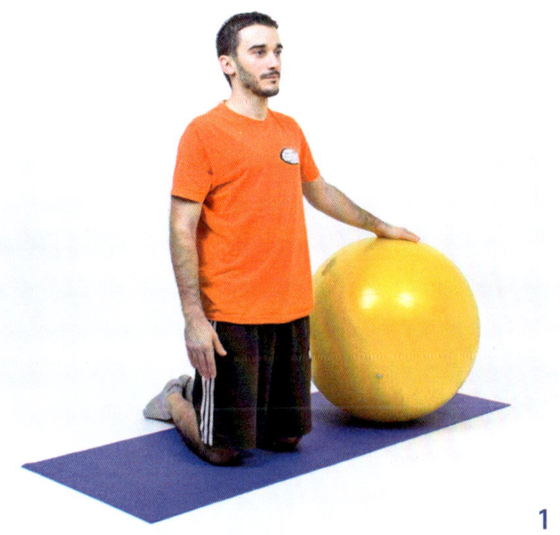

1

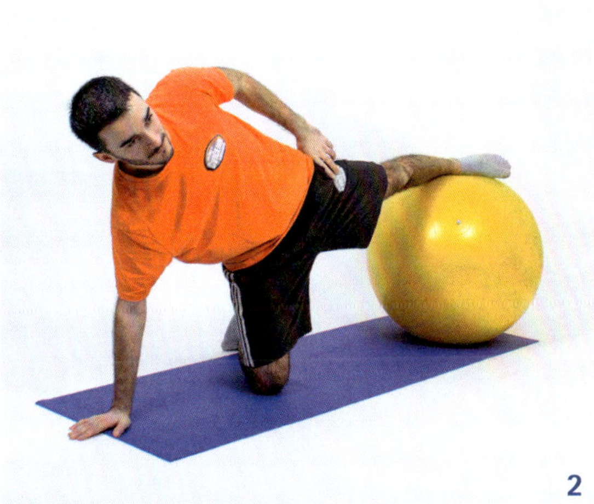

2

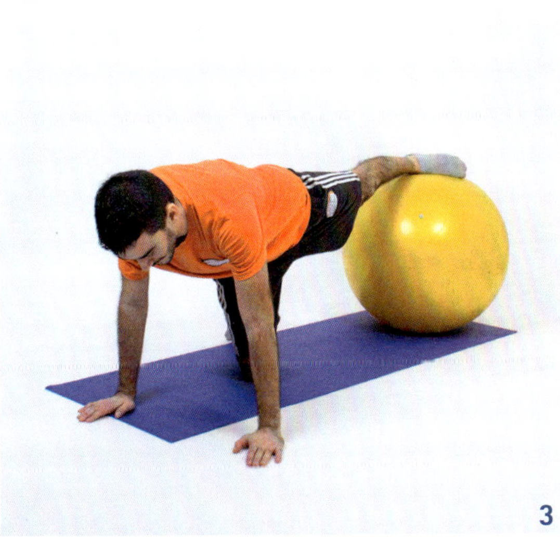

3

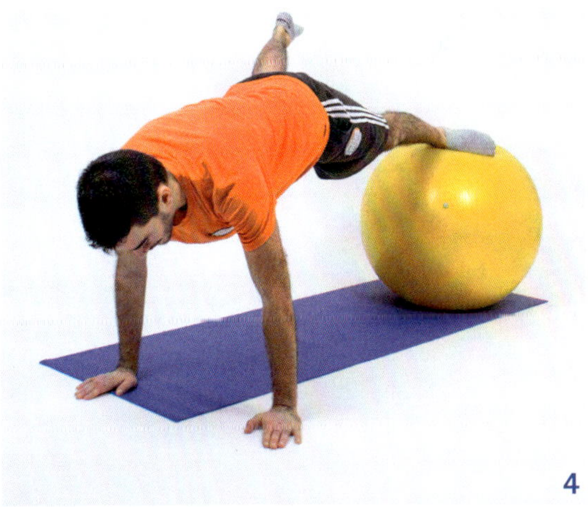

4

8 Wechselseitiges Arm- und Beinheben in Brustlage

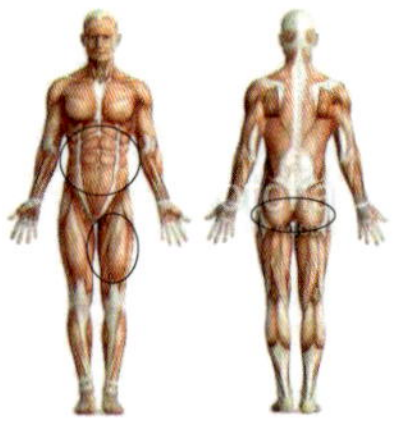

Trainierte Muskeln
Bauchmuskulatr
Gesäßmuskulatur
Oberschenkelmuskulatur

Ausgangsposition

1. Knien Sie sich vor den Gymnastikball und legen Sie Brust und Kinn darauf ab. Der Rücken ist gestreckt. Lassen Sie die Arme seitlich hängen und setzen Sie die Fingerspitzen auf. Die Fußspitzen sind aufgestellt.

Übungsablauf

2. Heben Sie das linke Bein an und strecken Sie es nach hinten aus. Es befindet sich parallel zum Boden. Strecken Sie nun auch die Arme seitlich auf Schulterhöhe aus.

3. Mit der Einatmung kehren Sie in die Ausgangsposition zurück. Führen Sie nun die Übung mit dem rechten Bein aus.

4. Sie können den Schwierigkeitsgrad erhöhen, indem Sie in der Ausgangsposition beide Beine leicht geöffnet strecken und nur mit den Zehen den Boden berühren.

5. Heben Sie auch in dieser Position die Arme und abwechselnd die Beine, wie in den Schritten 2 und 3 beschrieben.

Hinweis: Durch das abwechselnde Anheben der Beine verlagern Sie stets den Schwerpunkt des Körpers, sodass unterschiedliche Muskelgruppen zusammenarbeiten müssen und gestärkt werden und die Belastbarkeit des Körpers erhöht wird.
Achten Sie darauf, dass Sie die Beine nicht zu weit nach oben heben. So vermeiden Sie eine übermäßige Belastung des unteren Rückens. Wenn es Ihnen schwerfällt, das Gleichgewicht zu halten, stützen Sie sich mit beiden Armen auf dem Ball ab.

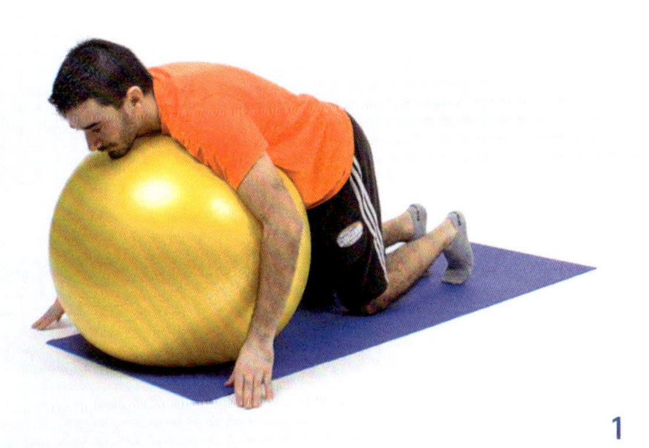

1

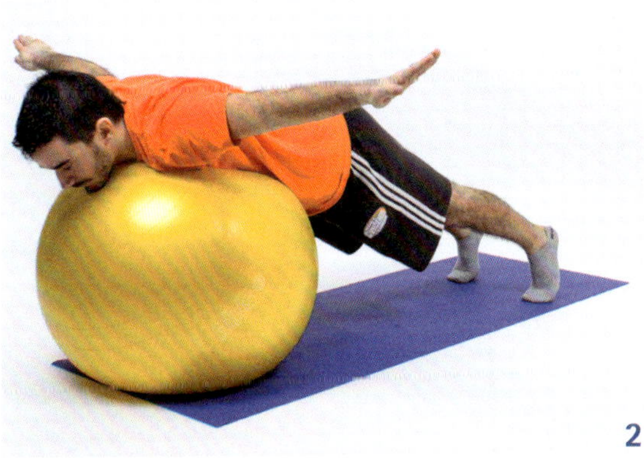

2

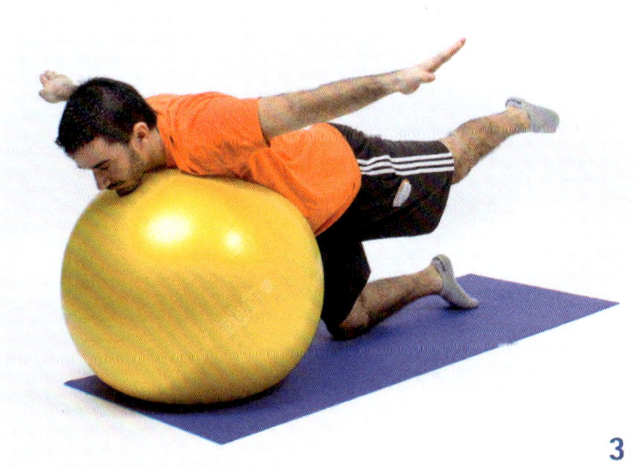

3

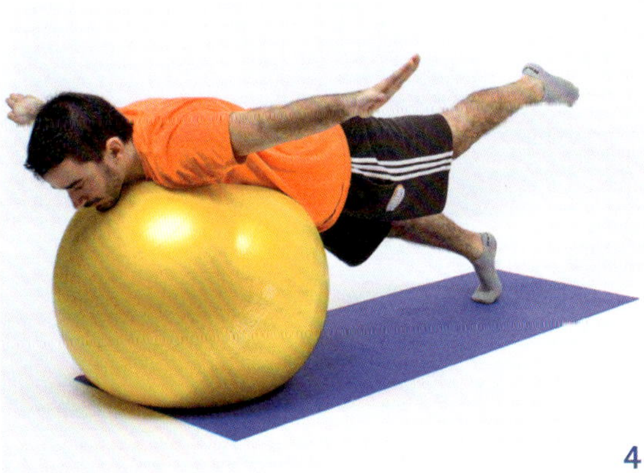

4

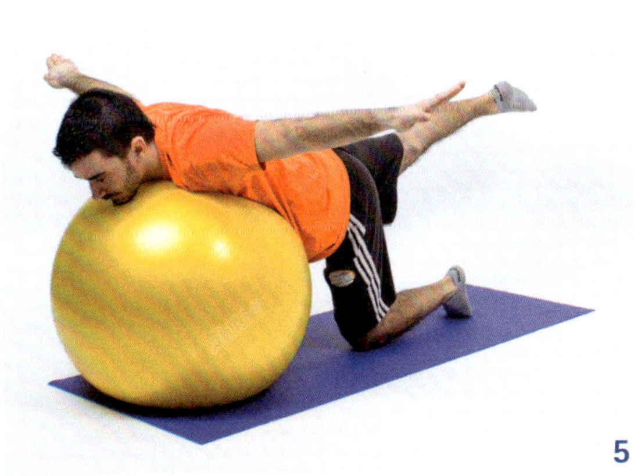

5

9 Wechselseitiges Beinheben in Brustlage mit gestreckten Armen

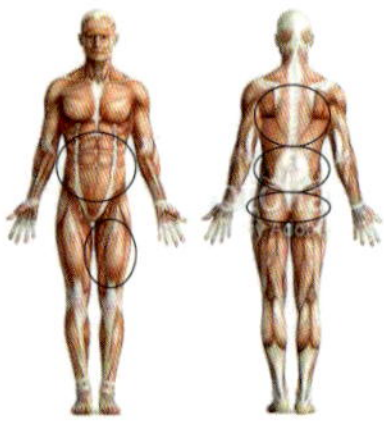

Trainierte Muskeln
Bauchmuskulatur
Obere Rückenmuskulatur
Untere Rückenmuskulatur
Gesäßmuskulatur
Oberschenkelmuskulatur

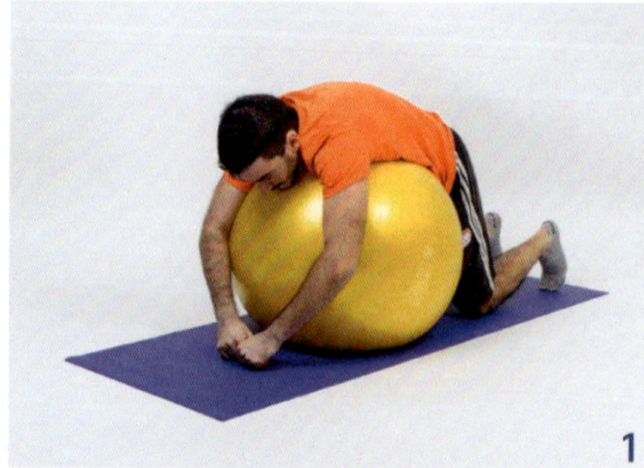

1

Ausgangsposition

1. Knien Sie sich vor den Gymnastikball und legen Sie Oberkörper und Kinn darauf ab. Lassen Sie die Arme nach vorn hängen, sodass die Hände den Boden berühren. Die Fußspitzen sind aufgestellt.

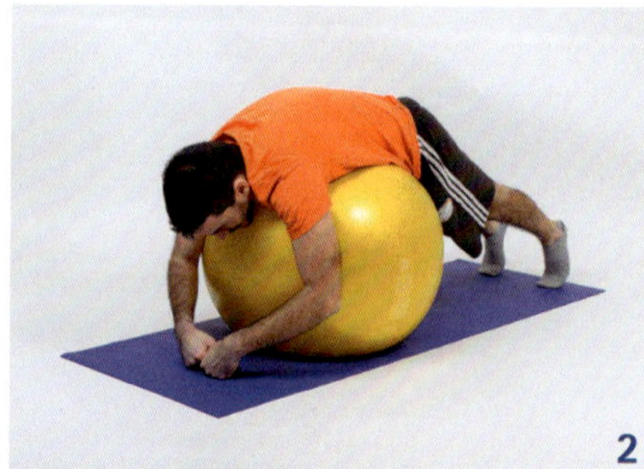

2

Übungsablauf

2. Mit der Ausatmung strecken Sie zuerst die Knie.
3. Strecken Sie nun die Arme in Schulterhöhe nach vorn, die Daumen sind verschränkt.
4. Heben Sie das linke Bein an. Strecken Sie das Bein und die Arme so weit wie möglich nach oben. Das rechte Bein bleibt auf dem Boden. Halten Sie diese Position 3 Sekunden. Mit der Einatmung kehren Sie in die Ausgangsposition zurück. Wiederholen Sie die Übung mit dem anderen Bein.

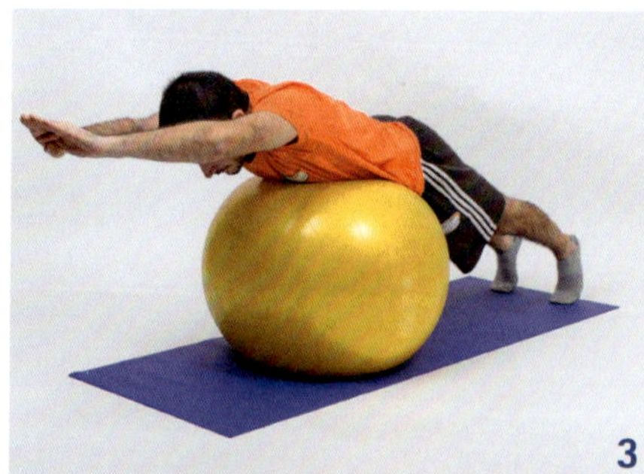

3

Hinweis: Falls Sie Einschränkungen im unteren Rücken spüren, heben Sie das Bein und die Arme nur so weit an, dass der ganze Körper eine Linie bildet.

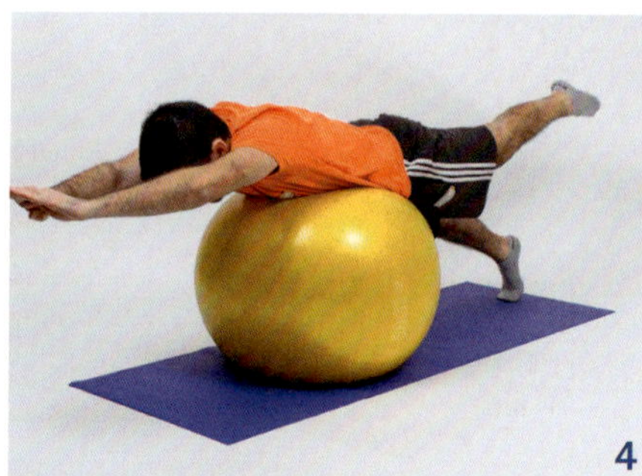

4

10 Dynamisches umgekehrtes V

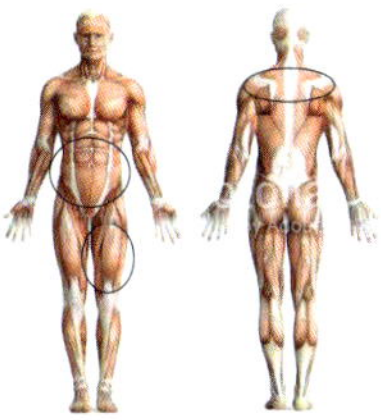

Trainierte Muskeln
Schultermuskulatur
Bauchmuskulatur
Oberschenkelmuskulatur

Ausgangsposition

1. Kommen Sie direkt vor dem Gymnastikball in den Vierfüßlerstand und beugen Sie die Knie so, dass Fußrücken und Unterschenkel den Ball berühren. Die Hände sind unter den Schultern platziert, der Rücken ist gestreckt.

Übungsablauf

2. Strecken Sie beim Ausatmen beide Beine aus und schieben Sie dabei das Becken so weit wie möglich nach oben. Mit der Einatmung kehren Sie wieder in die Ausgangsposition zurück, setzen die Knie am Boden ab und lockern die Muskulatur.

Hinweis: Die Intensität der Übung können Sie selbst regulieren, indem Sie die Hände entweder enger setzen, dann ist es schwieriger, die Balance zu halten, oder weiter öffnen für mehr Stabilität.

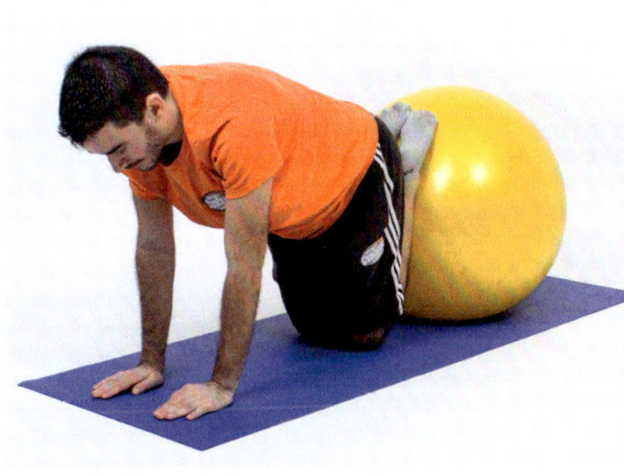

1

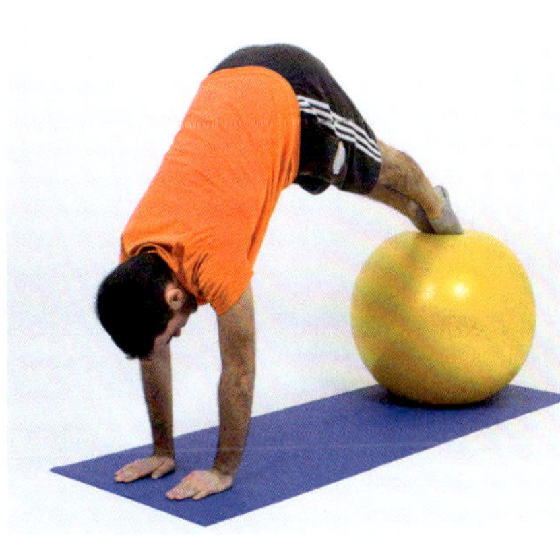

2

11 Schneller Beinwechsel aus dem Stütz

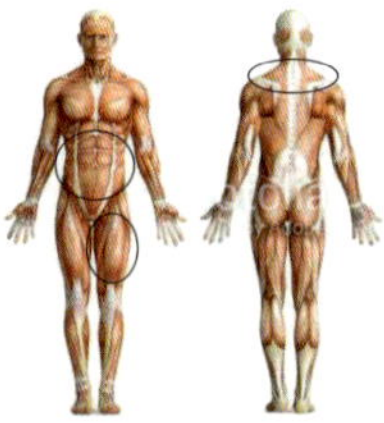

Trainierte Muskeln
Schultermuskulatur
Bauchmuskulatur
Oberschenkelmuskulatur

Ausgangsposition

1. Kommen Sie in die Liegestützposition, die Hände sind etwas weiter als schulterbreit aufgesetzt. Legen Sie das rechte Bein so auf dem Gymnastikball ab, dass der Fußrücken aufliegt. Die Fußspitze des linken Beins ist direkt neben dem Ball auf dem Boden. Beide Beine sind gestreckt. Das Becken befindet sich etwas oberhalb der Kopfhöhe.

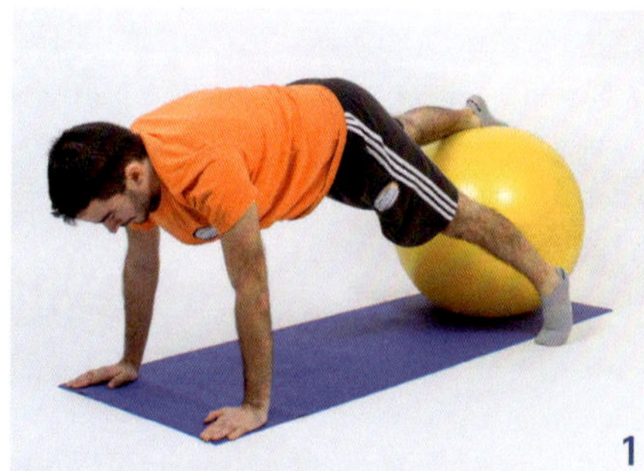

1

Übungsablauf

2. Legen Sie nun auch das linke Bein gestreckt auf den Ball.

3. Beginnen Sie mit dem dynamischen Beinwechsel: Tippen Sie mit der rechten Fußspitze kurz auf den Boden, bringen Sie den Fuß gleich wieder zurück auf den Ball und tippen Sie mit der linken Fußspitze auf den Boden. Fahren Sie abwechselnd mit beiden Füßen so fort, dabei führen Sie den Wechsel so schnell wie möglich aus.

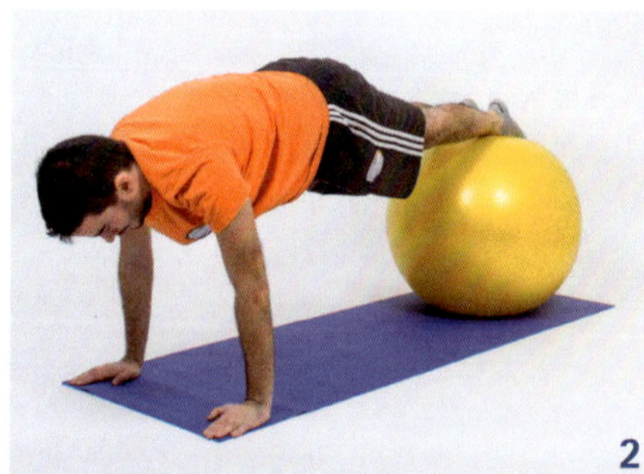

2

Hinweis: Sie können den Schwierigkeitsgrad der Übung erhöhen, indem Sie die Hände enger nebeinandersetzen.

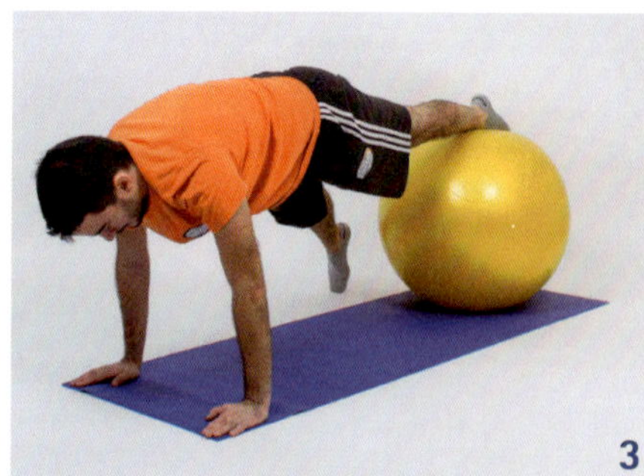

3

12 Wechselseitiger einbeiniger Handstand

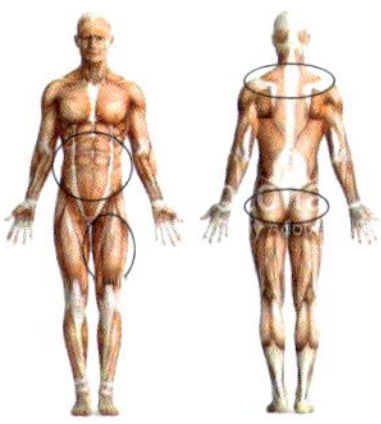

Trainierte Muskeln
Schultermuskulatur
Bauchmuskulatur
Gesäßmuskulatur
Oberschenkelmuskulatur

Ausgangsposition

1. Kommen Sie in die Liegestützposition mit beiden Beinen auf dem Gymnastikball. Die Füße sind geschlossen, Fußrücken und unterer Teil des Schienbeins liegen auf dem Ball auf. Die Handgelenke sind direkt unter den Schultern positioniert. Das Becken befindet sich etwas oberhalb der Kopfhöhe. Beide Beine sind gestreckt.

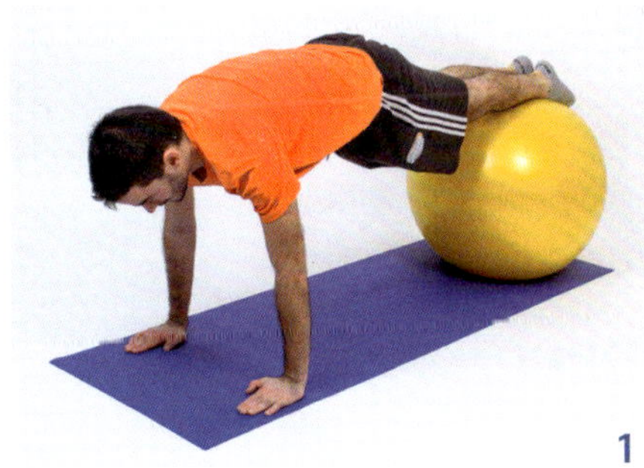

1

Übungsablauf

2. Schieben Sie mit der Ausatmung das Becken nach oben und strecken Sie das gestreckte linke Bein senkrecht nach oben. Lockern Sie mit der Einatmung die Muskeln und kehren Sie in die Ausgangsposition zurück. Wiederholen Sie die Übung mit dem anderen Bein.

Hinweis: Den Schwierigkeitsgrad der Übung können Sie erhöhen, indem Sie die Hände möglichst nah nebeneinander aufsetzen.

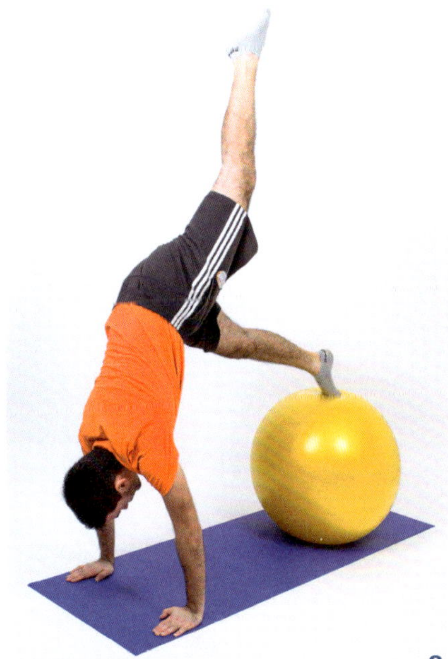

2

13 Wechselseitiges Berühren der Ellenbeuge aus dem Stütz

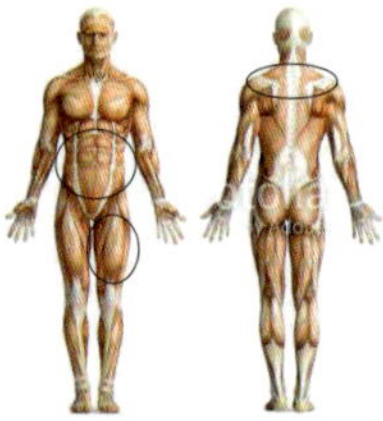

Trainierte Muskeln
Schultermuskulatur
Bauchmuskulatur
Oberschenkelmuskulatur

Ausgangsposition

1. Knien Sie sich vor den Gymnastikball, stellen Sie die Fußspitzen auf und legen Sie den Oberkörper so ab, dass das Kinn den Ball berührt. Strecken Sie die Arme nach vorn.

Übungsablauf

2. Drücken Sie sich nun mit den Füßen ab und rollen Sie mit Schwung den Körper von der Brust über den Bauch und das Becken bis zu den Oberschenkeln über den Ball. Setzen Sie dabei die Hände ab.

3. Rollen Sie sich so weit nach vorn, bis nur noch Schienbeine und Fußrücken auf dem Ball aufliegen. Wandern Sie mit den Händen dabei nach vorn. Sie befinden sich jetzt in der Liegestützposition. Halten Sie das Becken leicht oberhalb der Kopfhöhe, die Hände sind etwas mehr als schulterbreit geöffnet.

4. Wenn beide Füße auf dem Ball liegen und die Hände unter den Schultern am Boden aufliegen, berühren Sie mit der rechten Hand die linke Ellenbeuge.

5. Dann setzen Sie die Hand wieder ab und berühren mit der linken Hand die rechte Ellenbeuge. Führen Sie die Übung wechselseitig aus. Nach 10 Wiederholungen kehren Sie wieder in die Ausgangsposition zurück.

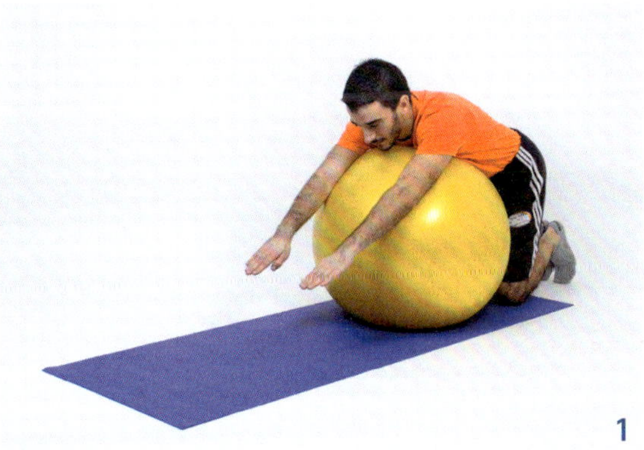

1

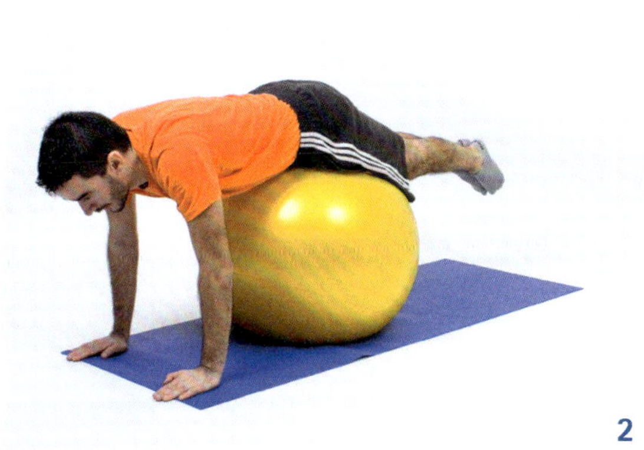

2

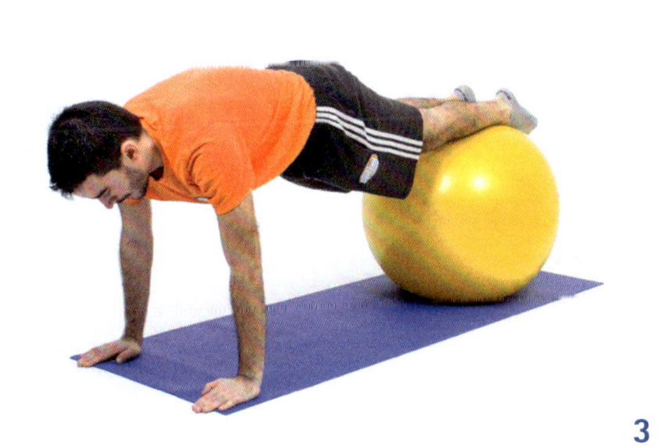

3

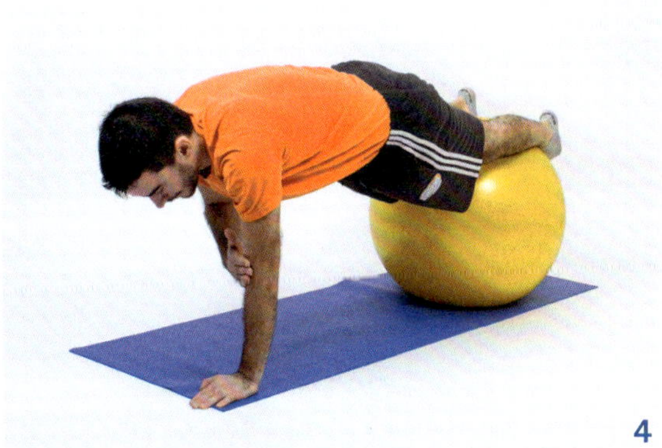

4

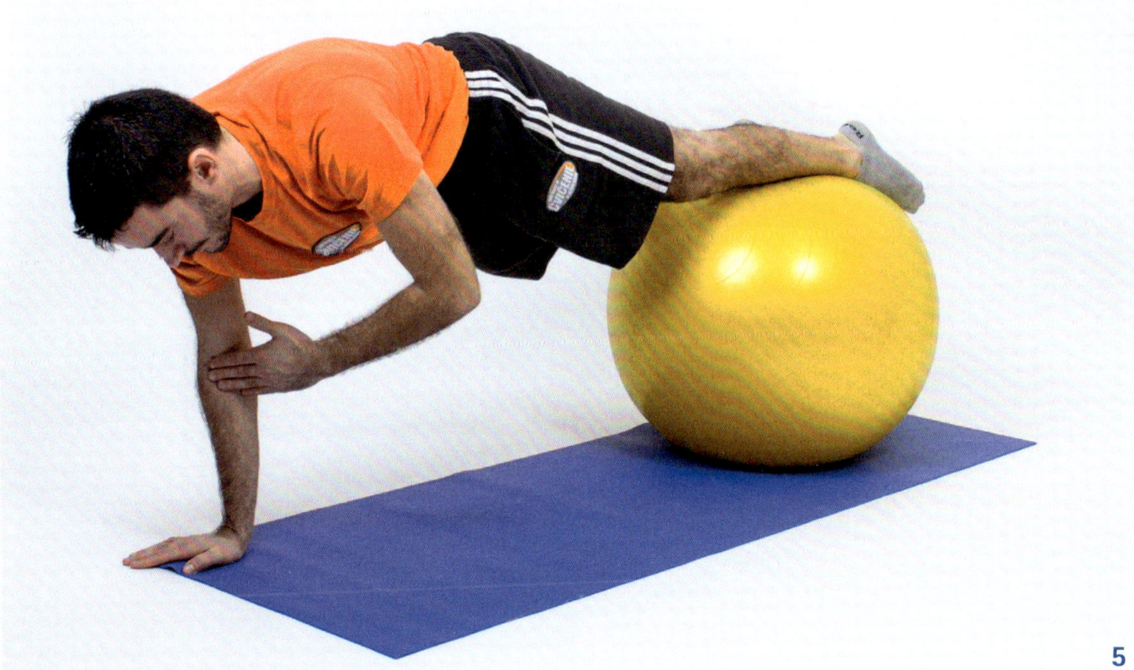

5

14 Einbeiniger Bergsteiger

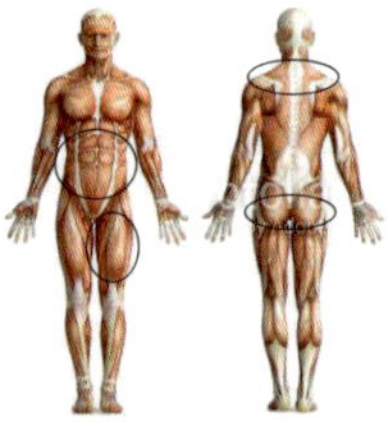

Trainierte Muskeln
Schultermuskulatur
Bauchmuskulatur
Oberschenkelmuskulatur

Ausgangsposition

1. Kommen Sie in die Liegestützposition mit beiden Beinen auf dem Gymnastikball. Die Füße sind geschlossen, Fußrücken und unterer Teil des Schienbeins liegen auf dem Ball auf. Die Handgelenke sind direkt unter den Schultern positioniert. Das Becken befindet sich etwas oberhalb der Kopfhöhe. Beide Beine sind gestreckt.

Übungsablauf

2. Winkeln Sie nun mit der Einatmung die Ellbogen leicht an und neigen Sie den Oberkörper ein wenig zum Boden. Beugen Sie gleichzeitig das linke Knie und versuchen Sie, es zum linken Ellbogen zu führen. Das rechte Bein bleibt dabei auf dem Ball.

3. Strecken Sie mit der Ausatmung die Ellbogen sowie das linke Knie und kehren Sie in die Ausgangsposition zurück. Wiederholen Sie die Übung zur anderen Seite.

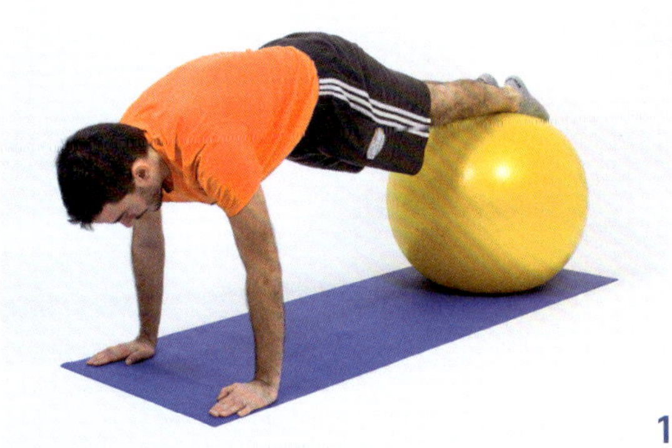

1

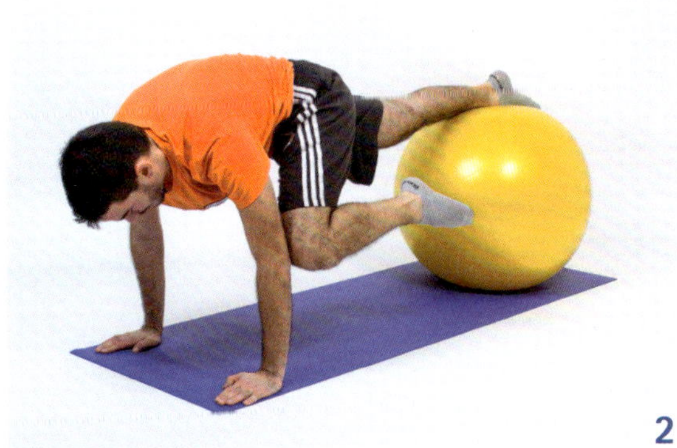

2

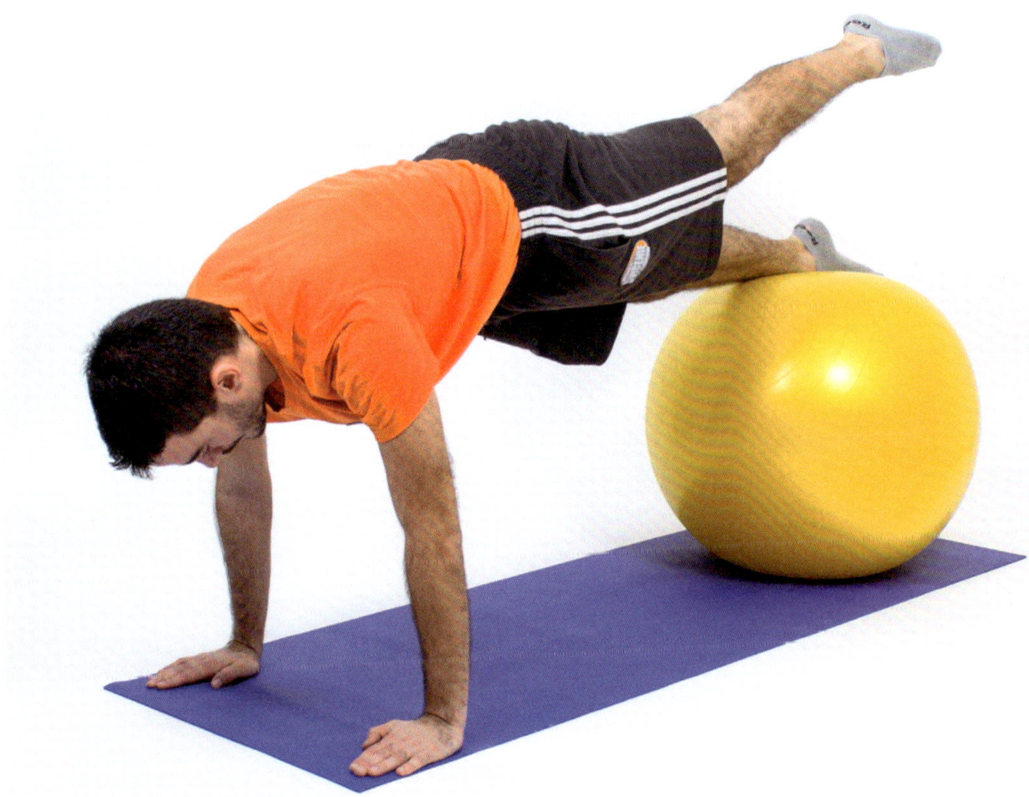

3

15 Gekreuzter einbeiniger Bergsteiger

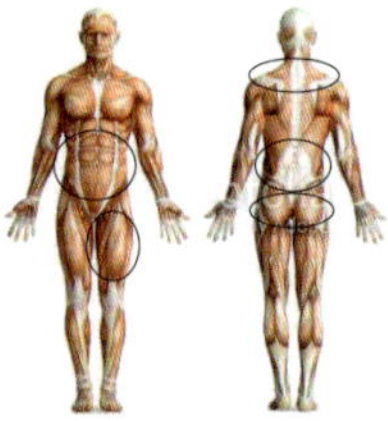

Trainierte Muskeln
Schultermuskulatur
Bauchmuskulatur
Untere Rückenmuskulatur
Gesäßmuskulatur
Oberschenkelmuskulatur

Ausgangsposition

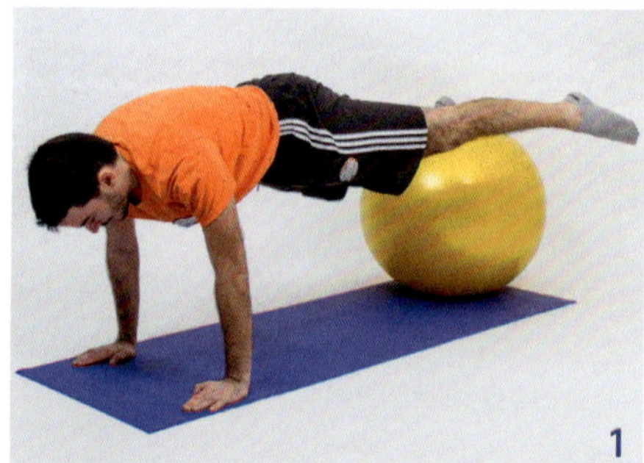
1

1. Kommen Sie in die Liegestützposition mit beiden Füßen auf dem Gymnastikball. Unterschenkel und Fußrücken liegen auf, beide Beine sind gestreckt. Das Becken befindet sich etwas oberhalb der Kopfhöhe, der Rücken ist gerade. Die Hände sind schulterbreit geöffnet. Dann strecken Sie das linke Bein zur Seite.

Übungsablauf

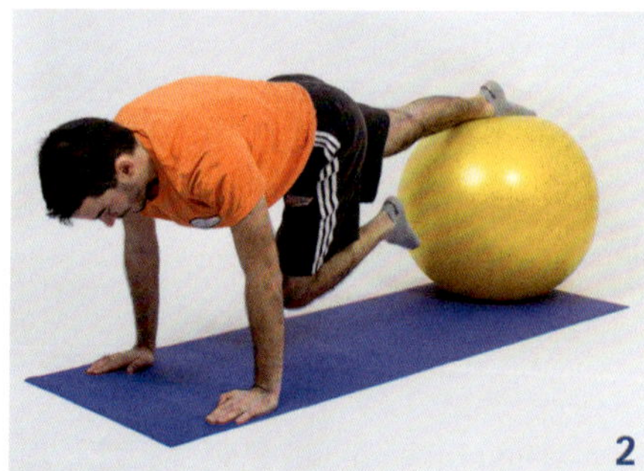
2

2. Ziehen Sie das linke Bein zum Körper.

3. Strecken Sie es nun unter dem Oberkörper zur rechten Seite, führen Sie es zurück und strecken Sie es nach links hinten. Die Wirbelsäule im unteren Rücken rotiert dabei leicht. Kehren Sie in die Ausgangsposition zurück. Wiederholen Sie die Übung 10-mal mit dem rechten Bein auf dem Ball. Wechseln Sie dann die Seite und machen Sie weitere 10 Wiederholungen.

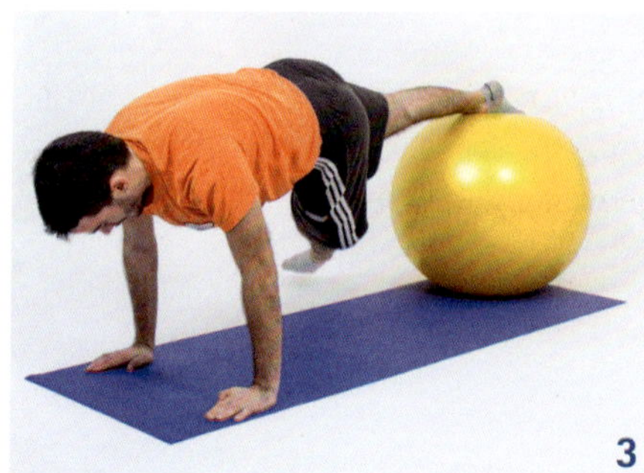
3

Hinweis: Je näher die Hände nebeneinanderstehen, desto schwieriger ist es, das Gleichgewicht zu halten.

16 Einbeiniges Vor- und Zurückrollen aus dem Stütz

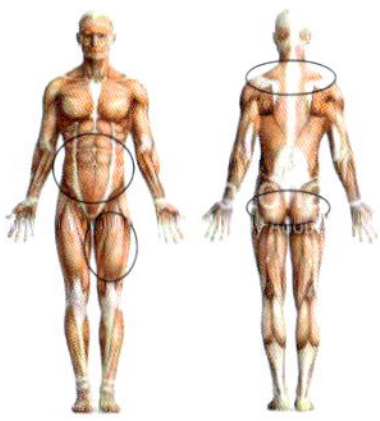

Trainierte Muskeln
Schultermuskulatur
Bauchmuskulatur
Gesäßmuskulatur
Oberschenkelmuskulatur

Ausgangsposition

1. Kommen Sie in die Liegestützposition mit beiden Füßen auf dem Gymnastikball. Unterschenkel und Fußrücken liegen auf, beide Beine sind gestreckt. Das Becken befindet sich etwas oberhalb der Kopfhöhe, der Rücken ist gerade. Die Hände sind schulterbreit geöffnet. Ziehen Sie das linke Bein so weit an, bis sich das Knie unter der Hüfte befindet. Das Körpergewicht wird nun vom rechten Bein gestützt.

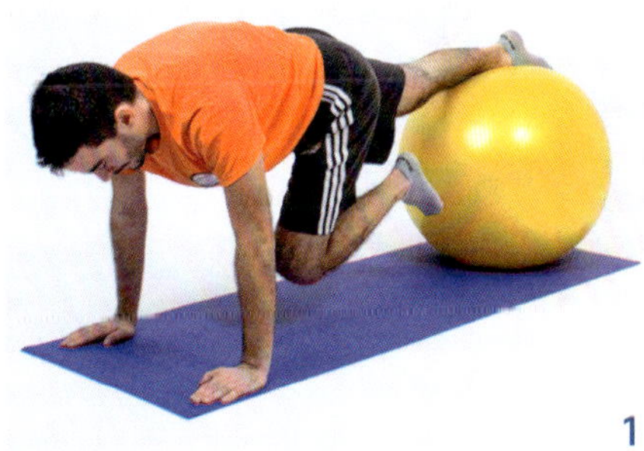

1

Übungsablauf

2. Beugen Sie beim Ausatmen das rechte Bein und strecken Sie das linke Bein nach hinten oben aus: Das rechte Knie schiebt sich dabei unter den Oberkörper, das gestreckte linke Bein bildet mit dem Oberkörper eine Linie. Führen Sie das linke Bein zurück in die Ausgangsposition. Wiederholen Sie diese Bewegung 10-mal dynamisch. Dann führen Sie die Übung auf der anderen Seite 10-mal aus.

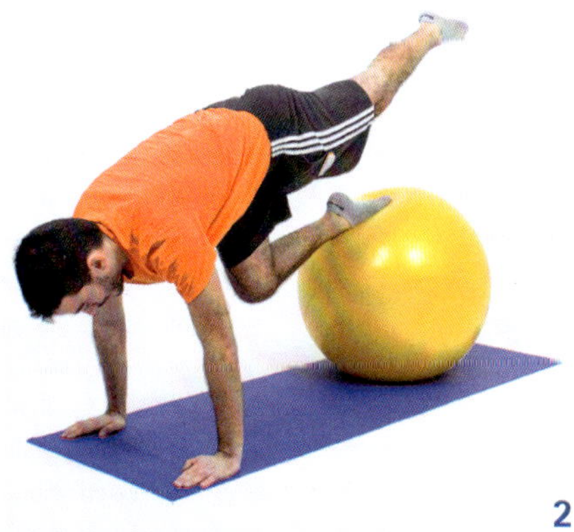

2

Hinweis: Den Schwierigkeitsgrad der Übung können Sie selbst regulieren, indem Sie den Abstand zwischen den Händen verringern oder vergrößern.

17 Wechselseitig auf den Ball klopfen aus dem Stütz

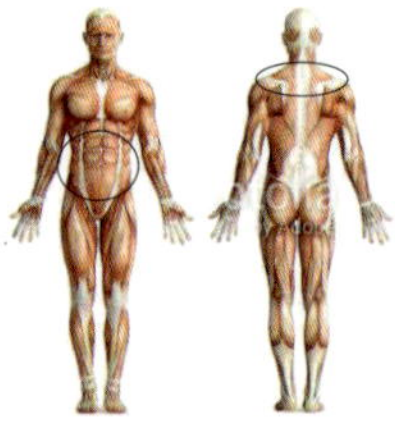

Trainierte Muskeln
Schultermuskulatur
Bauchmuskulatur

Ausgangsposition

1. Knien Sie sich vor den Gymnastikball, stellen Sie die Fußspitzen auf und beugen Sie den Oberkörper über den Ball. Strecken Sie die Arme nach vorn.

Übungsablauf

2. Drücken Sie sich nun mit den Füßen ab und rollen Sie mit Schwung den Körper von der Brust über den Bauch und das Becken bis zu den Oberschenkeln über den Ball. Setzen Sie die Hände etwas weiter als schulterbreit unter den Schultern ab.

3. Heben Sie den linken Arm vom Boden ab und klopfen Sie mit der Hand den Ball: Dazu verlagern Sie das Körpergewicht auf den rechten Arm.

4. Wiederholen Sie die Bewegung zur anderen Seite.

Hinweis: Je weiter die Arme geöffnet sind, desto anspruchsvoller ist die Übung, da der Schwerpunkt des Körpers immer mehr von einer stabilen Haltung abweicht.

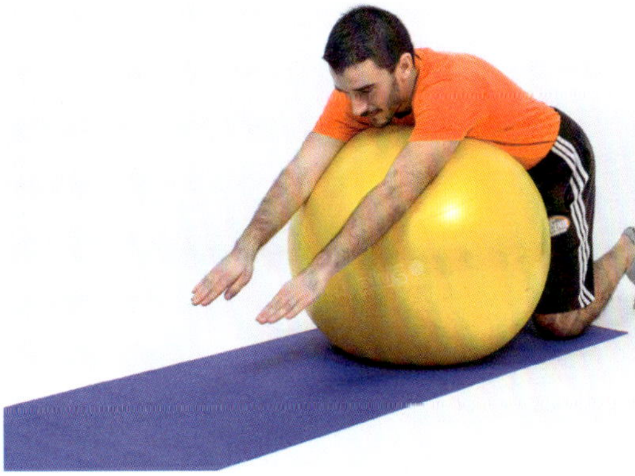

1

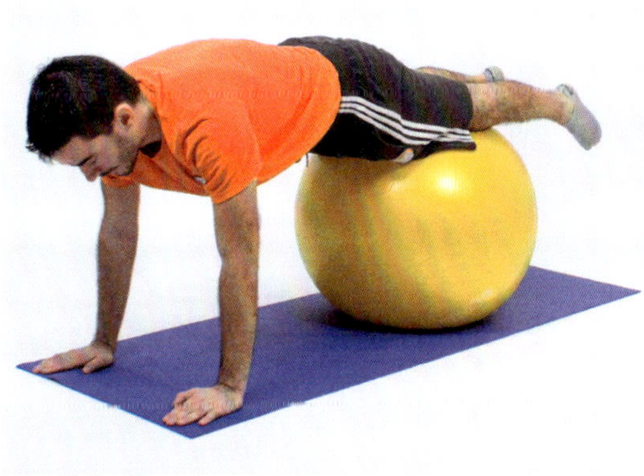

2

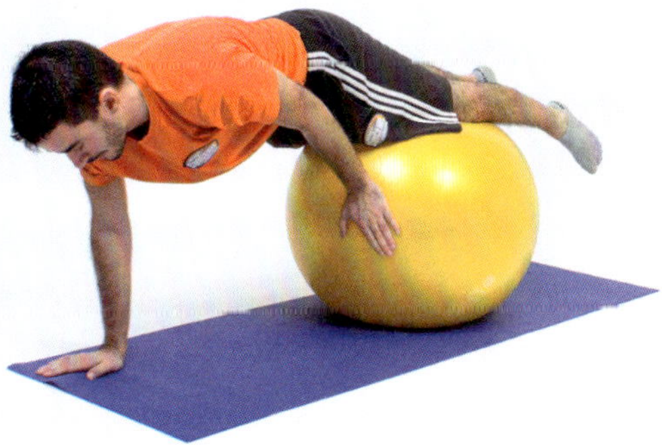

3

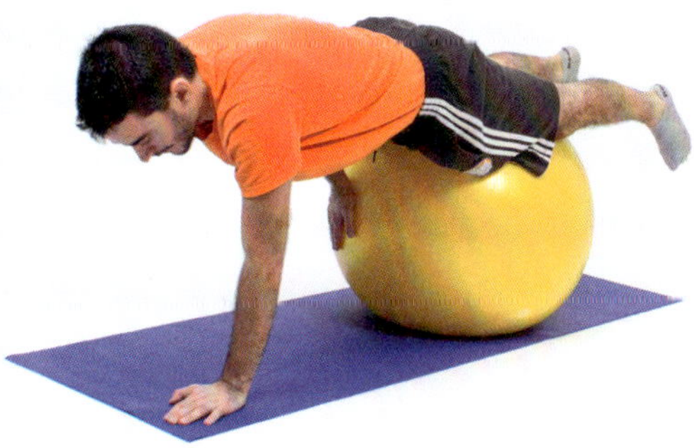

4

18 Aus dem Stütz in den Handstand rollen

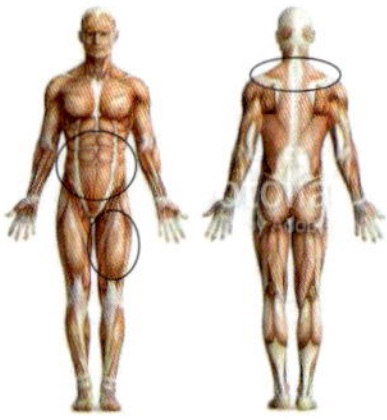

Trainierte Muskeln
Schultermuskulatur
Bauchmuskulatur
Oberschenkelmuskulatur

Ausgangsposition

1. Kommen Sie in die Liegestützposition mit beiden Beinen auf dem Gymnastikball. Die Unterschenkel liegen auf dem Gymnastikball auf, die Beine sind geschlossen und gestreckt. Die Hände sind etwa schulterbreit geöffnet, die Handgelenke befinden sich direkt unter den Schultern. Das Becken befindet sich etwas oberhalb der Kopfhöhe.

Übungsablauf

2. Rollen Sie mit der Ausatmung die Beine auf dem Ball von den Knien bis zu den Füßen dynamisch hoch. Sie stehen nun auf den Fußspitzen. Die Beine sind während der gesamten Übung gestreckt. Schieben Sie das Becken möglichst weit nach oben, sodass die Zielposition an die Yoga-Stellung des abwärts blickenden Hundes erinnert. Mit der Einatmung lockern Sie die Muskulatur, senken das Becken ab und rollen die Beine wieder bis zu den Knien über den Ball.

Hinweis: Den Schwierigkeitsgrad der Übung können Sie selbst regulieren: Die Übung ist umso anspruchsvoller, je näher die Hände nebeneinanderstehen.

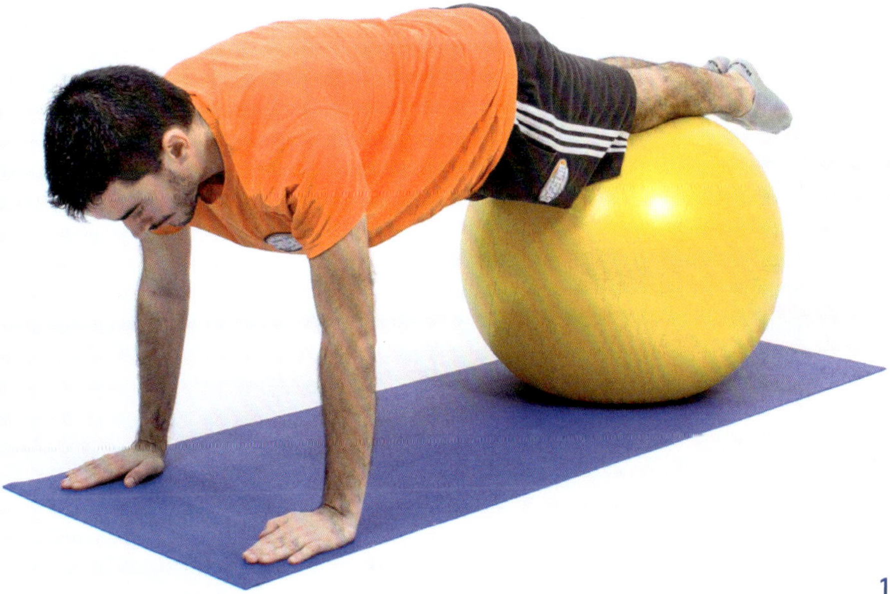

1

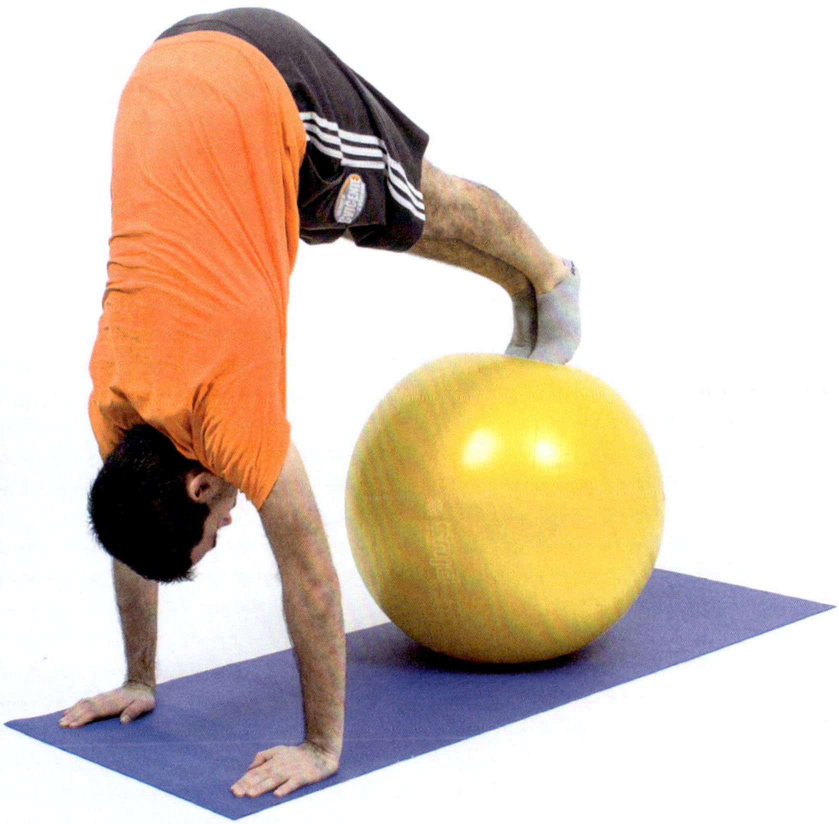

2

19 Beinheben in Bauchlage

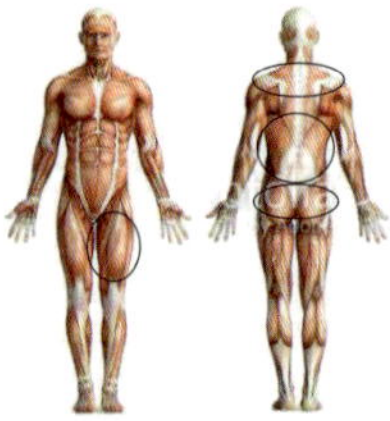

Trainierte Muskeln
Schultermuskulatur
Untere Rückenmuskulatur
Gesäßmuskulatur
Oberschenkelmuskulatur

Ausgangsposition

1. Legen Sie sich so auf den Gymnastikball, dass das Gesäß den höchsten Punkt bildet. Die Beine sind gestreckt und die Fußspitzen berühren den Boden. Stützen Sie sich vor dem Ball mit schulterbreit geöffneten Ellbogen auf die Unterarme und drücken Sie die Handflächen gegen den Boden. Die Position ähnelt der Yoga-Stellung des abwärts blickenden Hundes.

Übungsablauf

2. Heben Sie mit der Ausatmung beide Füße so nach oben, dass Oberkörper und Beine eine gerade Linie bilden. Mit der Einatmung kehren Sie in die Ausgangsposition zurück.

3. Wenn Sie beide Ellbogen einige Zentimeter anheben und die Handflächen näher zueinanderbringen, wird die Übung anspruchsvoller.

4. Strecken Sie mit dieser veränderten Armposition die Beine, wie in Schritt 2 beschrieben, nach hinten oben. Der Körper stützt sich nur auf 2 Punkte: den instabilen Ball und die stabilen Handflächen.

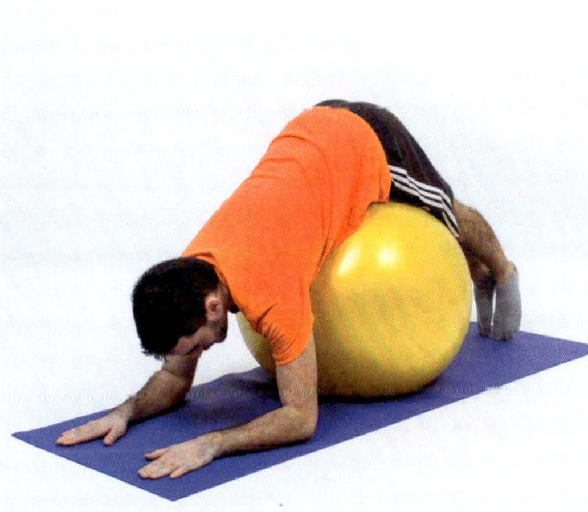

1

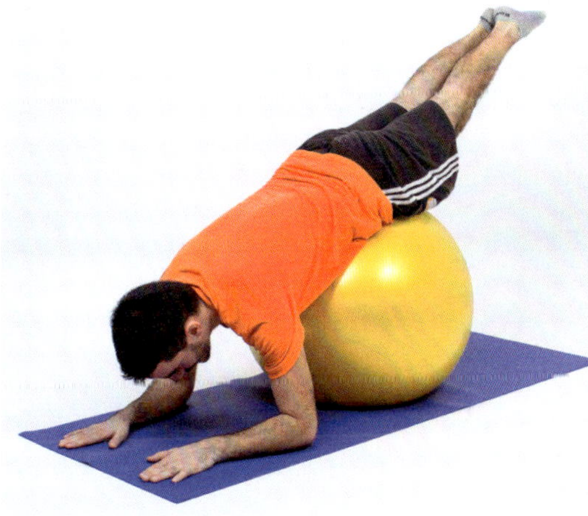

2

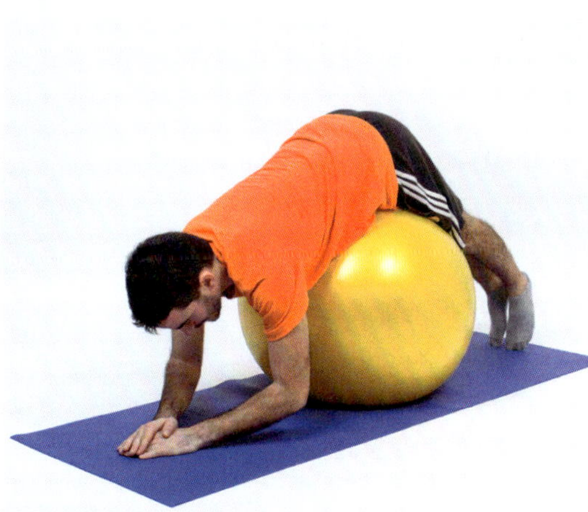

3

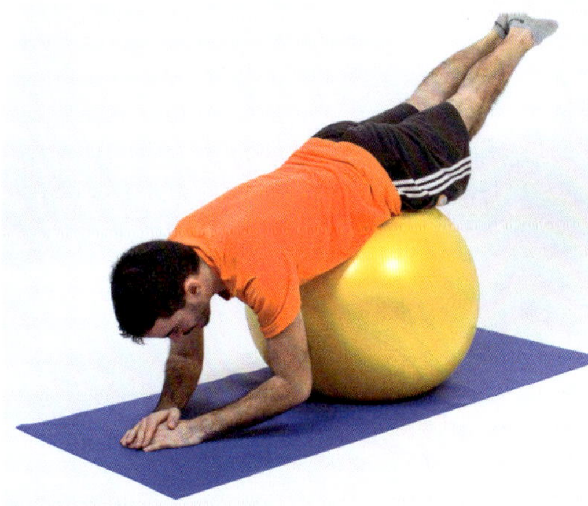

4

20 Klappmesser mit Gymnastikball

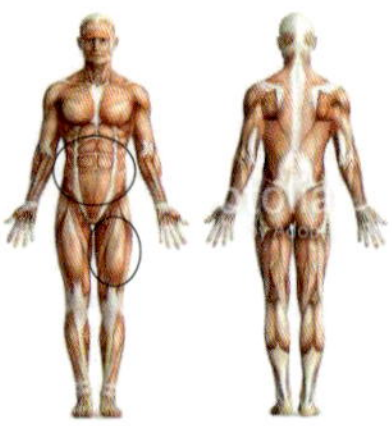

Trainierte Muskeln
Bauchmuskulatur
Oberschenkelmuskulatur

Ausgangsposition

1. Legen Sie sich auf den Rücken. Beugen Sie die Beine im 90-Grad-Winkel. Klemmen Sie den Gymnastikball zwischen den Füßen ein und halten Sie ihn knapp über dem Boden. Legen Sie die Arme gestreckt über dem Kopf ab.

Übungsablauf

2. Strecken Sie beim Ausatmen beide Beine mit dem Ball senkrecht nach oben. Heben Sie gleichzeitig den Kopf und die Schulterblätter an und führen Sie beide Handflächen zum Ball. Mit der Einatmung kehren Sie wieder in die Ausgangsposition zurück.

Hinweis: Die Hüfte bleibt während der ganzen Ausführung gerade. Die Beinbewegung erfolgt nur aus den Knien.

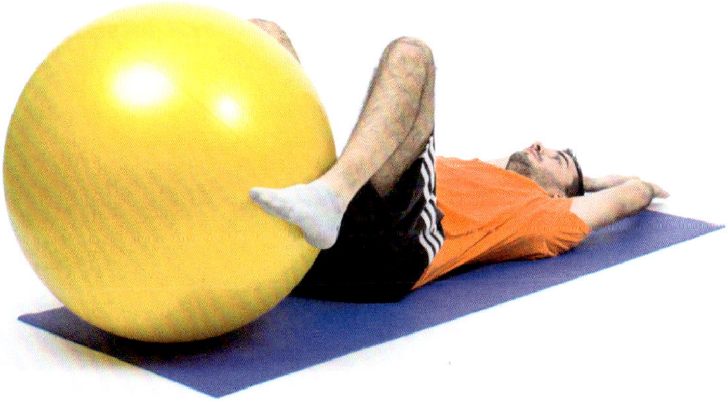

1

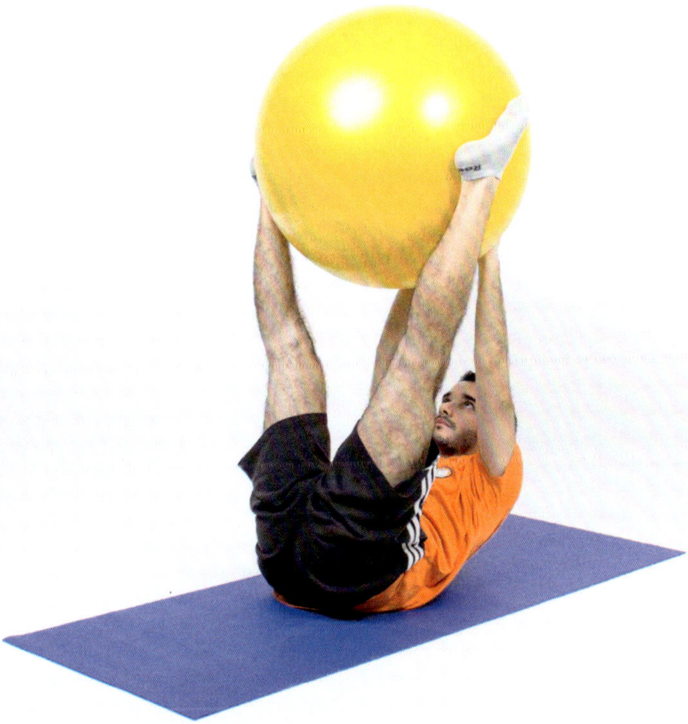

2

21 Rollen im Vierpunktstand

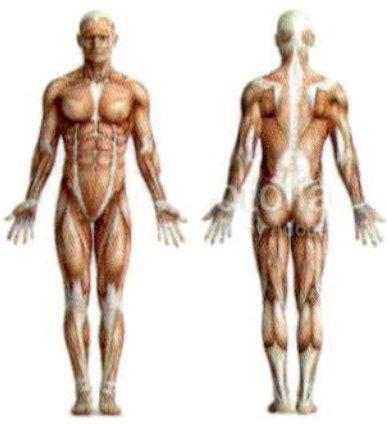

Trainierte Muskeln
Die Übung eignet sich zur Verbesserung der Koordination verschiedener Muskelgruppen.

Ausgangsposition

1. Stellen Sie sich vor den Gymnastikball, neigen Sie den Oberkörper nach vorn und legen Sie die Handflächen schulterbreit obenauf.

Übungsablauf

2. Beugen Sie nun die Knie leicht, heben Sie die Fersen an und stützen Sie die Knie gegen den Ball. Neigen Sie sich dabei noch etwas mehr über den Ball. Knie und Handflächen bilden ein imaginäres Quadrat.

3. Verlagern Sie nun langsam das Gewicht des Körpers auf den Ball und heben Sie die Fußspitzen vom Boden ab. Halten Sie in dieser Position das Gleichgewicht.

4. Ändern Sie nun die Position und somit das Zentrum der Schwerkraft, indem Sie mit den Knien zum höchsten Punkt auf dem Ball rollen und wieder zurück. Es ist sehr schwierig, in dieser Position das Gleichgewicht zu halten.

Hinweis: Mit jeder Wiederholung wird die Bewegung einfacher. Schwieriger wird es, das Körpergewicht abwechselnd von einem Knie auf das andere zu verlagern oder das Gesäß bis an die Fersen zu schieben. Achten Sie darauf, dass Ihre Hände die Ballbewegungen steuern.

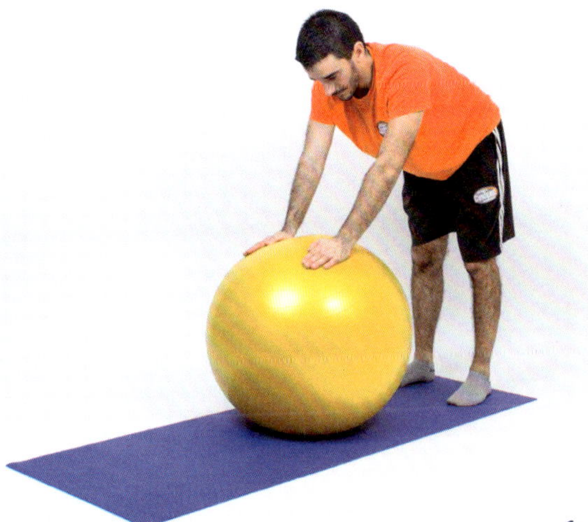

1

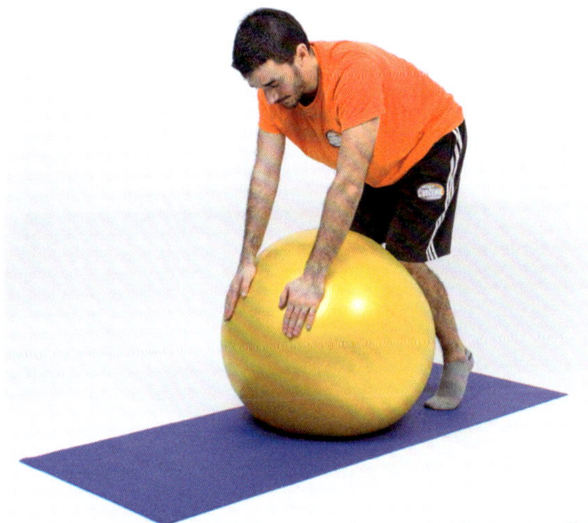

2

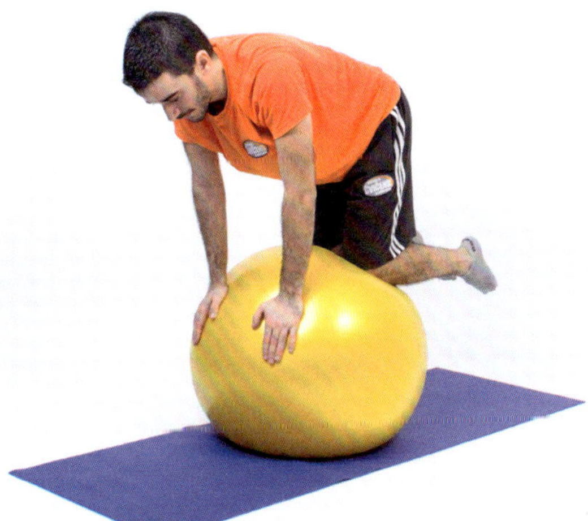

3

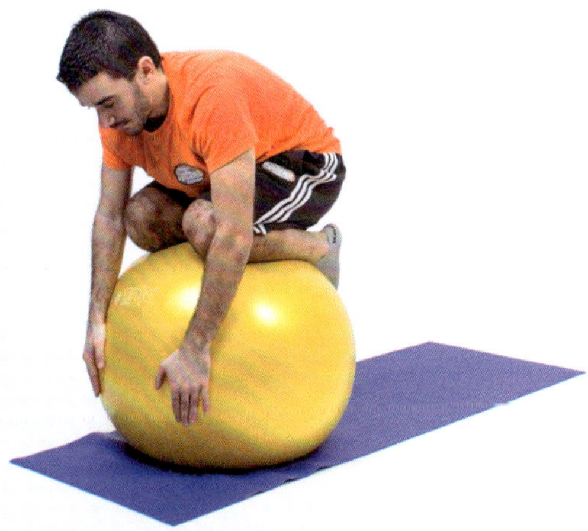

4

22 Dreipunktstand

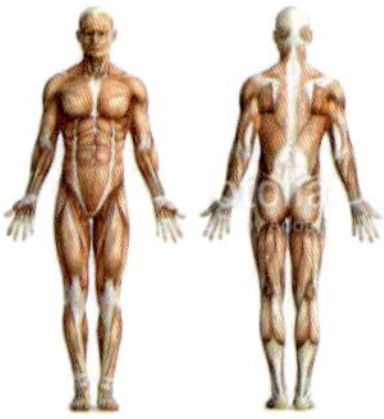

Trainierte Muskeln
Die Übung eignet sich zur Verbesserung der Koordination verschiedener Muskelgruppen.

Ausgangsposition

1. Stellen Sie sich vor den Gymnastikball, neigen Sie den Oberkörper nach vorn und legen Sie die Handflächen schulterbreit obenauf.

Übungsablauf

2. Beugen Sie das rechte Bein leicht und stützen Sie das Knie gegen den Ball. Das linke Bein bleibt gestreckt und die Fußspitze ist aufgestellt. Sie haben 3 Kontaktpunkte zum Boden: Das rechte Knie und beide Handflächen bilden ein gedachtes Dreieck.

3. Verlagern Sie das Körpergewicht vorsichtig auf den Ball und versuchen Sie, das gestreckte linke Bein anzuheben. Nach einigen Sekunden lösen Sie die Muskelspannung und kehren Sie in die Ausgangsposition zurück. Wiederholen Sie die Übung auf der anderen Seite.

Hinweis: Da Sie sich nur auf 3 Punkte abstützen, ist es nicht einfach, das Gleichgewicht zu halten. Achten Sie darauf, dass Ihre Hände die Ballbewegung steuern.

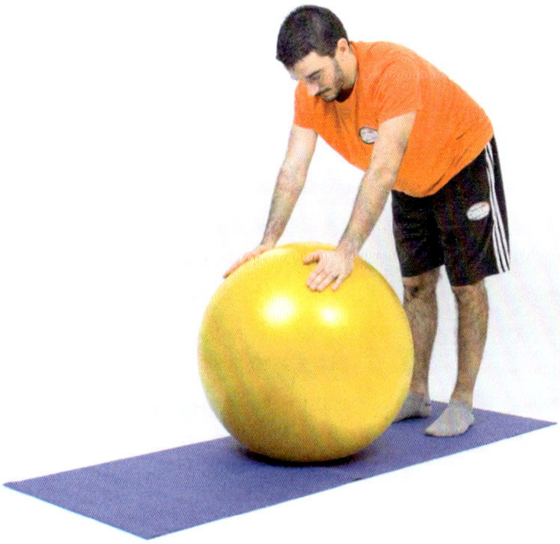

1

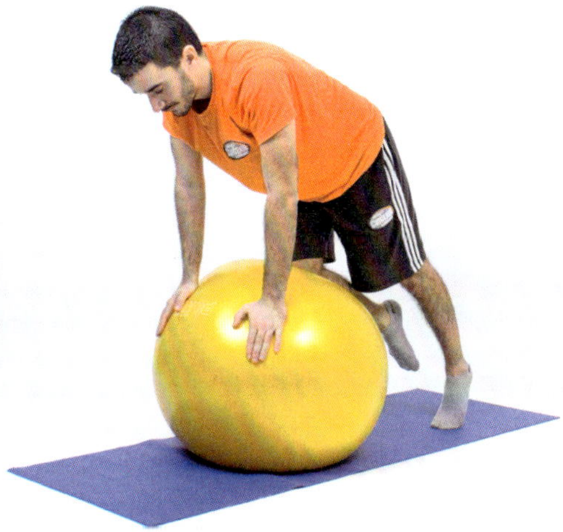

2

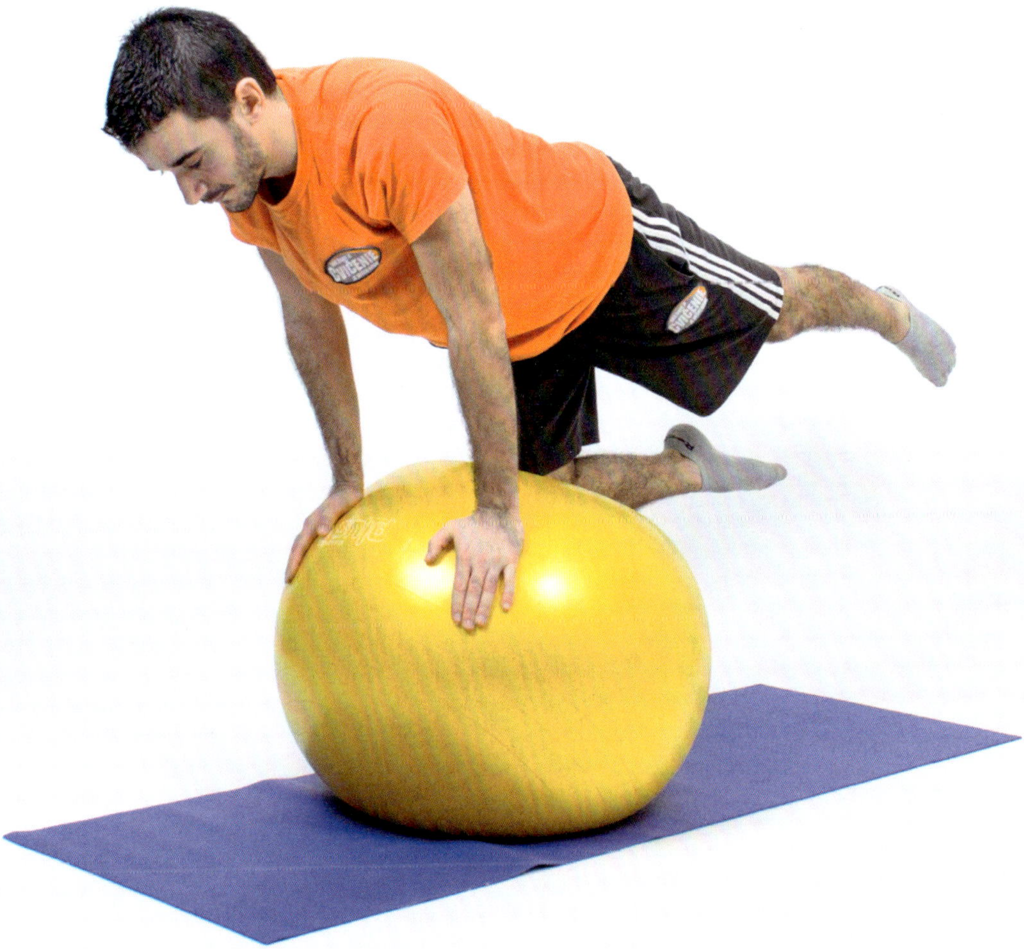

3

23 Vom Vierpunktstand in die Stützposition mit wechselseitigem Beinheben

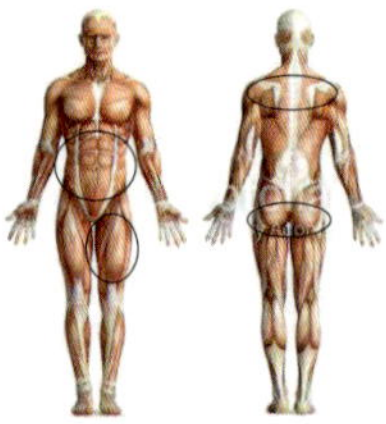

Trainierte Muskeln
Schultermuskulatur
Bauchmuskulatur
Gesäßmuskulatur
Oberschenkelmuskulatur

Ausgangsposition

1. Stellen Sie sich vor den Gymnastikball, neigen Sie den Oberkörper nach vorn und legen Sie die Handflächen schulterbreit obenauf. Beugen Sie nun die Knie leicht, heben Sie die Fersen an und stützen Sie die Knie gegen den Ball. Verlagern Sie das Gewicht auf den Ball, sodass Hände und Knie ein imaginäres Quadrat bilden.

Übungsablauf

2. In der ersten Phase rollen Sie mit den Knien langsam zum höchsten Punkt des Balls, ohne dass Sie die Position der Hände verändern. Sie sind im Fersensitz, das Gesäß berührt nun die Fersen.

3. In der zweiten Phase lösen Sie die Hände vom Ball und platzieren sie direkt unter den Schultern vor dem Ball auf dem Boden. Die Beine sind immer noch gebeugt.

4. In der dritten Phase strecken Sie die Beine langsam nach hinten aus, gleichzeitig rollt der Ball bis zu den Oberschenkeln mit.

5. In der vierten Phase rollen Sie in umgekehrter Reihenfolge zurück in die Ausgangsposition. Alternativ heben Sie das linke Bein an.

6. Dann heben Sie das rechte Bein an und kommen zurück in die Ausgangsposition.

Hinweis: Möchten Sie den Schwierigkeitsgrad erhöhen, können Sie in der zweiten Phase (Abb. 3) die Hände näher nebeneinander absetzen.

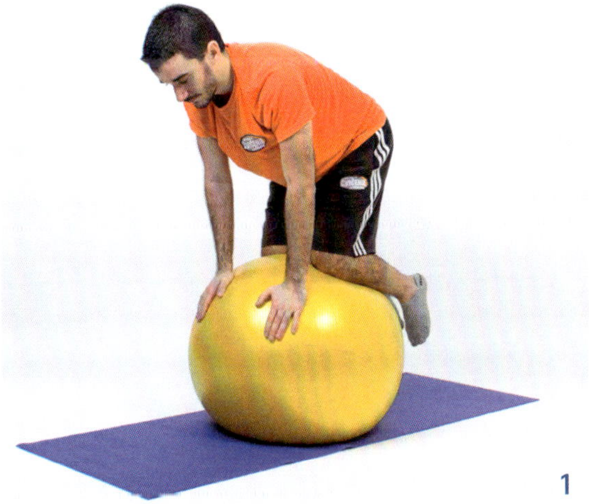

1

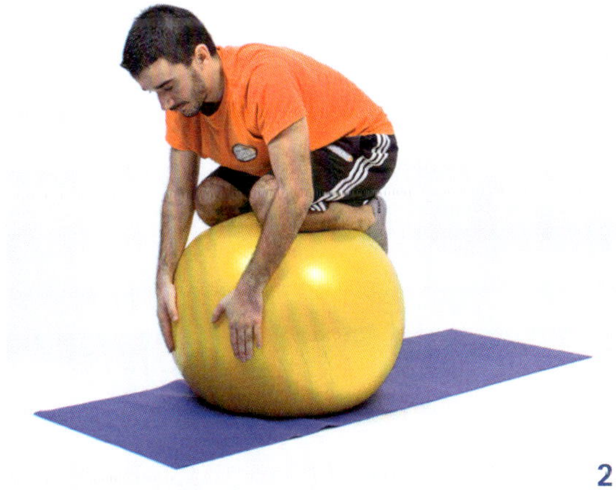

2

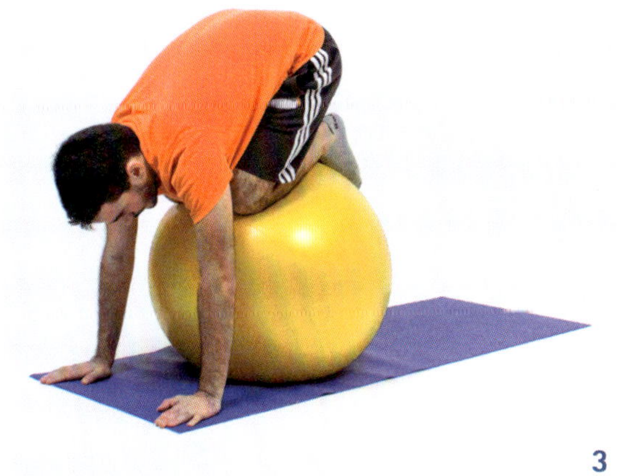

3

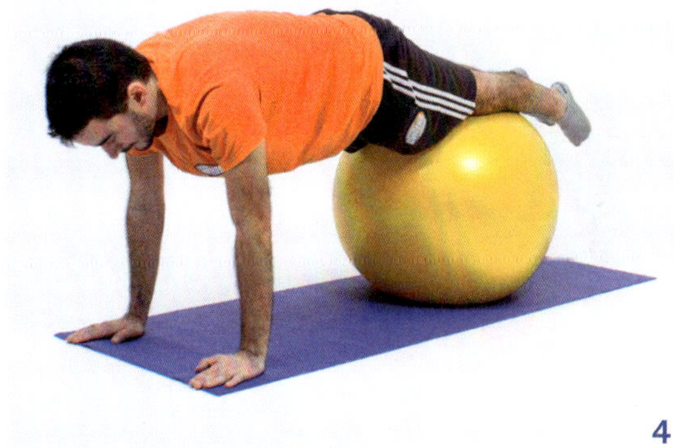

4

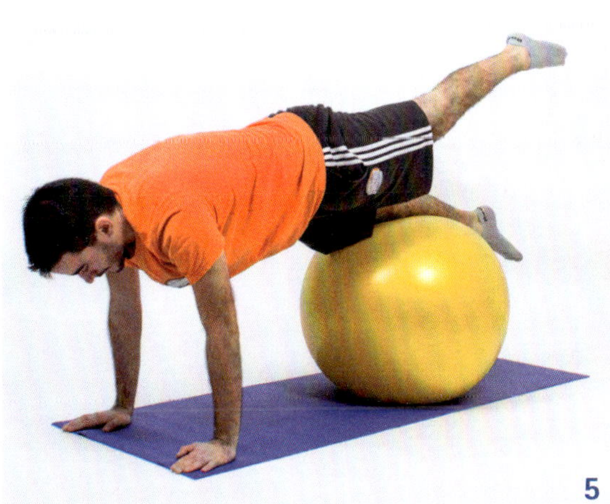

5

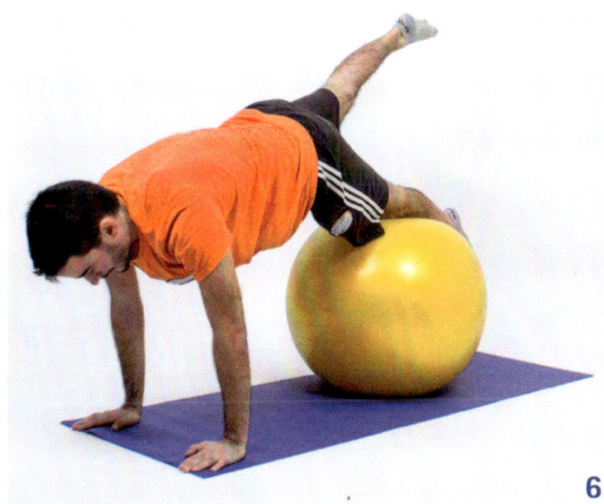

6

24 Vierpunktstand mit Oberkörperrotation und Vorbeuge

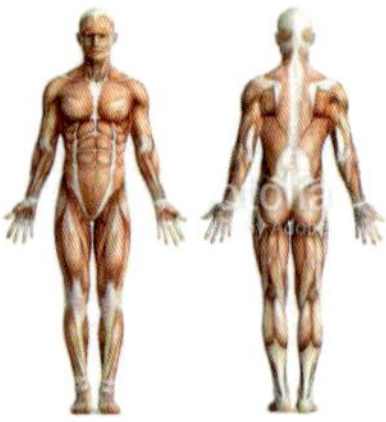

Trainierte Muskeln
Die Übung eignet sich zur Verbesserung der Koordination verschiedener Muskelgruppen.

Ausgangsposition

1. Stellen Sie sich vor den Gymnastikball, neigen Sie den Oberkörper nach vorn und legen Sie die Handflächen schulterbreit obenauf. Beugen Sie nun die Knie leicht, heben Sie die Fersen an und stützen Sie die Knie gegen den Ball. Verlagern Sie das Gewicht auf den Ball, sodass Hände und Knie ein imaginäres Quadrat bilden. Verlagern Sie das Gewicht komplett auf den Ball, richten Sie den Oberkörper auf und kommen Sie in den Kniestand. Strecken Sie die Arme zur Seite.

Übungsablauf

2. Drehen Sie nun den Oberkörper, ohne dabei den Kopf mitzuführen, nach links und blicken Sie geradeaus.

3. Kommen Sie über die Mitte zurück und drehen Sie den Oberkörper nach rechts. Blicken Sie weiterhin geradeaus.

4. Wenn Sie bislang die Balance gut halten konnten, versuchen Sie, den Oberkörper nach vorn zu neigen und den Ball mit dem Kinn zu berühren. Die Arme bleiben weiterhin seitlich ausgestreckt. Kommen Sie wieder in die Ausgangsposition zurück.

5. Führen Sie den linken Arm zwischen den Knien nach hinten. Den rechten Arm strecken sie über die rechte Seite nach hinten. Führen Sie beide Hände hinter dem Körper zueinander.

6. Führen Sie Schritt 5 zur anderen Seite aus.

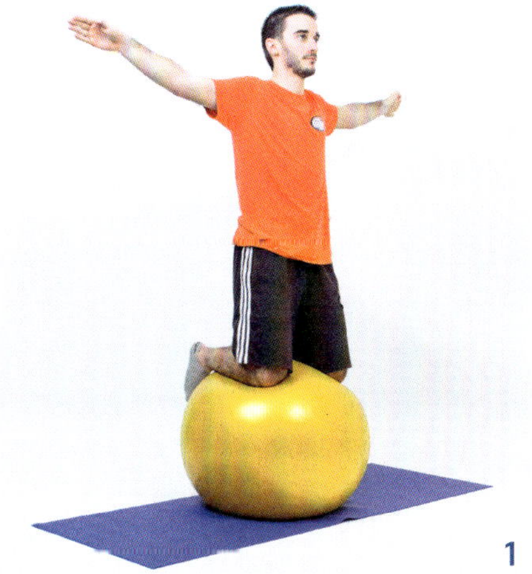

1

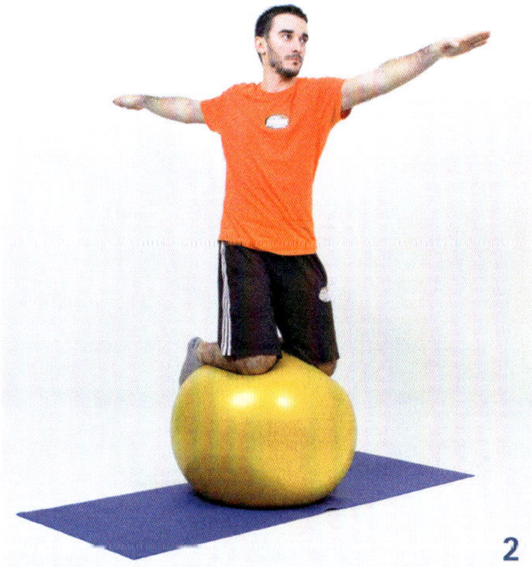

2

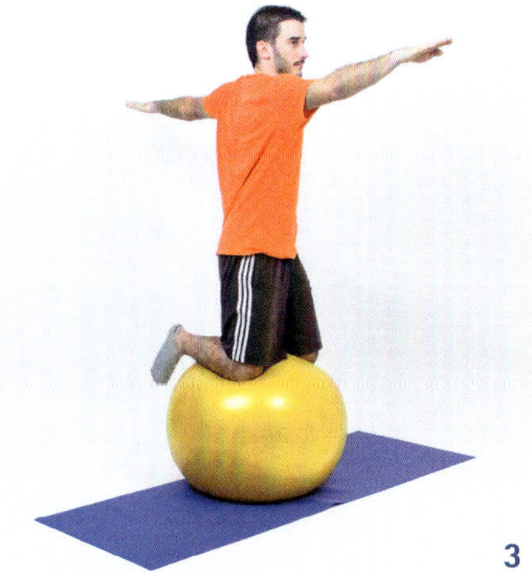

3

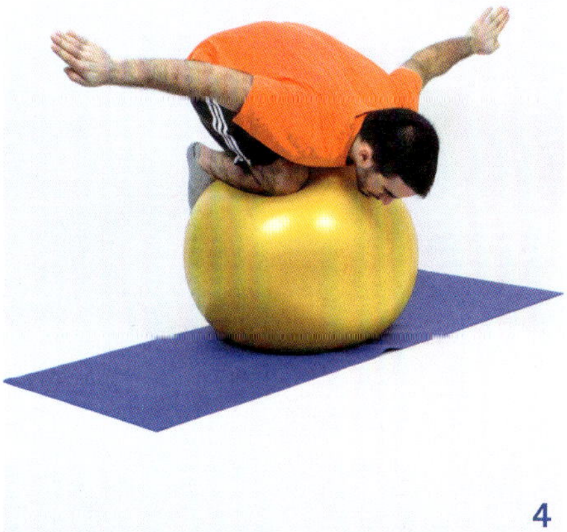

4

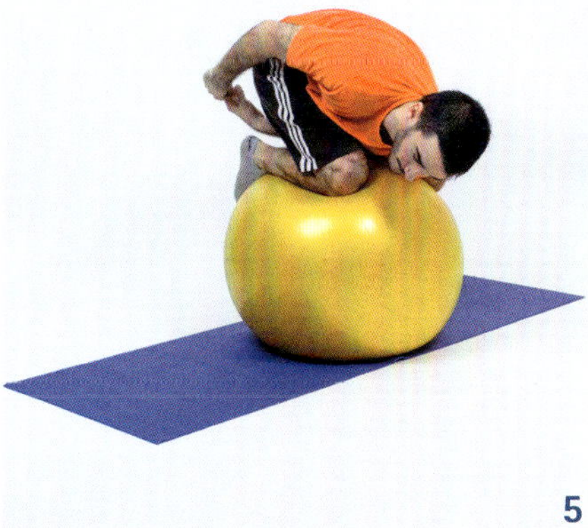

5

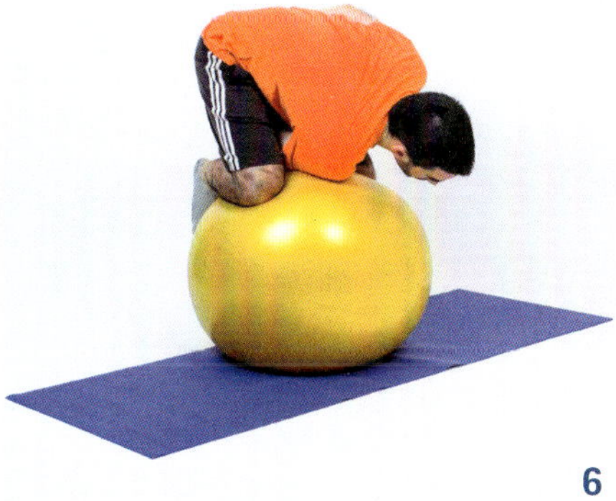

6

25 Oberkörperpendel

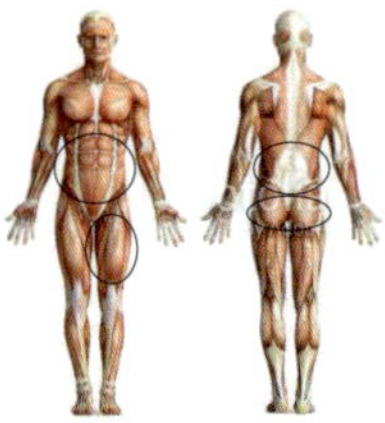

Trainierte Muskeln
Bauchmuskulatur
Untere Rückenmuskulatur
Gesäßmuskulatur
Oberschenkelmuskulatur

Ausgangsposition

1. Setzen Sie sich auf den Gymnastikball. Die Füße sind schulterbreit geöffnet und stehen flach auf dem Boden. Der Oberkörper ist gerade. Positionieren Sie die Hände locker links und rechts neben dem Körper auf dem Ball.

Übungsablauf

2. Kommen Sie in die Rückenlage, indem Sie sich über das Becken und den Oberkörper bis zu den Schulterblättern abrollen. Die Beine bleiben im 90-Grad-Winkel gebeugt. Schieben Sie das Becken möglichst weit nach oben und stützen Sie sich mit den Schulterblättern und dem Hinterkopf auf dem Ball ab. Die Arme sind nach oben ausgestreckt, die Handflächen berühren sich.

3. Drehen Sie den Oberkörper, ohne die Armposition zu ändern, nach rechts. Dabei verlagern Sie das Gewicht auf die rechte Schulter.

4. Drehen Sie den Oberkörper über die Mitte nun zur linken Seite.

Hinweis: Achten Sie während dieser Übung auf die Position des Beckens: Es soll nicht tiefer als die Knie absinken.

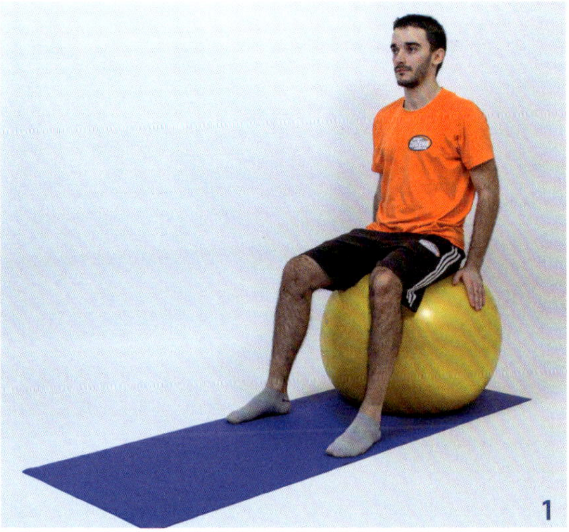

1

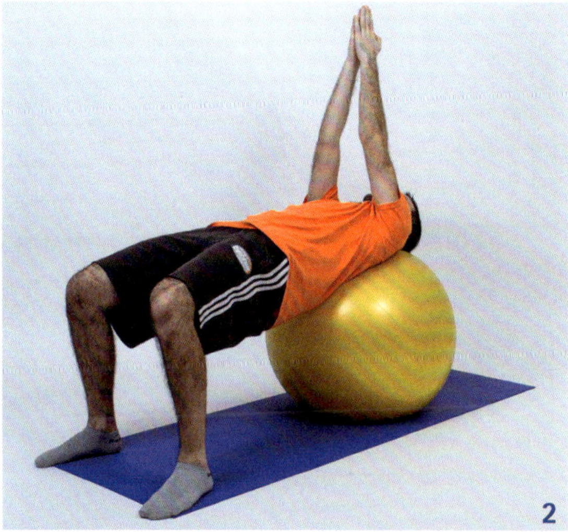

2

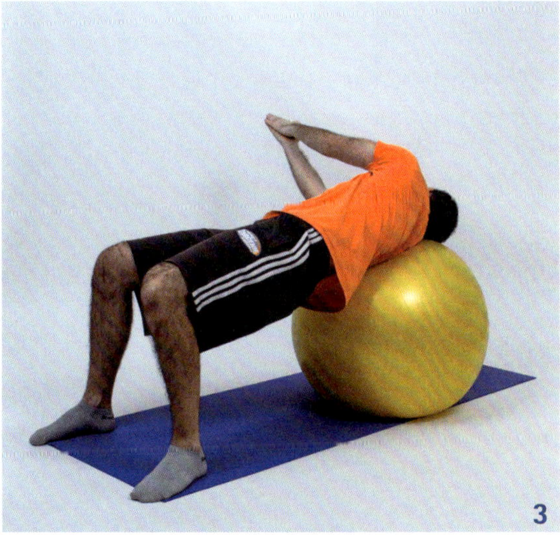

3

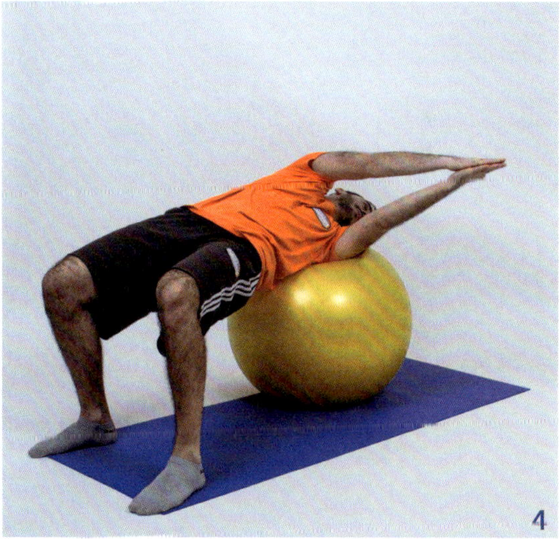

4

26 Wechselseitiges Arm- und Beinheben in Rückenlage

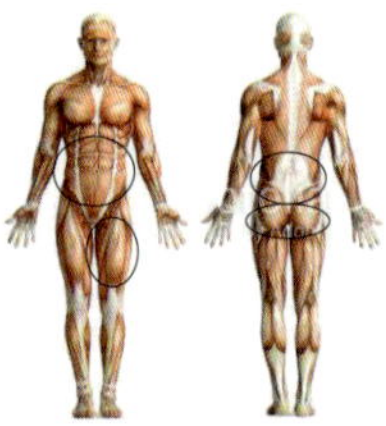

Trainierte Muskeln
Bauchmuskulatur
Untere Rückenmuskulatur
Gesäßmuskulatur
Oberschenkelmuskulatur

Ausgangsposition

1. Setzen Sie sich auf den Gymnastikball. Die Füße sind schulterbreit geöffnet und stehen flach auf der Matte. Der Oberkörper ist aufrecht. Positionieren Sie die Hände locker links und rechts neben dem Körper auf dem Ball. Dann rollen Sie sich nach hinten in die Rückenlage, sodass der obere Rücken und der Hinterkopf auf dem Ball positioniert sind. Heben Sie das Becken an. Die Beine sind rechtwinklig aufgestellt, die Füße schulterbreit geöffnet. Strecken Sie die Arme über Kopf nach hinten. Ihr Körper bildet von den Knien bis zu den Fingerspitzen eine Linie.

Übungsablauf

2. Heben Sie nun das rechte Bein nach oben, das Knie bleibt während der ganzen Ausführung im 90-Grad-Winkel. Gleichzeitig führen Sie den linken Arm gestreckt senkrecht nach oben. Halten Sie diese Stellung 3 Sekunden.

3. Führen Sie Schritt 2 nun mit dem linken Bein und dem rechten Arm aus. Nach einigen Wiederholungen kehren Sie umgekehrt in die Ausgangsposition zurück.

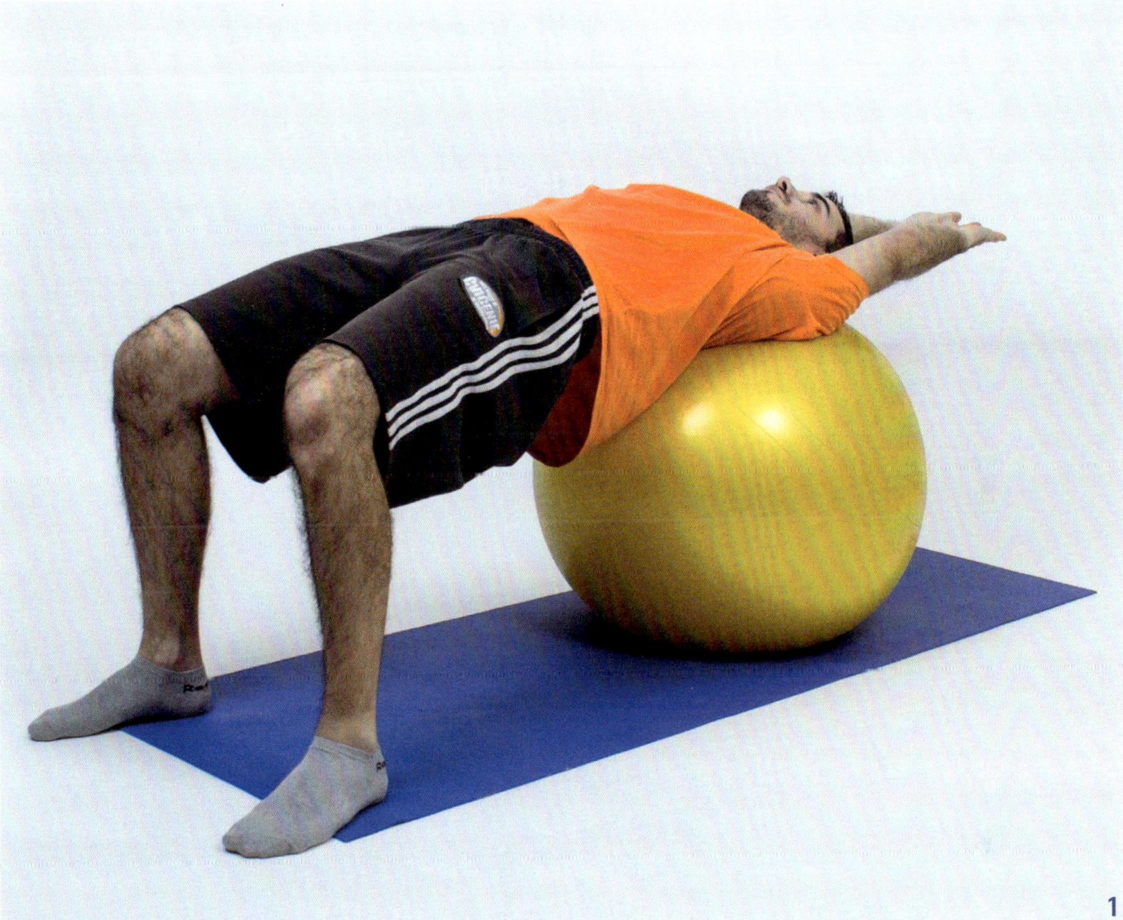
1

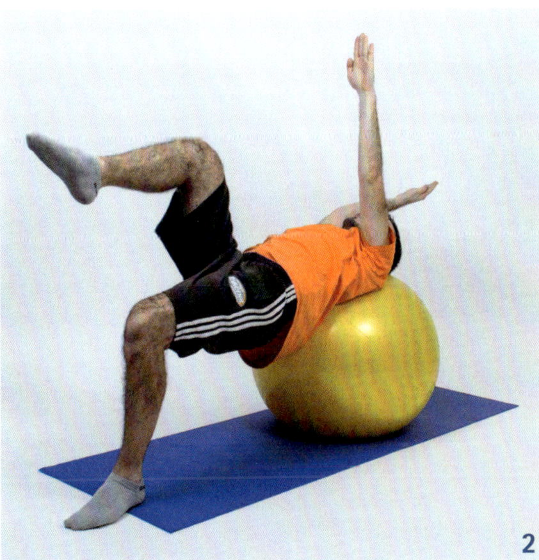
2

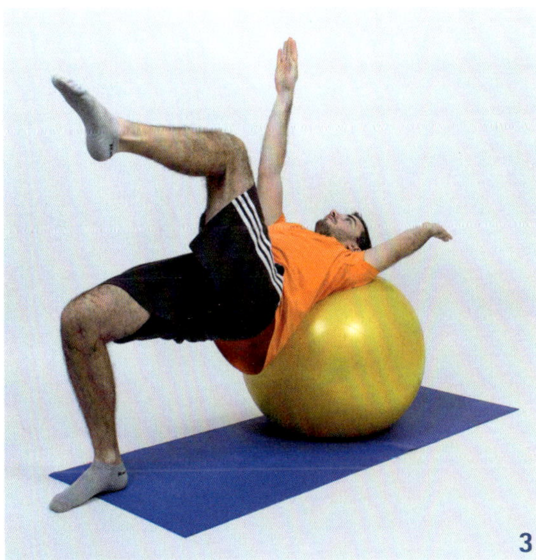
3

1 Einbeinige Brücke

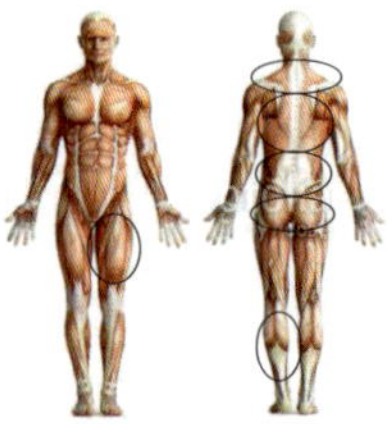

Trainierte Muskeln
Schultermuskulatur
Obere und untere Rückenmuskulatur
Gesäßmuskulatur
Oberschenkelmuskulatur
Wadenmuskulatur

Ausgangsposition

1. Drehen Sie die Unterseite des BOSU nach oben und setzen Sie sich auf die schwarze Plattform. Stützen Sie sich mit den Händen am BOSU ab. Die Beine sind gestreckt, die Füße hüftbreit geöffnet und die Fersen aufgestellt.

Übungsablauf

2. Drücken Sie sich mithilfe der Arme so weit wie möglich nach oben, sodass nur noch die Hände auf dem BOSU sind und Ihr Gesäß über dem BOSU schwebt.

3. Gleichzeitig heben Sie auch das linke Bein und strecken es nach vorn, bis es mit dem Oberkörper eine Linie bildet. Der rechte Fuß bleibt auf dem Boden, das Knie ist im 90-Grad-Winkel gebeugt.

4. Kehren Sie mit der Einatmung in die Ausgangsposition zurück. Wiederholen Sie Schritt 3 noch 2-mal, wechseln Sie dann die Seite und führen Sie die Übung mit dem anderen Bein 3-mal aus.

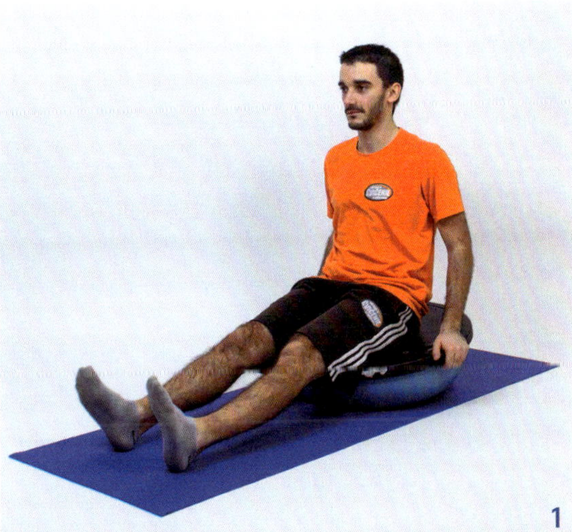

1

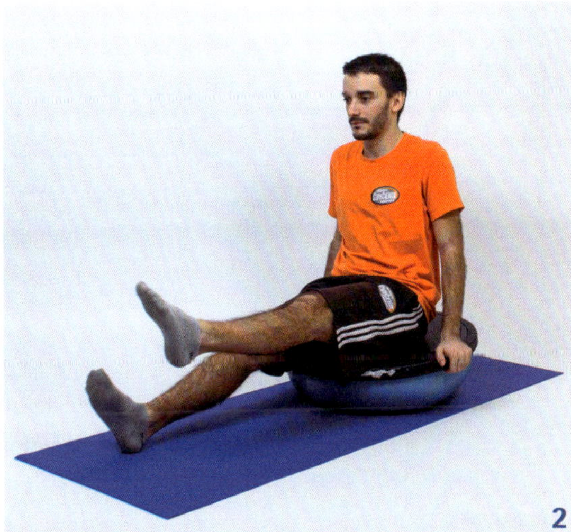

2

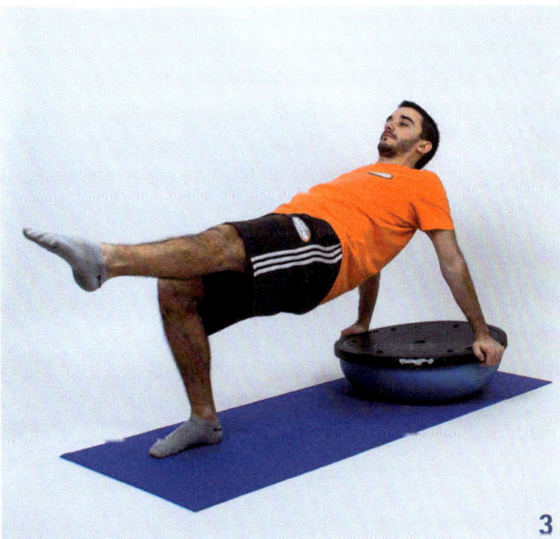

3

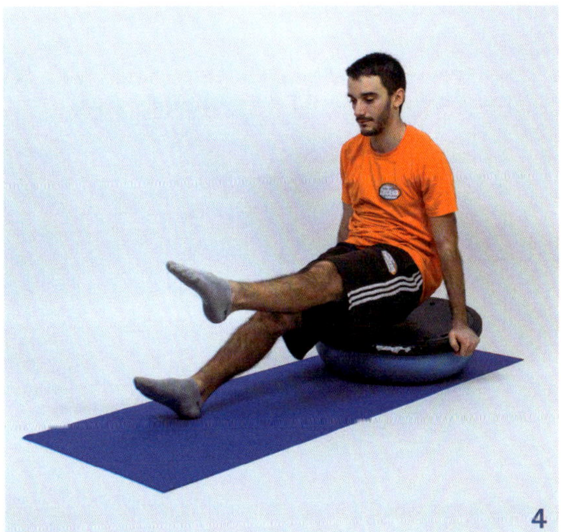

4

2 Vor- und zurückwandern

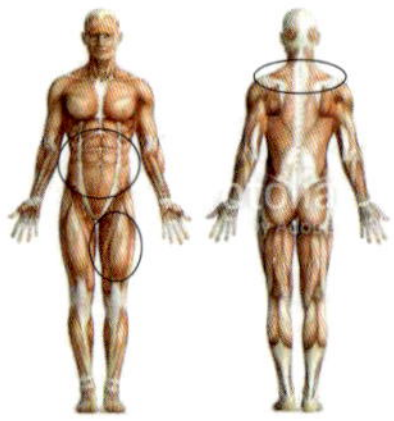

Trainierte Muskeln
Schultermuskulatur
Bauchmuskulatur
Oberschenkelmuskulatur

Ausgangsposition

1. Stellen Sie sich aufrecht auf den BOSU. Dieser liegt mit der schwarzen Plattform nach oben auf dem Boden. Die Füße befinden sich an den Seiten des BOSU, die Arme sind nach oben ausgestreckt. Die Übung wird in mehrere Teilbewegungen aufgeteilt und in einem fließenden Bewegungsablauf durchgeführt.

Übungsablauf

2. Zuerst gehen Sie in die Hocke, führen dabei die Arme gestreckt nach vorn und berühren mit den Händen die vordere Kante des BOSU. Ist die Oberschenkelmuskulatur schwach ausgeprägt, kann es in dieser Phase zu Gleichgewichtsproblemen kommen. Regelmäßiges Training stärkt die Muskeln, verbessert die Muskelkoordination und die Bewegung wird flüssiger, sodass sie ohne Schwanken durchgeführt werden kann

3. Die Füße und Beine bleiben in ihrer Position, während die Hände schulterbreit auf dem Boden vor dem BOSU abgesetzt werden. Wandern Sie mit den Händen nach vorn, bis beide Beine gestreckt sind. Wenn der Körper gestreckt ist und Sie in einer Liegestützposition sind, sollte das Gesäß angehoben sein und sich etwas oberhalb der Kopfhöhe befinden.

4. In dieser Position heben Sie den rechten Arm gestreckt zur Seite an und halten die Position 3 Sekunden.

5. Wiederholen Sie diesen Bewegungsablauf mit dem linken Arm und kommen Sie dann in die Ausgangsposition zurück. Wandern Sie hierzu wieder mit den Händen zum BOSU, beugen Sie die Beine, platzieren Sie die Hände am Rand des BOSU und richten Sie sich aus der Hocke wieder komplett auf.

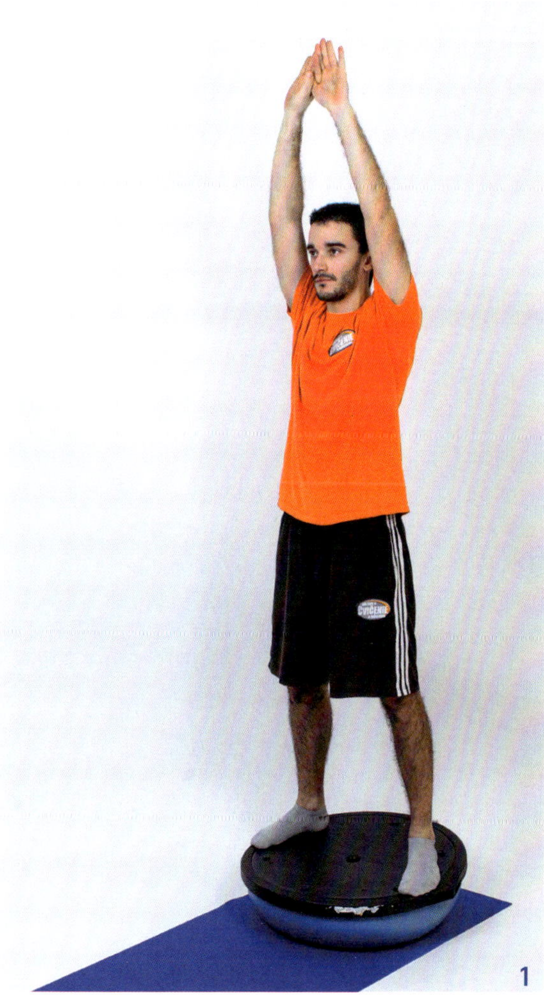

1

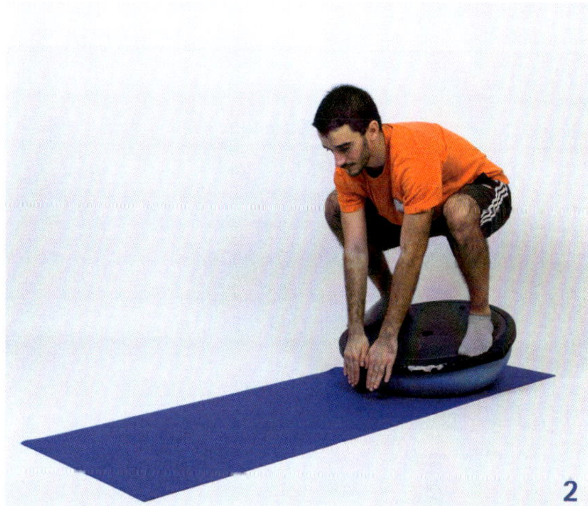

2

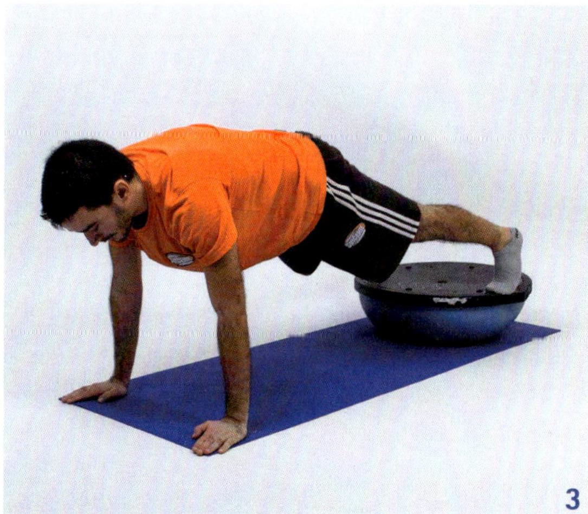

3

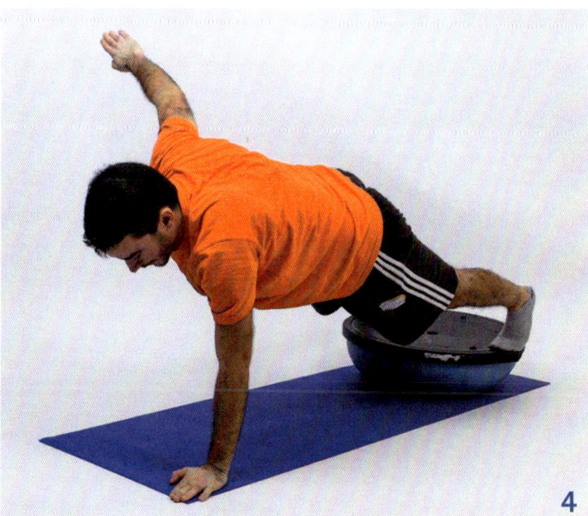

4

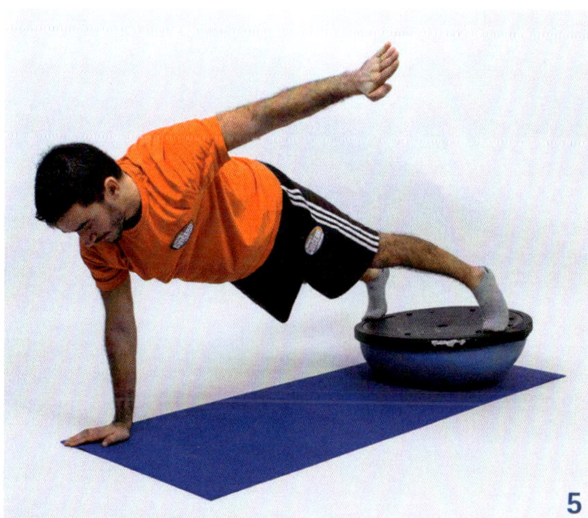

5

3 Roboter

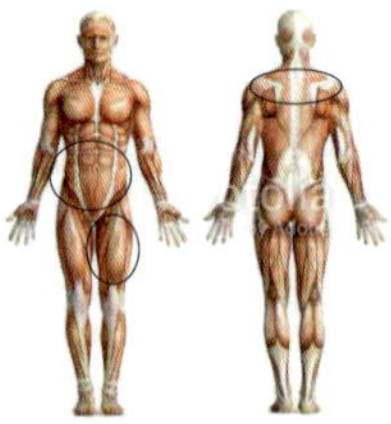

Trainierte Muskeln
Schultermuskulatur
Bauchmuskulatur
Oberschenkelmuskulatur

Ausgangsposition

1. Kommen Sie in die Seitenlage auf die rechte Seite. Legen Sie die Füße versetzt auf dem BOSU ab, mit dem rechten Fuß vor dem linken. Die Beine sind gestreckt. Stützen Sie sich so auf dem rechten Unterarm ab. Der Ellbogen befindet sich unter der Schulter. Winkeln Sie den linken Arm an und halten Sie den Oberarm eng am Oberkörper. Die Hand zeigt vom Körper weg. Der Arm hat während der ganzen Ausführung Kontakt mit dem Oberkörper.

Übungsablauf

2. Heben Sie mit der Ausatmung das Becken vom Boden ab.

3. Drehen Sie den gesamten Rumpf zum Boden und berühren Sie mit den Fingern der linken Hand den Boden. Mit der Einatmung kehren Sie in die Ausgangsposition zurück. Nach 10 Wiederholungen wechseln Sie die Seite und führen die Übung auf der linken Seite aus.

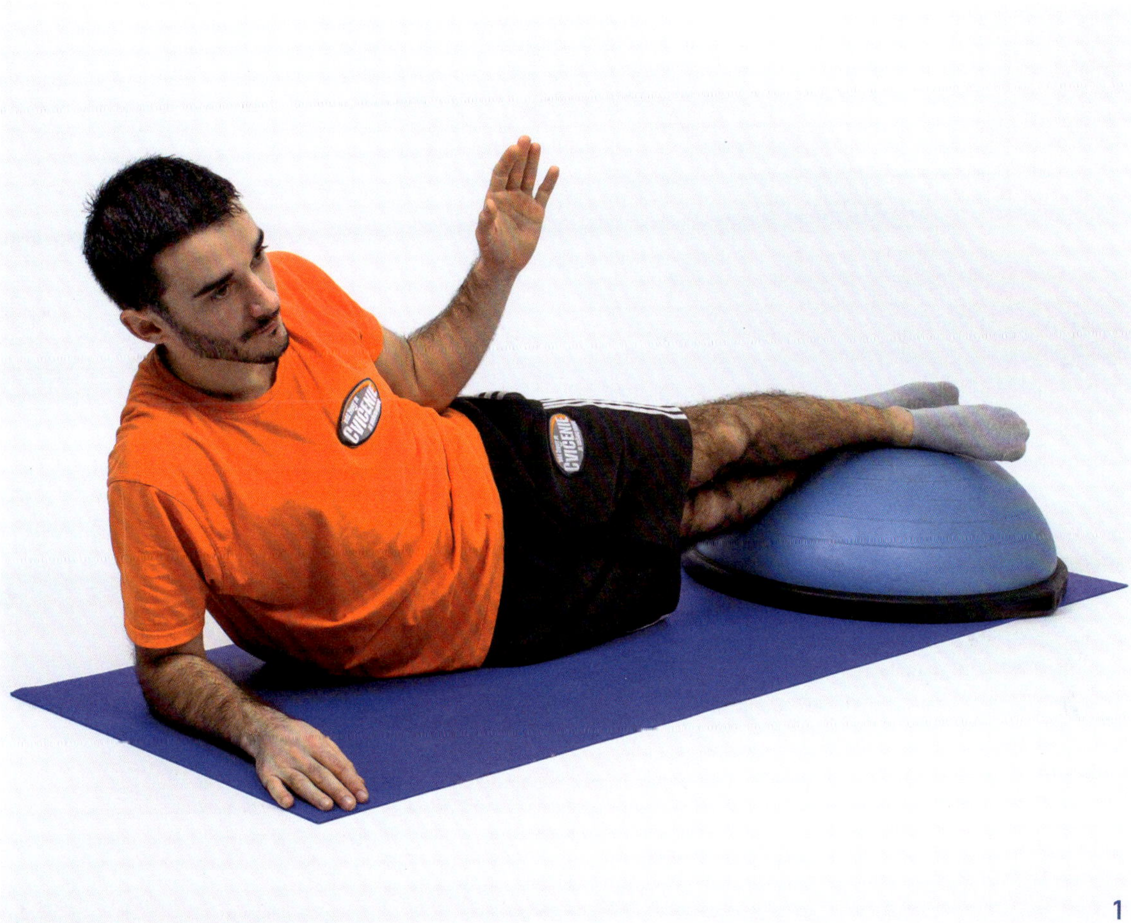

1

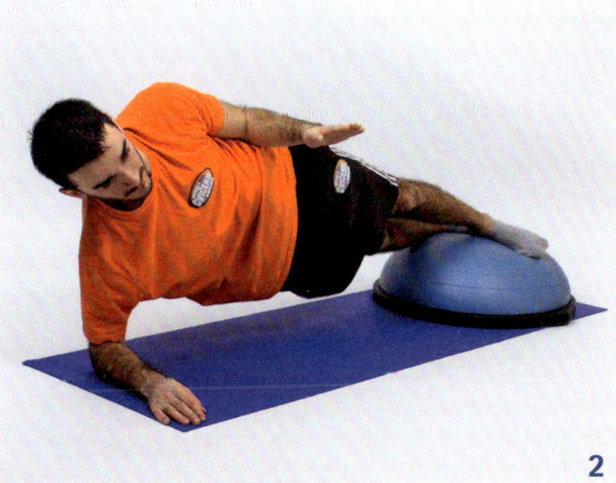

2

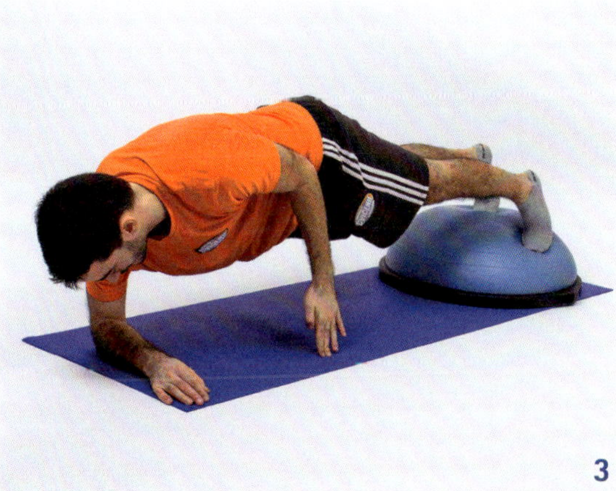

3

4 Gewichtsverlagerung aus der Brücke

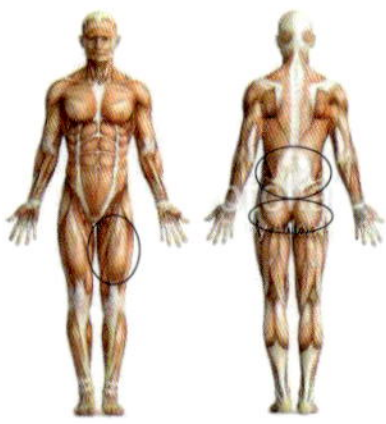

Trainierte Muskeln
Untere Rückenmuskulatur
Gesäßmuskulatur
Oberschenkelmuskulatur

Ausgangsposition

1. Drehen Sie die Unterseite des BOSU nach oben und setzen Sie sich direkt vor den BOSU. Winkeln Sie die Beine an und stellen Sie die Füße links und rechts an den Rand des BOSU. Stützen Sie die Hände schulterbreit geöffnet direkt hinter dem Körper ab. Stützen Sie sich mit den Armen am Boden ab.

Übungsablauf

2. Heben Sie das Becken vom Boden ab und bringen Sie es so weit wie möglich nach oben. Die Position ähnelt der Yoga-Stellung des Tisches.

3. Drücken Sie nun durch die Verlagerung Ihres Gewichts den BOSU nach links möglichst nah zum Boden.

4. Danach drücken Sie die rechte Seite zum Boden. Führen Sie die Übung in 3 Sätzen mit jeweils 10 Wiederholungen durch.

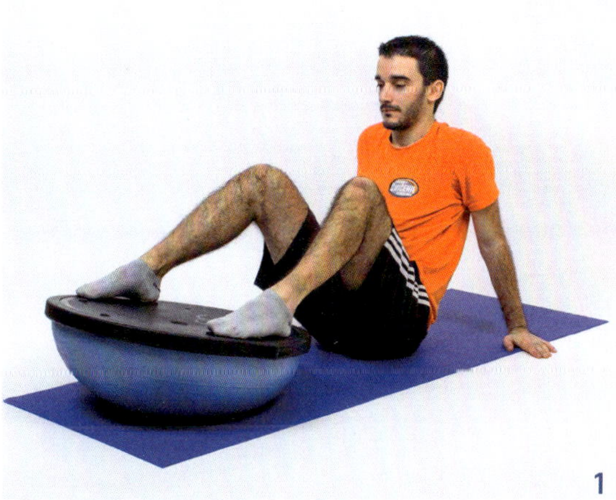

1

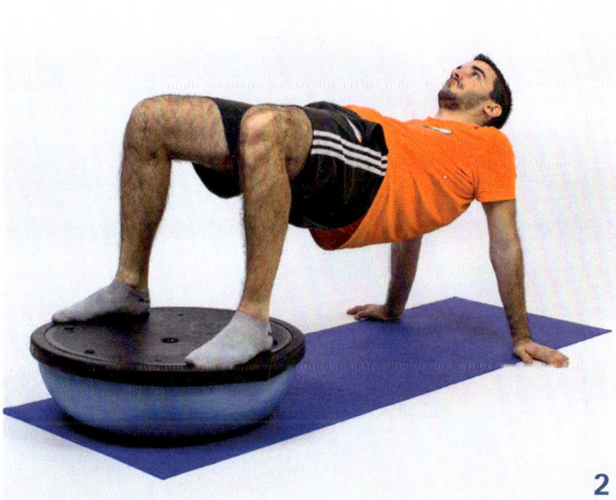

2

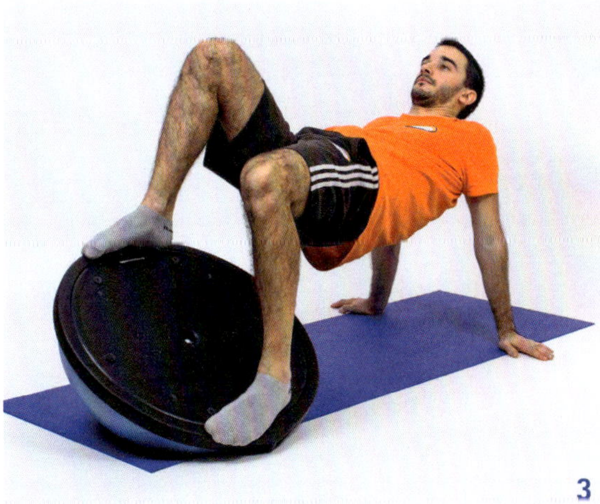

3

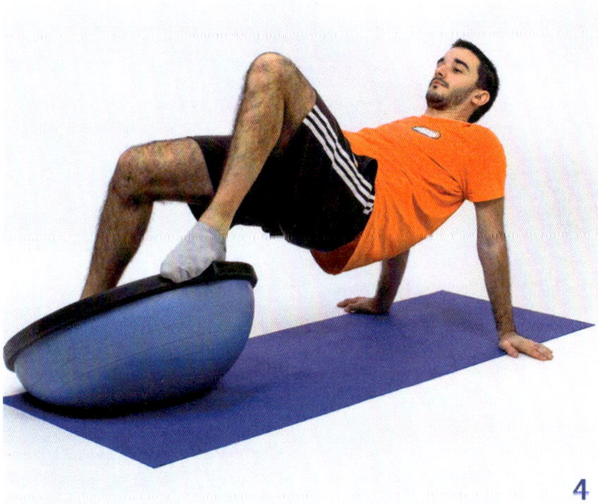

4

5 Gewichtsverlagerung aus dem Stütz

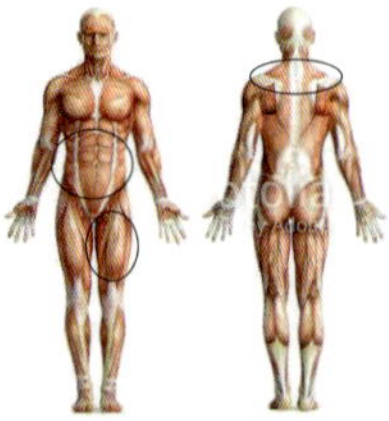

Trainierte Muskeln
Schultermuskulatur
Bauchmuskulatur
Oberschenkelmuskulatur

Ausgangsposition

1. Drehen Sie die Unterseite des BOSU nach oben. Kommen Sie in den Vierfüßlerstand mit schulterbreit geöffneten Händen. Die Handgelenke sind direkt unter den Schultern positioniert. Die Knie sind etwas hinter den Hüften und direkt vor dem BOSU. Platzieren Sie die Fußspitzen möglichst weit geöffnet auf der schwarzen Plattform.

Übungsablauf

2. Heben Sie nun die Knie an und strecken Sie die Beine, die Handflächen befinden sich direkt unter den Schultern. Das Becken ist etwas oberhalb der Kopfhöhe. Diese Stellung ähnelt dem Liegestütz, nur dass die Füße auf dem BOSU aufgestellt sind.

3. Drücken Sie nun durch die Verlagerung Ihres Gewichts den BOSU nach links möglichst nah zum Boden.

4. Danach drücken Sie die rechte Seite zum Boden. Im weiteren Verlauf kommen Sie in eine fließende Bewegung, indem Sie abwechselnd den linken und den rechten Rand des BOSU zum Boden drücken.

Hinweis: Achten Sie darauf, dass der Rumpf nicht seitwärts gedreht wird, sondern gerade bleibt. Ebenso sollten die Knie während der gesamten Übung gestreckt bleiben. Dies erhöht den Schwierigkeitsgrad der Übung. Um sie noch mehr zu erschweren, können Sie die Handflächen unter dem Kopf nah nebeneinander aufsetzen. Der Körper hat dann 2 Kontaktpunkte zum Boden: die Handflächen und den BOSU.

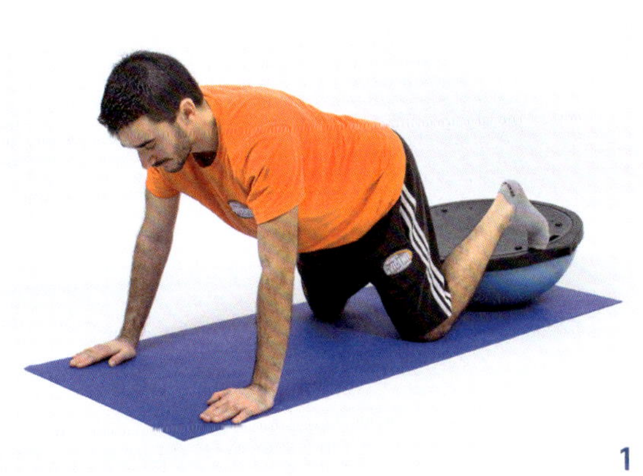

1

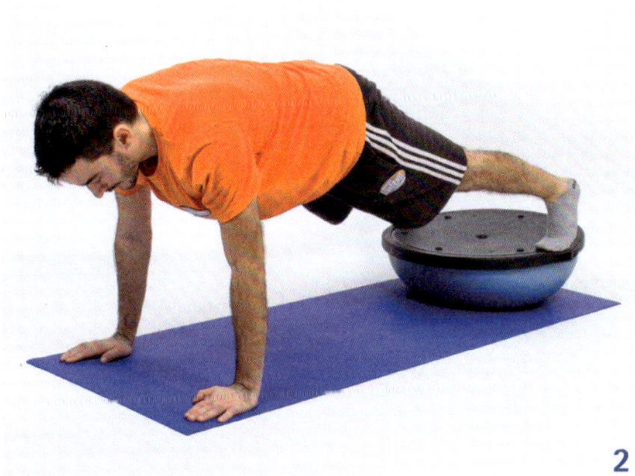

2

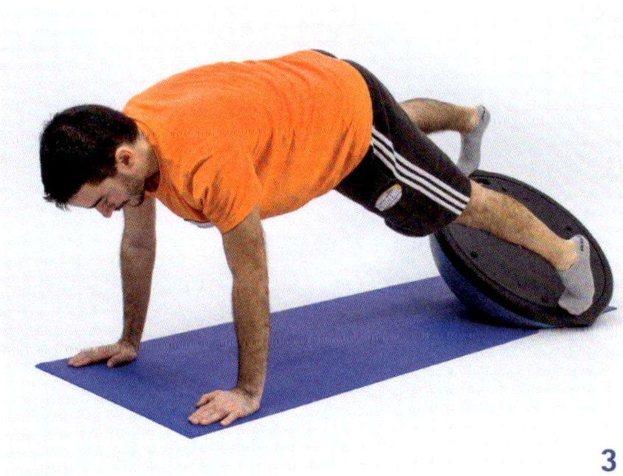

3

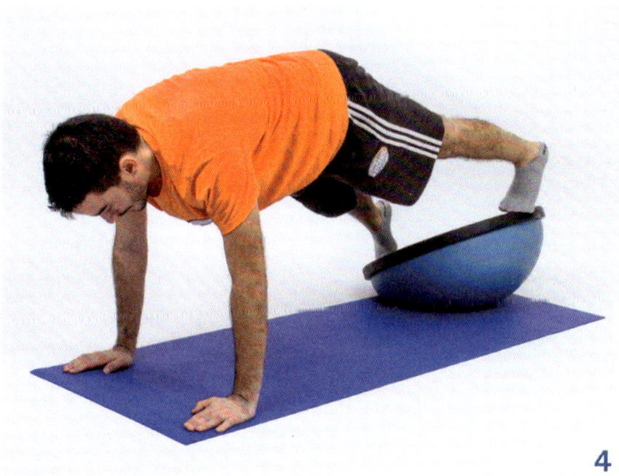

4

6 Diagonaler Stütz

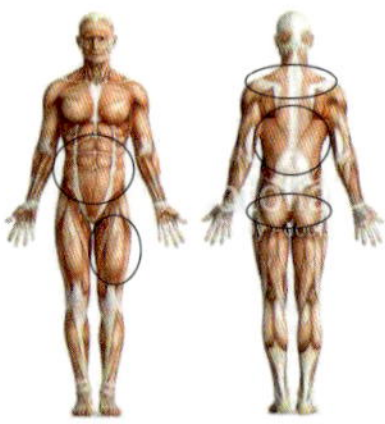

Trainierte Muskeln
Schultermuskulatur
Bauchmuskulatur
Obere Rückenmuskulatur
Gesäßmuskulatur
Oberschenkelmuskulatur

Ausgangsposition

1. Kommen Sie auf die Knie und stützen Sie den rechten Unterarm auf der Oberseite des BOSU ab. Strecken Sie den linken Arm zur Seite und stützen Sie sich mit den Fingerspitzen auf dem Boden ab. Knie und Füße sind hüftbreit geöffnet, die Fußspitzen aufgestellt.

Übungsablauf

2. Heben Sie das Becken bis etwas oberhalb der Kopfhöhe.

3. Mit der Einatmung heben Sie den rechten Fuß vom Boden ab und strecken das Bein nach hinten aus.

4. Mit der Ausatmung lösen Sie die Hand vom Boden und heben den gestreckten linken Arm sowie das rechte Bein so weit nach oben wie möglich.

Hinweis: Um den Schwierigkeitsgrad zu erhöhen, nehmen Sie eine 2-kg-Hantel in die linke Hand. Mit einer Hantel in der Hand wird es schwieriger, den Körperschwerpunkt stabil zu halten.

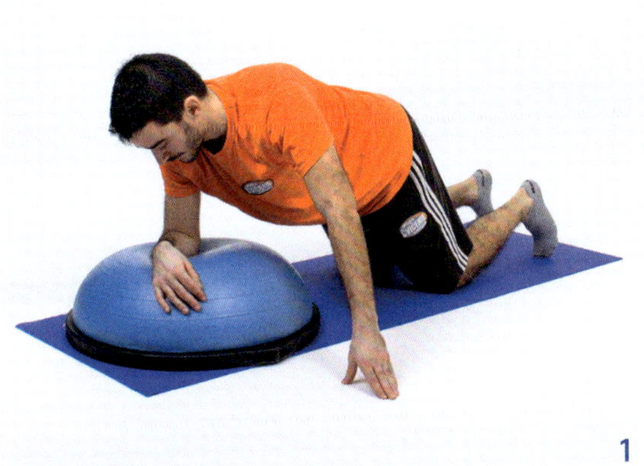

1

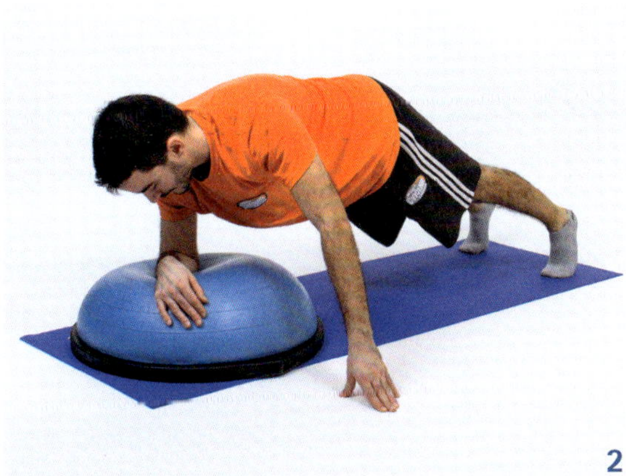

2

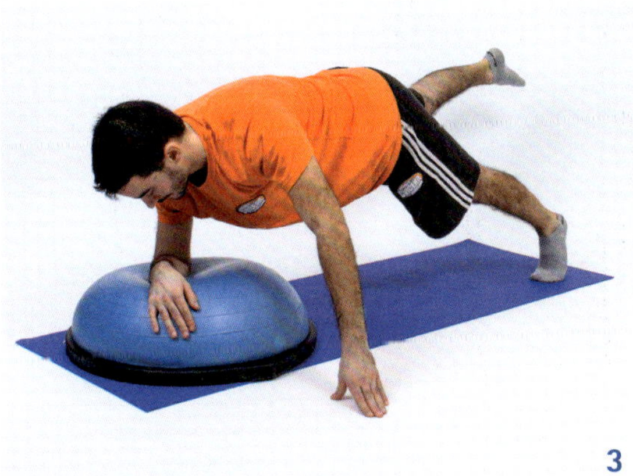

3

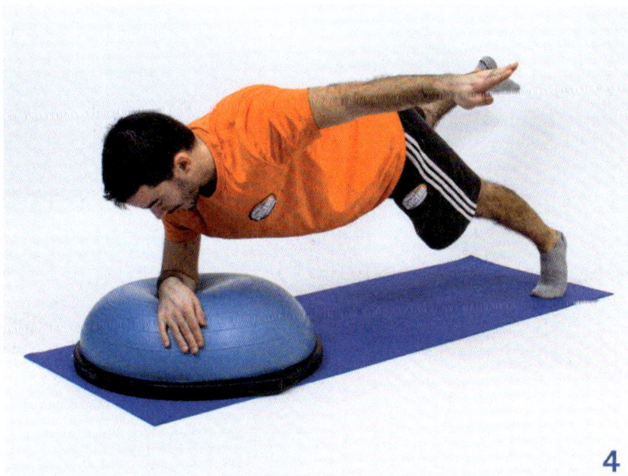

4

7 Balance in vier Richtungen

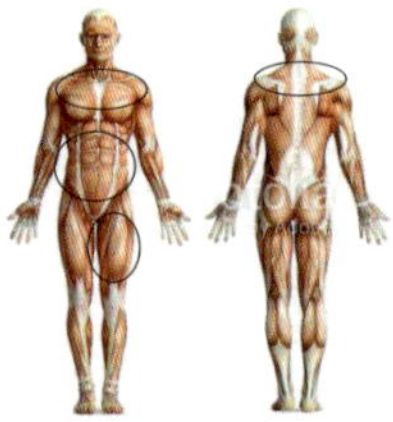

Trainierte Muskeln
Schultermuskulatur
Brustmuskulatur
Bauchmuskulatur
Oberschenkelmuskulatur

Ausgangsposition

1. Drehen Sie die schwarze Unterseite des BOSU nach oben. Kommen Sie in die Liegestützposition und stützen Sie die Hände am Rand des BOSU ab. Das Becken ist etwa auf Kopfhöhe positioniert. Die Füße stehen eng zusammen. Dann heben Sie das linke Bein gestreckt nach hinten an.

Übungsablauf

2. Mit der Ausatmung drücken Sie den linken Rand des BOSU zum Boden zu drücken und mit der Einatmung kehren Sie wieder in die Ausgangsposition zurück.

3. Wiederholen Sie die Bewegung zur rechten Seite und kehren mit der Einatmung wieder in die Ausgangsposition zurück.

4. Nun drücken Sie mit der Ausatmung den vorderen Rand des BOSU zum Boden und mit der Einatmung kommen Sie wieder in die Ausgangsposition zurück.

5. Mit der Ausatmung drücken Sie den unteren Rand des BOSU zum Boden und kommen mit der Einatmung wieder in die Ausgangsposition zurück. Wechseln Sie das Standbein und wiederholen Sie die Übung.

Hinweis: Wenn Sie den unteren Rand des Geräts nach unten drücken, sollten Sie spüren, wie sich die Bauchmuskulatur an der Bewegung beteiligt.

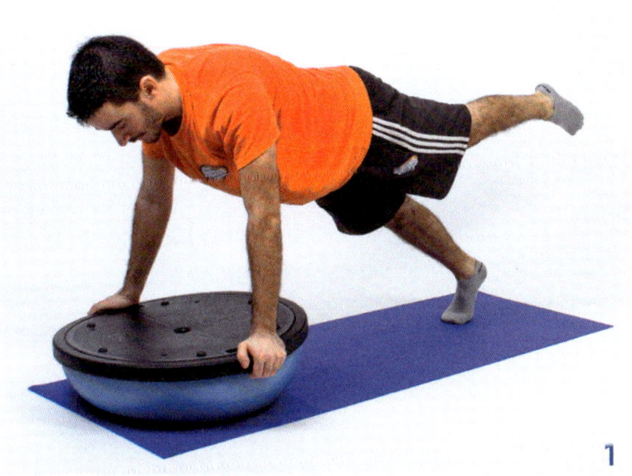

1

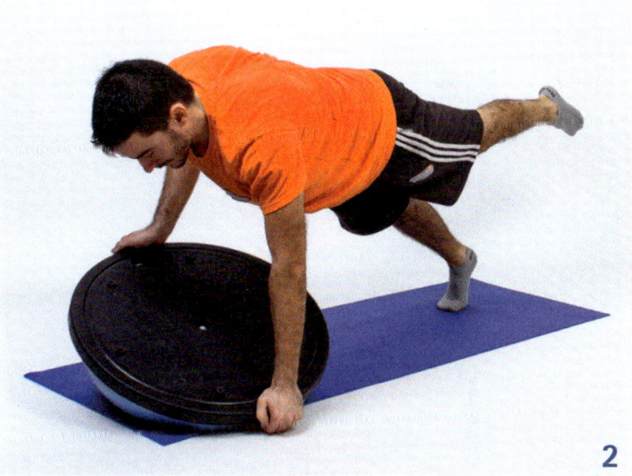

2

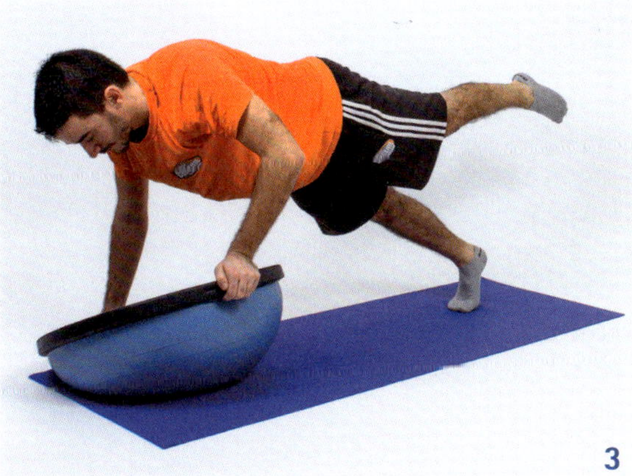

3

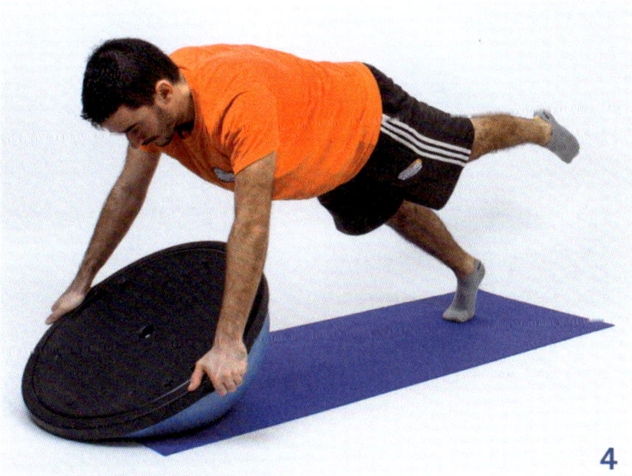

4

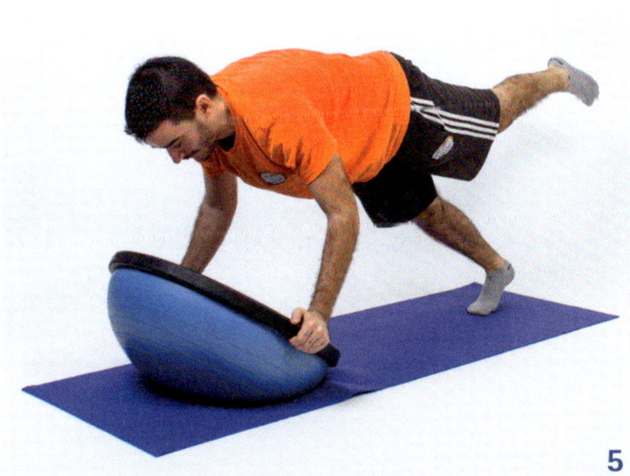

5

8 Lotossitz auf dem BOSU

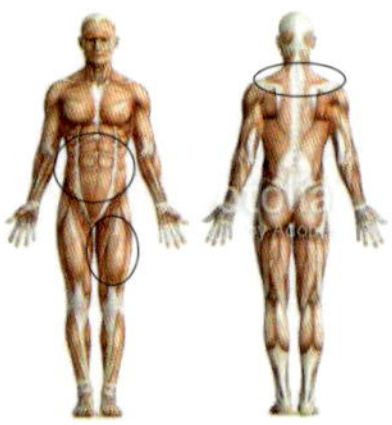

Trainierte Muskeln
Schultermuskulatur
Bauchmuskulatur
Oberschenkelmuskulatur

Ausgangsposition

1. Drehen Sie die schwarze Unterseite des BOSU nach oben und setzen Sie sich im Schneidersitz auf die Plattform. Platzieren Sie die Hände am Rand des BOSU.

Übungsablauf

2. Mit der Ausatmung drücken Sie die Hände fest auf die Plattform des BOSU und versuchen das Becken sowie die Füße einige Zentimeter anzuheben. In der Zielposition berühren nur die Handflächen das Gerät. Kehren Sie mit der Einatmung in die Ausgangsposition zurück.

Variante: Um den Schwierigkeitsgrad zu erhöhen, versuchen Sie, in der Schwebestellung über dem Ball beide Beine nach vorn auszustrecken und wieder zurückzuführen. Diese Variante stellt eine der anspruchsvollsten Balanceübungen dar, deshalb ist es ratsam, sie erst später in das Trainingsprogramm einzubauen.

Hinweis: Falls Sie Probleme haben, den Schneidersitz einzunehmen, können Sie die Übung in einer hohen Hockstellung ausführen.

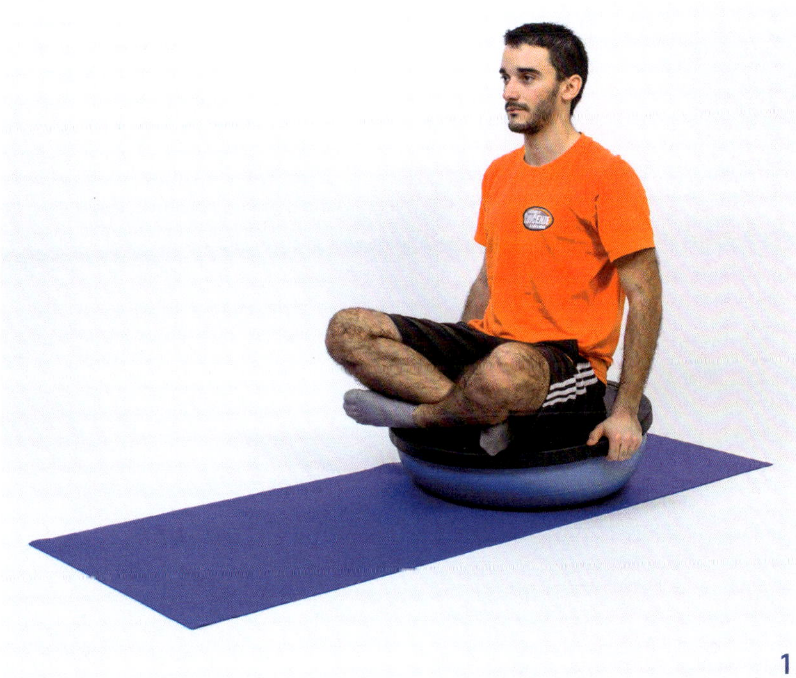

1

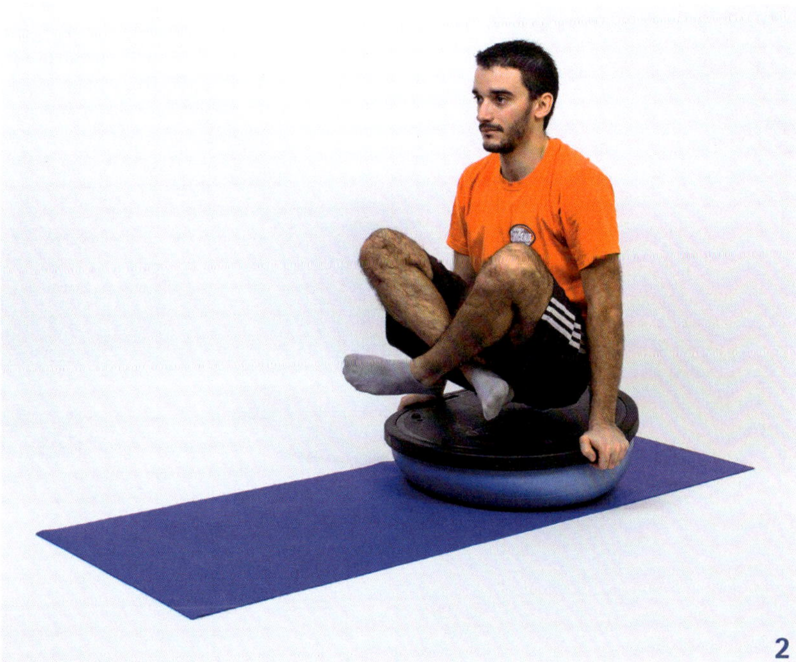

2

9 Sumo mit Gewichtsverlagerung auf BOSU

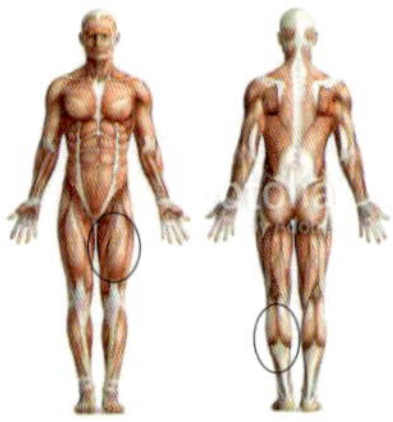

Trainierte Muskeln
Oberschenkelmuskulatur
Wadenmuskulatur

Ausgangsposition

1. Kommen Sie in einen aufrechten Stand mit gegrätschten Beinen. Zwischen Ihren Füßen ist etwa 1 m Abstand. Stellen Sie den rechten Fuß auf den BOSU und beugen Sie die Beine. Achten Sie darauf, dass die Knie nicht über die Zehen hinausragen. Der Rücken ist gerade. Sie können die Hände in den Hüften abstützen.

Übungsablauf

2. Heben Sie nun die linke Ferse an.

3. Heben Sie nun auch die rechte Ferse an

4. Aus dieser Position strecken Sie nun das linke Bein und verlagern das Körpergewicht auf das rechte Bein. Die linke Ferse geht zurück auf den Boden. Halten Sie diese Stellung 5 Sekunden.

5. Dann verlagern Sie das Körpergewicht auf das linke Bein und heben die Ferse an, das rechte Bein ist gestreckt. Verweilen Sie wieder 5 Sekunden in dieser Stellung und kehren Sie in die Ausgangsposition zurück.

Hinweis: Diese Übung konzentriert sich aufs Halten des Gleichgewichts, denn der Körper stützt sich nur mit den Fußspitzen ab – eine Fußspitze auf einer instabilen Unterlage.

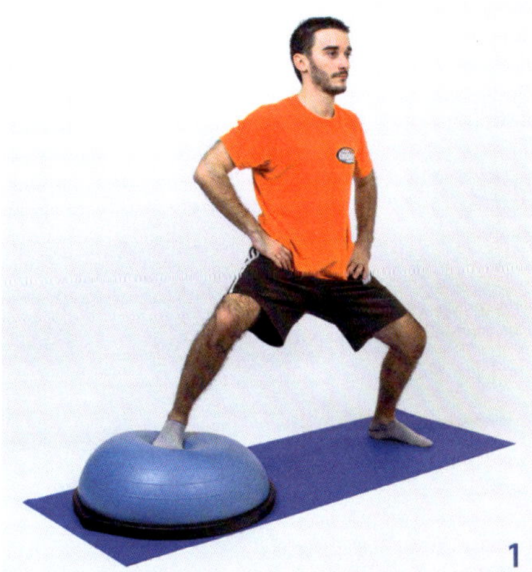
1

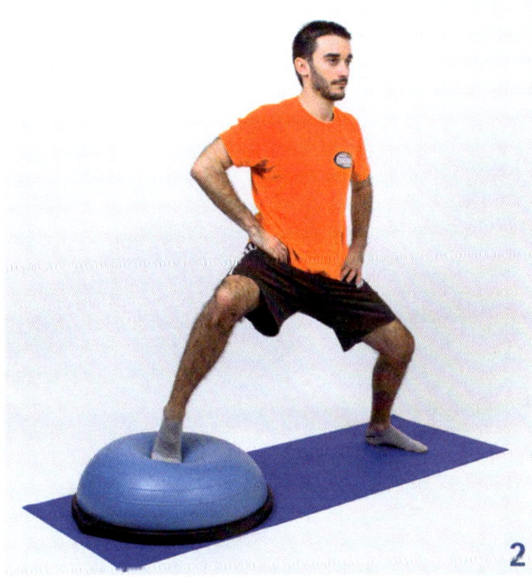
2

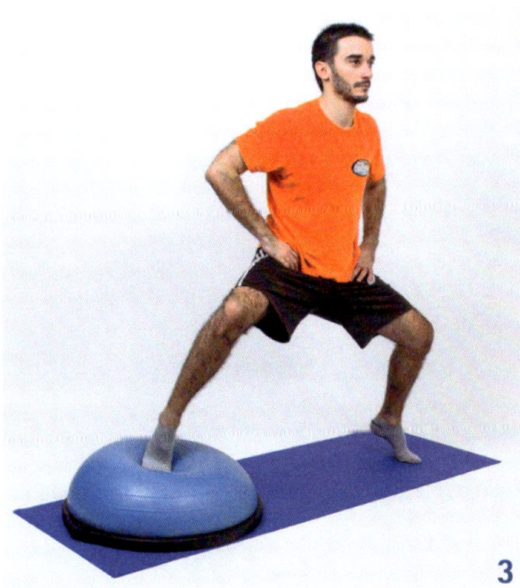
3

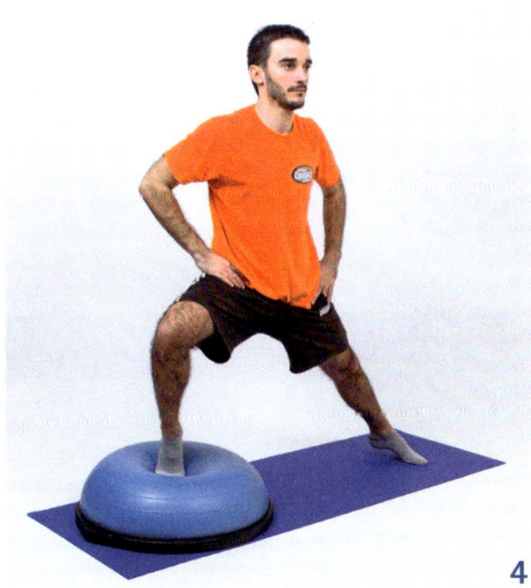
4

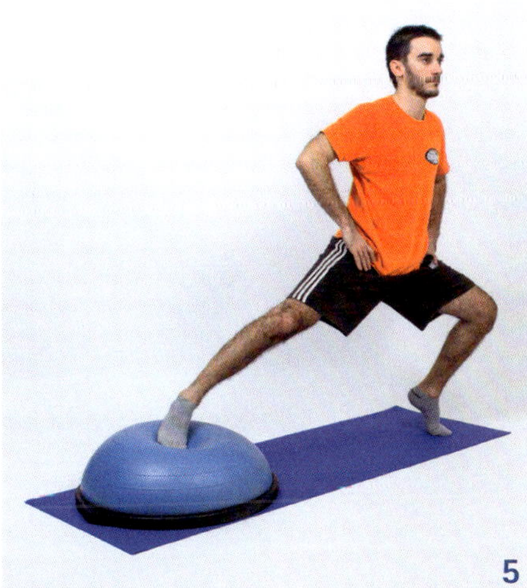
5

10 Seitliches Beinstrecken

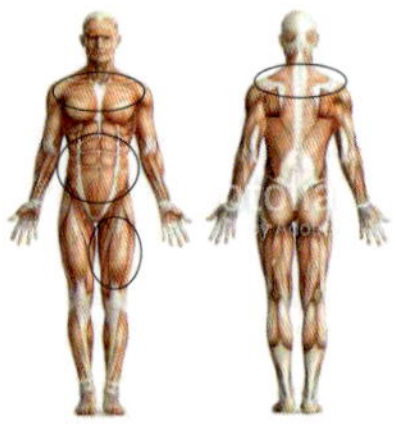

Trainierte Muskeln
Schultermuskulatur
Brustmuskulatur
Bauchmuskulatur
Oberschenkelmuskulatur

Ausgangsposition

1. Drehen Sie die schwarze Unterseite des BOSU nach oben. Kommen Sie in die Liegestützposition und stützen Sie die Hände am Rand des BOSU ab. Die Schultern befinden sich in einer Linie über den Händen. Das Becken ist auf Kopfhöhe positioniert. Die Beine sind gestreckt, die Füße sind geschlossen.

Übungsablauf

2. Heben Sie das linke Bein so weit an, dass es mit dem Oberkörper eine Linie bildet.

3. Nun strecken Sie das Bein so weit wie möglich zur Seite. In einer flüssigen Bewegung führen Sie es zurück nach hinten und in die Ausgangsposition.

Hinweis: Den Schwierigkeitsgrad dieser Übung können Sie erhöhen, indem Sie beide Füße auf eine instabile Unterlage stellen, z. B. auf einen Ball.

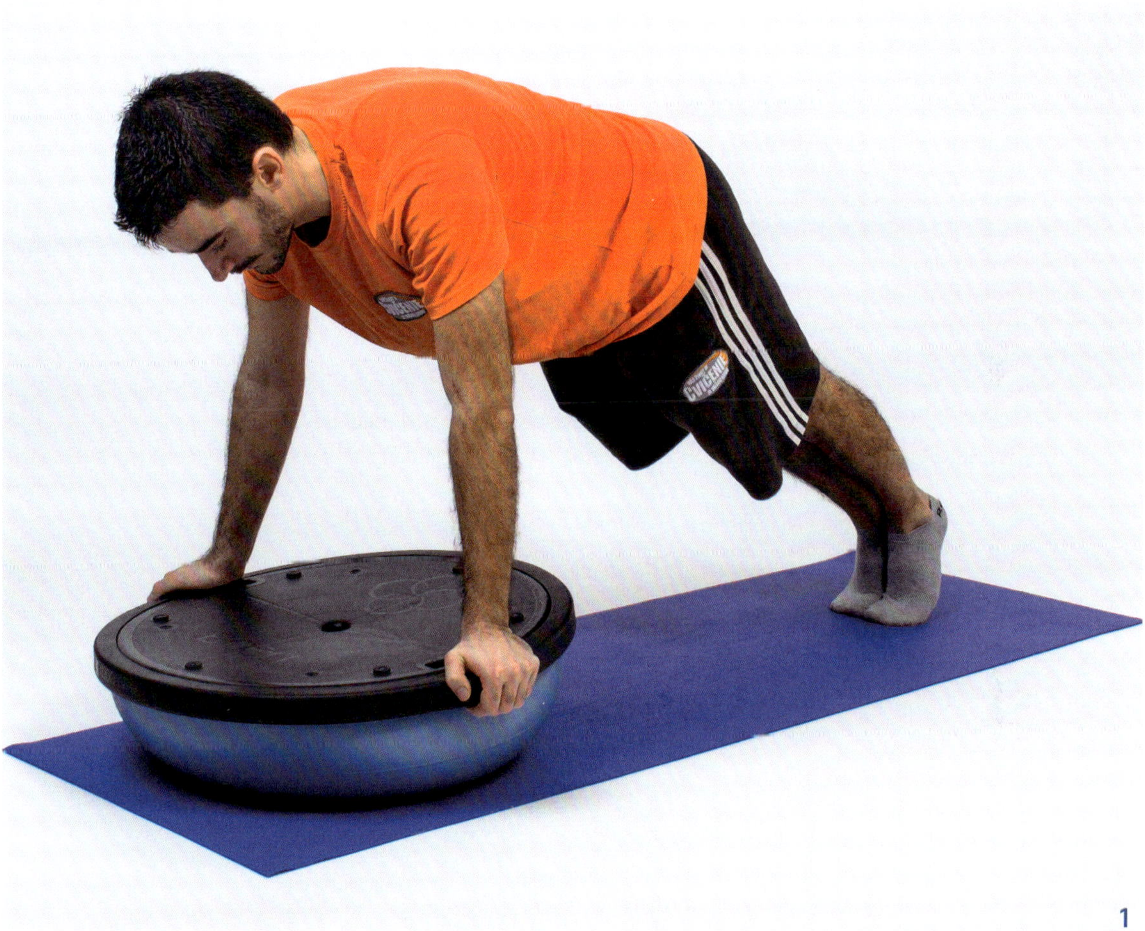

1

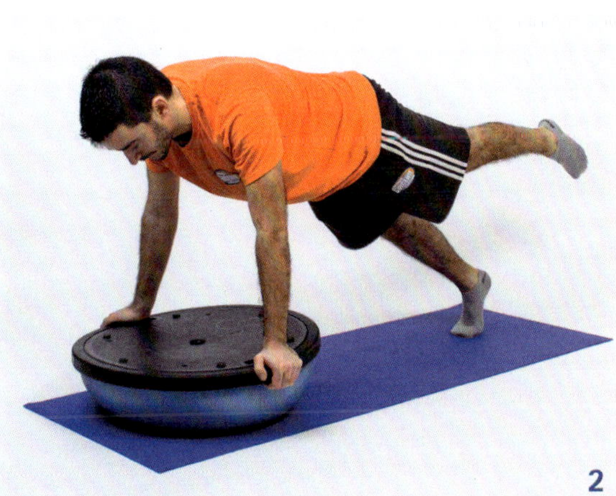

2

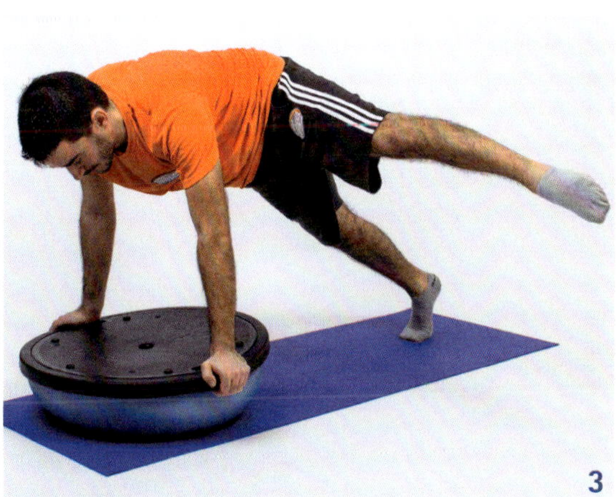

3

11 Mit den Händen von links nach rechts über den BOSU wandern

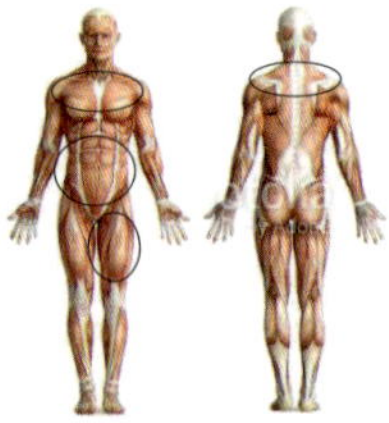

Trainierte Muskeln
Schultermuskulatur
Brustmuskulatur
Bauchmuskulatur
Oberschenkelmuskulatur

Ausgangsposition

1. Kommen Sie in die Liegestützposition vor den BOSU und stützen Sie beide Hände rechts neben dem BOSU ab. Die Hände sind schulterbreit geöffnet, die Handgelenke befinden sich direkt unter den Schultern. Dann heben Sie das linke Bein gestreckt nach hinten an, sodass sich der Körper von der Ferse über das Becken bis zum Scheitel in einer Linie befindet.

Übungsablauf

2. Nun wandern Sie mit den Handflächen über den Ball: Setzen Sie die linke Hand auf dem BOSU ab.

3. Nun setzen Sie auch die rechte Hand auf dem BOSU ab.

4. Dann setzen Sie die linke Hand neben dem BOSU ab.

5. Führen Sie die rechte Hand zum Boden und setzen Sie sie neben der linken Hand ab. Wiederholen Sie die Übung 10-mal und wechseln Sie nach einer kurzen Pause das Stützbein.

Hinweis: Der Schwierigkeitsgrad lässt sich steigern, indem Sie die Füße auf eine instabile Unterlage stellen, z. B. einen anderen BOSU oder einen Ball.

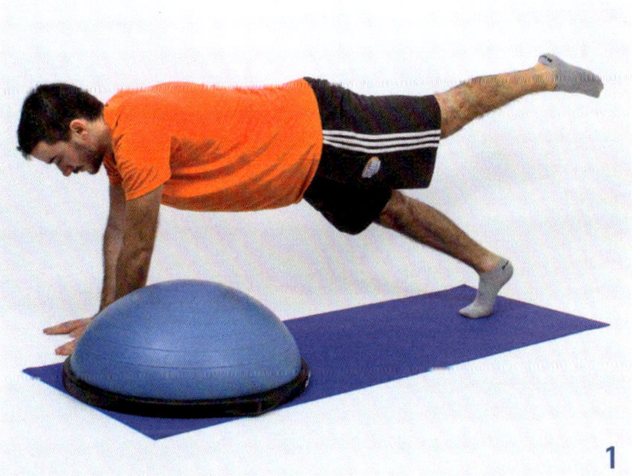

1

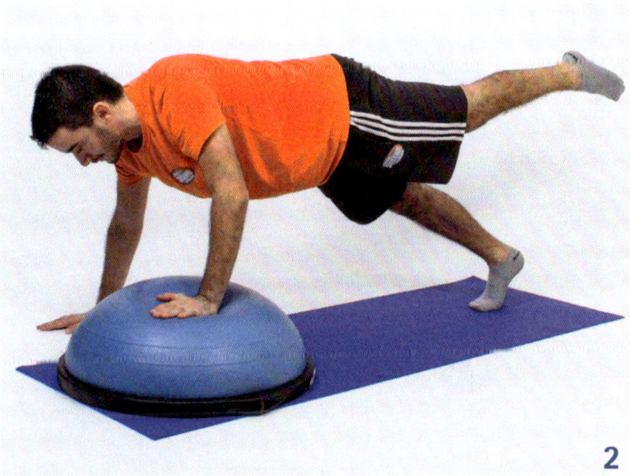

2

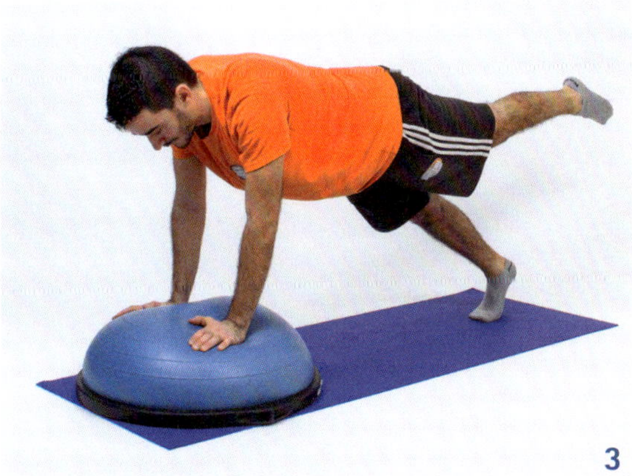

3

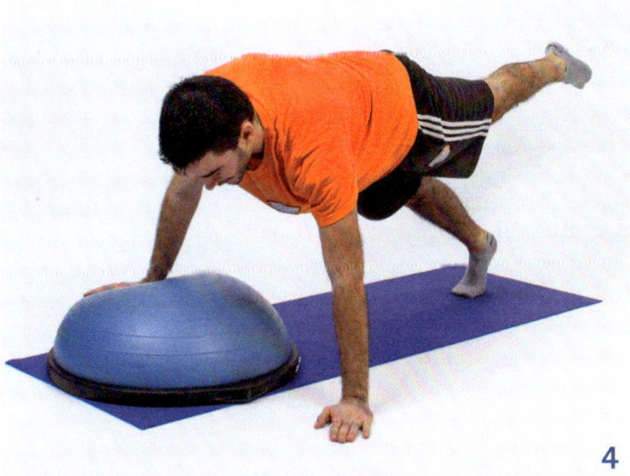

4

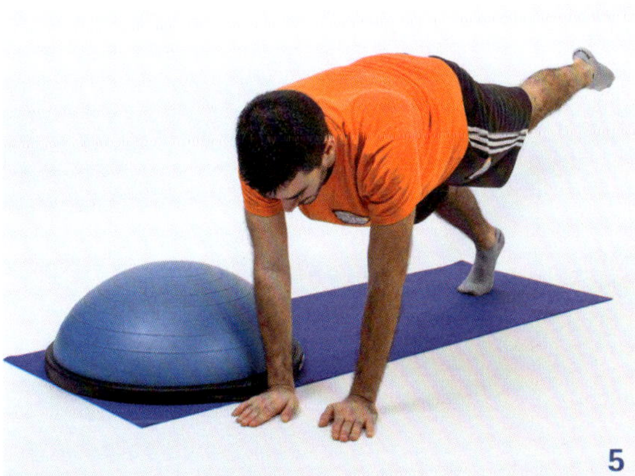

5

12 Ausfallschritt auf dem BOSU

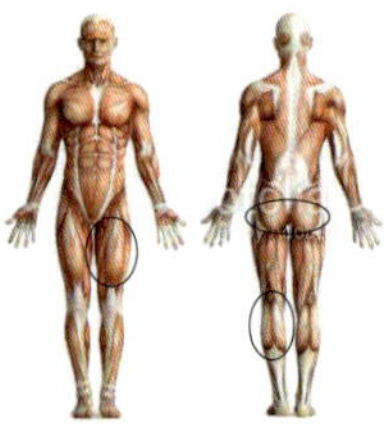

Trainierte Muskeln
Gesäßmuskulatur
Oberschenkelmuskulatur
Wadenmuskulatur

Ausgangsposition

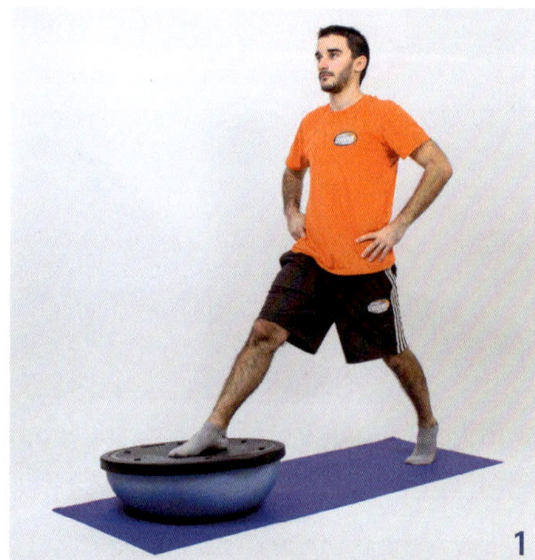

1. Drehen Sie die schwarze Unterseite des BOSU nach oben. Machen Sie mit hüftbreit geöffneten Füßen einen Ausfallschritt nach vorn und stellen Sie den rechten Fuß in die Mitte der Plattform. Beide Beine sind gestreckt, die Ferse des linken Fußes ist angehoben. Stützen Sie die Hände in den Hüften ab.

Übungsablauf

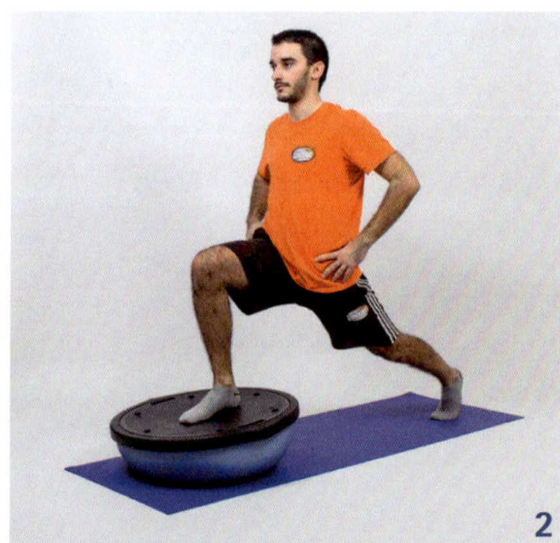

2. Mit der Einatmung beugen Sie beide Beine so weit, dass das rechte Knie möglichst einen rechten Winkel bildet. Mit der Ausatmung kommen Sie in die Ausgangsposition zurück. Beim Beugen der Knie ist darauf zu achten, dass das rechte Knie den Boden nicht berührt und das linke nicht über die Zehen hinausragt. Wenn beide Knie gebeugt sind, sollten Sie im rechten Oberschenkel ein leichtes Brennen spüren.

Hinweis: Diese Stellung wirkt positiv auf das linke Bein, denn sie stärkt vor allem die Fuß-, Knie- und Hüftgelenkkapsel und verbessert die Koordination der Oberschenkelmuskulatur.

13 Gestrecktes wechselseitiges Arm- und Beinheben in Rückenlage

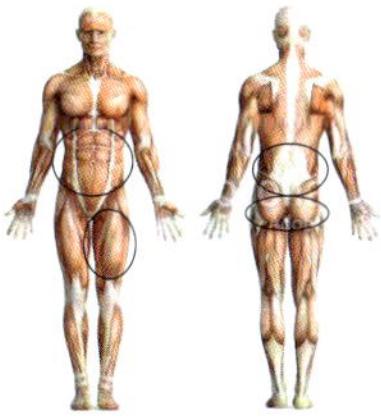

Trainierte Muskeln
Bauchmuskulatur
Untere Rückenmuskulatur
Gesäßmuskulatur
Oberschenkelmuskulatur

Ausgangsposition

1. Setzen Sie sich mit gestreckten Beinen mit dem Rücken zum BOSU und legen Sie oberen Rücken und Schultern darauf ab. Der Kopf ist angehoben. Die Füße sind hüftbreit geöffnet. Strecken Sie die Arme über den Kopf.

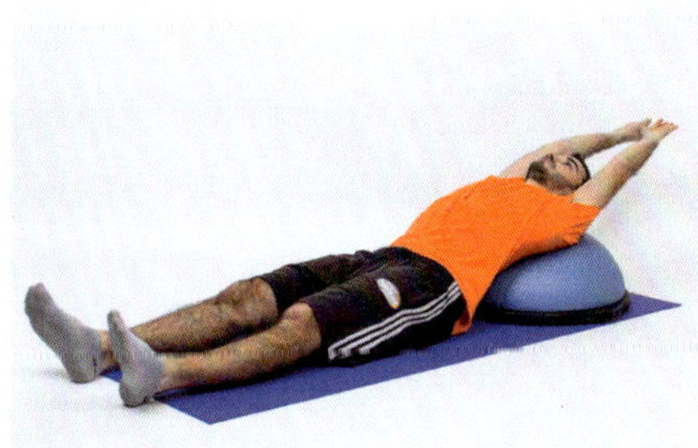

1

Übungsablauf

2. Heben Sie das Becken an, sodass der ganze Körper eine Linie bildet. Beide Arme sind über den Kopf nach hinten gestreckt.
3. Strecken Sie mit der Ausatmung abwechselnd das angewinkelte rechte Bein und den linken Arm nach oben. Mit der Einatmung kehren Sie in die Ausgangsposition zurück und wiederholen mit der nächsten Ausatmung die Übung auf der anderen Seite mit dem linken Bein und dem rechten Arm. Während der gesamten Übung bleibt das Becken angehoben.

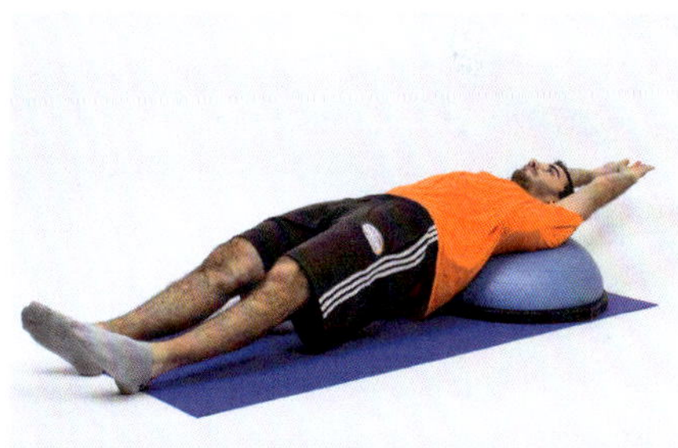

2

Hinweis: Wenn Sie die Beine weiter öffnen, wird die Übung anspruchsvoller, da die Bauchmuskeln mehr gefordert sind. Um auch das Gleichgewicht maximal zu fordern, stellen Sie die Füße auf eine instabile Unterlage, z. B. einen Ball.

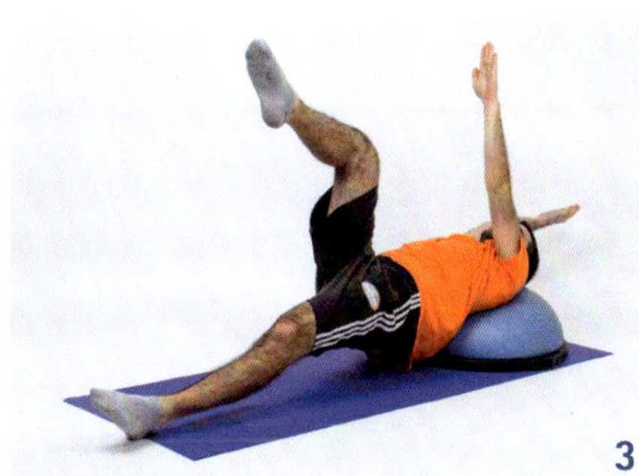

3

1 Wechselseitiges Arm- und Beinheben auf Pilatesrolle

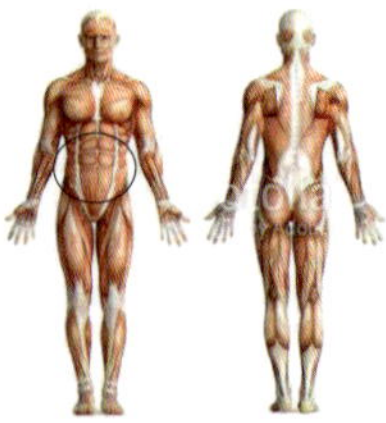

Trainierte Muskeln
Bauchmuskulatur

Ausgangsposition

1. Legen Sie sich längs mit dem kompletten Rücken (vom Kreuzbein bis zur Halswirbelsäule) auf eine lange Pilatesrolle. Der Kopf ruht ebenfalls auf der Rolle. Die Beine sind aufgestellt, die Füße etwa mattenbreit geöffnet und flach am Boden. Spannen Sie die Bauchmuskeln an. Das Becken ist leicht nach hinten gekippt. Strecken Sie die Arme über den Kopf.

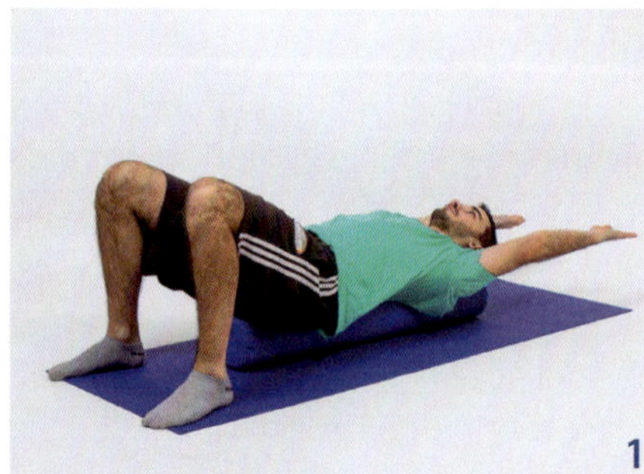

1

Übungsablauf

2. Mit der Ausatmung strecken Sie gleichzeitig das gebeugte linke Bein und den ausgestreckten rechten Arm nach oben. Mit der Einatmung kehren Sie in die Ausgangsposition zurück. Während der ganzen Ausführung sollte der untere Rücken fest auf der Pilatesrolle aufliegen.

3. Mit der nächsten Ausatmung wiederholen Sie Schritt 2, beginnen jedoch mit dem rechten Bein und dem linken Arm.

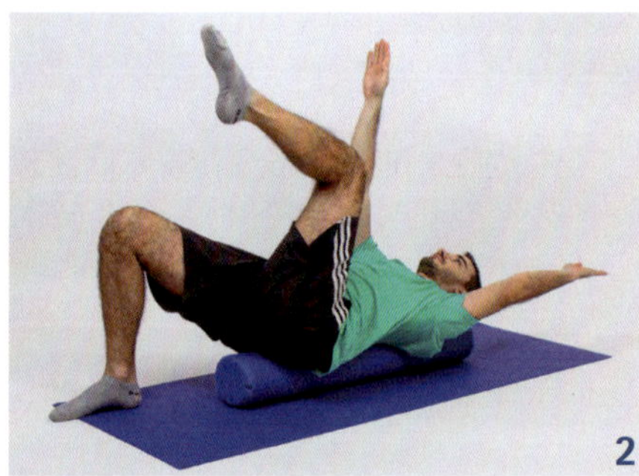

2

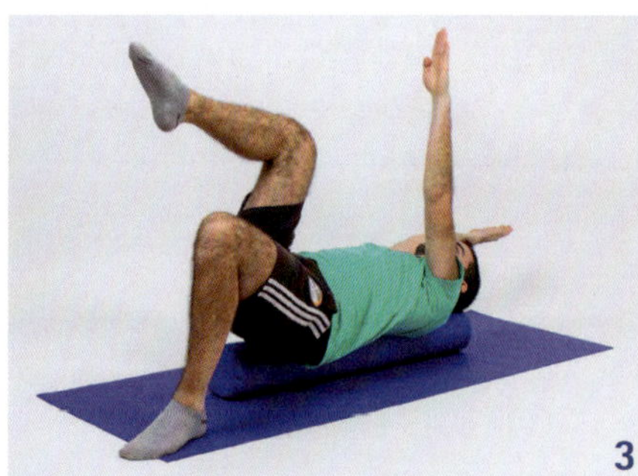

3

Hinweis: Durch den Abstand zwischen den Füßen können Sie den Schwierigkeitsgrad anpassen. Je näher die Füße nebeneinander stehen, desto schwieriger ist es, das Gleichgewicht zu halten.

2 Oberkörperheben

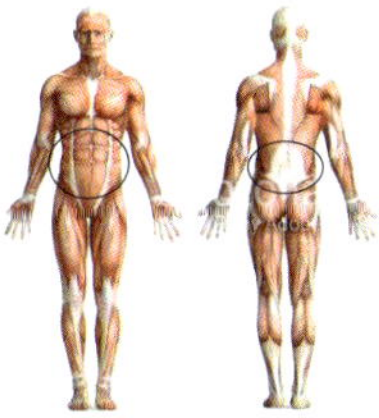

Trainierte Muskeln
Bauchmuskulatur
Untere Rückenmuskulatur

Ausgangsposition

1. Legen Sie sich längs mit dem kompletten Rücken (vom Kreuzbein bis zur Halswirbelsäule) auf eine lange Pilatesrolle. Der Kopf ruht ebenfalls auf der Rolle. Die Beine sind aufgestellt, die Füße etwa mattenbreit geöffnet und flach am Boden. Spannen Sie die Bauchmuskeln an. Das Becken ist leicht nach hinten gekippt. Strecken Sie die Arme senkrecht nach oben und legen Sie die Handflächen aneinander.

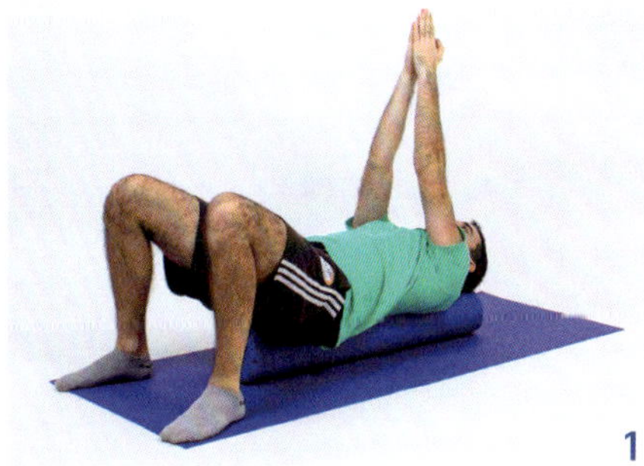

1

Übungsablauf

2. Heben Sie gleichzeitig den Kopf und einen Teil der Brustwirbelsäule so weit wie möglich nach oben. Die geschlossenen Handflächen zeigen dabei senkrecht zur Decke. Mit der Einatmung lösen Sie die Bauchmuskulatur und kehren in die Ausgangsposition zurück.

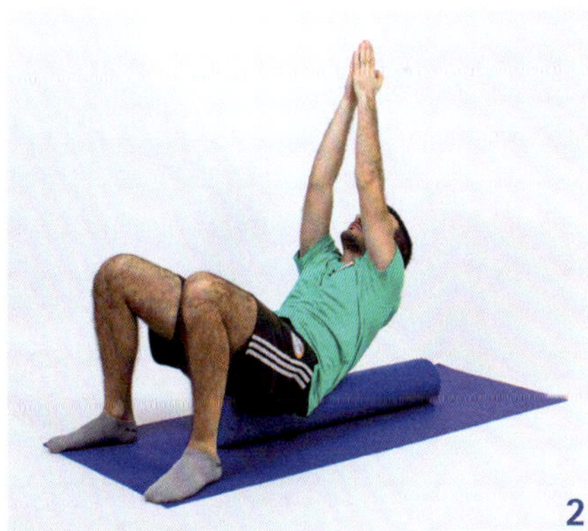

2

Variante: Um den Schwierigkeitsgrad zu erhöhen, strecken Sie bei Schritt 2 gleichzeitig abwechselnd jeweils ein Bein aus. Dadurch erhöht sich die Belastung der Bauchmuskeln und das Halten des Gleichgewichts wird schwieriger.

Hinweis: Durch den Abstand der Füße zueinander können Sie den Schwierigkeitsgrad regulieren. Optimal ist es, wenn sie schulterbreit nebeneinanderstehen. Je näher die Füße nebeneinanderstehen, desto anspruchsvoller wird die Übung.

3 Crunch mit Beinanziehen

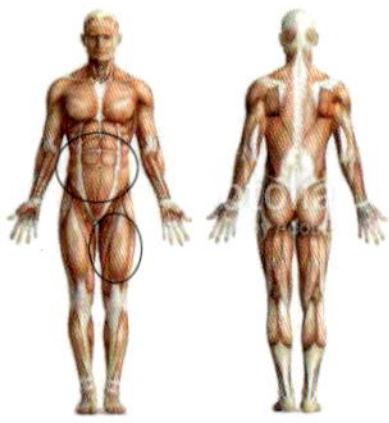

Trainierte Muskeln
Bauchmuskulatur
Oberschenkelmuskulatur

Ausgangsposition

1. Legen Sie sich längs mit dem kompletten Rücken (vom Kreuzbein bis zur Halswirbelsäule) auf eine lange Pilatesrolle. Der Kopf ruht ebenfalls auf der Rolle. Die Beine sind aufgestellt, die Füße etwa mattenbreit geöffnet und flach am Boden. Spannen Sie die Bauchmuskeln an. Strecken Sie das linke Bein nach vorn oben. Die Oberschenkel beider Beine stehen parallel nebeneinander. Führen Sie die Arme angewinkelt über den Kopf und legen Sie die Handflächen aneinander. Dabei berühren die Daumen die Kopfoberseite.

Übungsablauf

2. Beugen Sie beim Ausatmen das linke Bein und heben Sie gleichzeitig den Kopf und einen Teil der Brustwirbelsäule von der Rolle ab. Führen Sie das linke Knie möglichst nah an die Stirn und die Handflächen zum linken Fußrücken. Mit der Einatmung lösen Sie die Muskelspannung und kehren in die Ausgangsposition zurück. Nach 2 Wiederholungen führen Sie die Übung mit dem anderen Bein aus.

Hinweis: Falls Sie Schwierigkeiten haben, das Gleichgewicht zu halten, versuchen Sie, den rechten Fuß weiter von der Rolle entfernt aufzustellen.

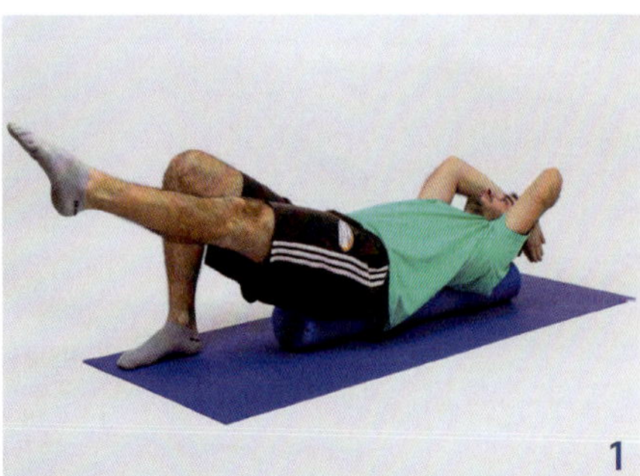

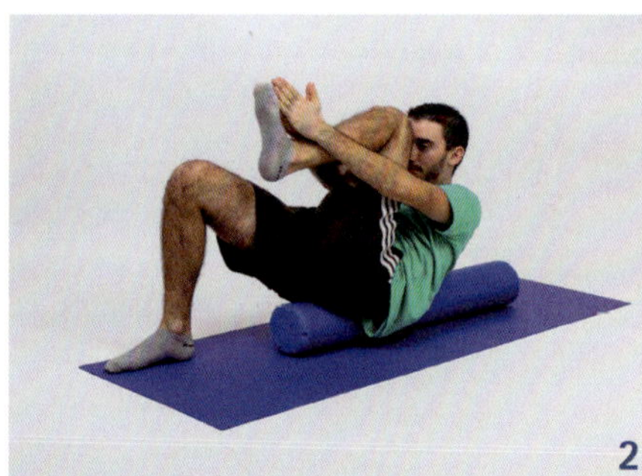

4 Umgekehrter Crunch

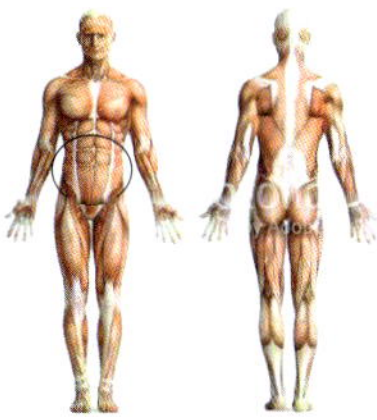

Trainierte Muskeln
Bauchmuskulatur

Ausgangsposition

1. Legen Sie sich längs mit dem kompletten Rücken (vom Kreuzbein bis zur Halswirbelsäule) auf eine lange Pilatesrolle. Der Kopf ruht ebenfalls auf der Rolle. Die Beine sind aufgestellt, die Füße etwa hüftbreit geöffnet. Heben Sie die Fersen an. Strecken Sie die Arme zur Seite aus und stützen Sie die Fingerspitzen auf dem Boden ab. Spannen Sie die Bauchmuskeln an. Das Becken ist leicht nach hinten gekippt.

Übungsablauf

2. Heben Sie mit der Ausatmung beide Beine angewinkelt nach oben und führen Sie die Knie zum Kopf. Sobald das Becken vom Boden gelöst ist, lösen Sie die Bauchmuskeln und kehren Sie mit der Einatmung in die Ausgangsposition zurück.

Hinweis: Versuchen Sie, sich während der ganzen Ausführung möglichst wenig mit den Fingern am Boden abzustützen.

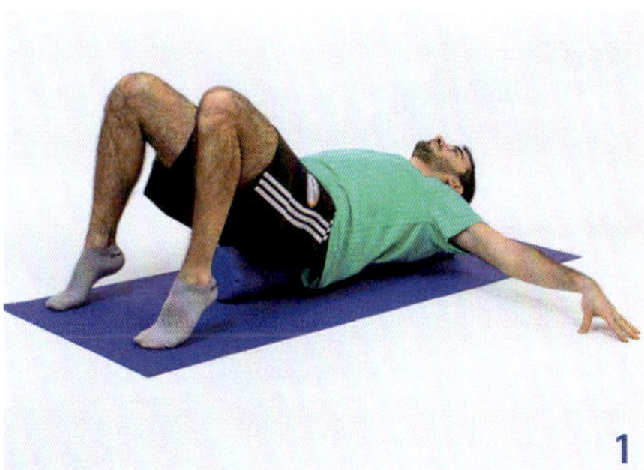

1

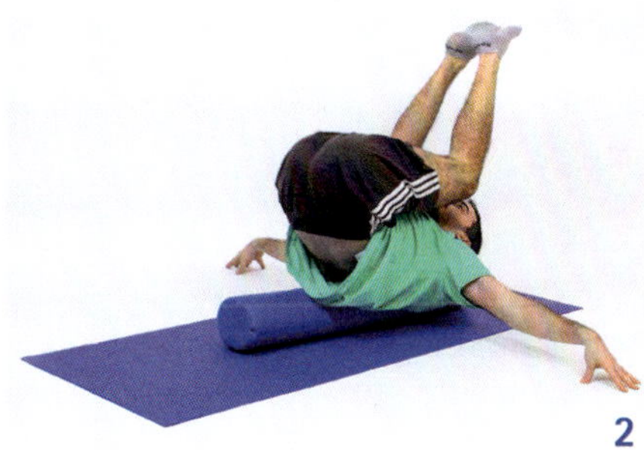

2

5 Segelflieger

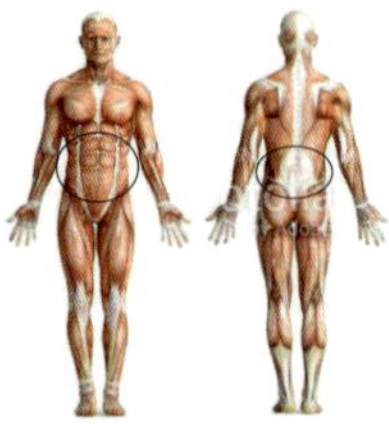

Trainierte Muskeln
Bauchmuskulatur
Untere Rückenmuskulatur

Ausgangsposition

1. Legen Sie sich längs mit dem kompletten Rücken (vom Kreuzbein bis zur Halswirbelsäule) auf eine lange Pilatesrolle. Der Kopf ruht ebenfalls auf der Rolle. Die Beine sind aufgestellt, die Füße etwa hüftbreit geöffnet und flach auf dem Boden. Nehmen Sie einen langen Stab oder einen Besenstiel in beide Hände. Die Hände haben einen Abstand von etwa 1 m. Halten Sie die Arme gestreckt über dem Kopf. Spannen Sie die Bauchmuskeln an.

Übungsablauf

2. Versuchen Sie nun, mit dem linken Ende des Stabs den Boden zu berühren. Erscheint Ihnen die Übung zu einfach, stellen Sie die Füße näher zusammen.

3. Nun führen Sie Schritt 2 zur rechten Seite hin aus. Kehren Sie in die Ausgangsposition zurück.

4. Strecken Sie das linke Bein nach vorn oben aus. Die Oberschenkel beider Beine befinden sich auf gleicher Höhe. Das rechte Bein ist angewinkelt, der Fuß auf dem Boden aufgestellt. Das linke Bein ist ausgestreckt und einige Zentimeter über dem Boden angehoben. Bei der zweiten Variante der Übung hat der Körper nur einen einzigen Kontaktpunkt zum Boden, was das Halten des Gleichgewichts erschwert.

5. Versuchen Sie mit angehobenen Bein, mit dem linken Ende des Stabs den Boden zu berühren, ohne von der Rolle zu rutschen.

6. Führen Sie Schritt 5 nun zur rechten Seite aus.

Hinweis: Der Schwierigkeitsgrad der Übung erhöht sich, je näher der stützende Fuß an der Rolle ist.

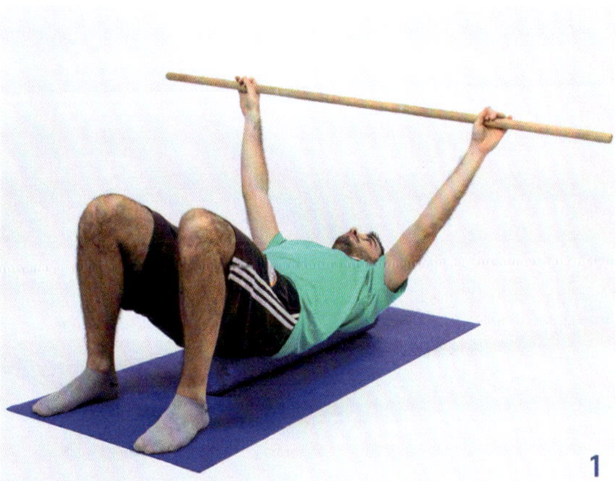

1

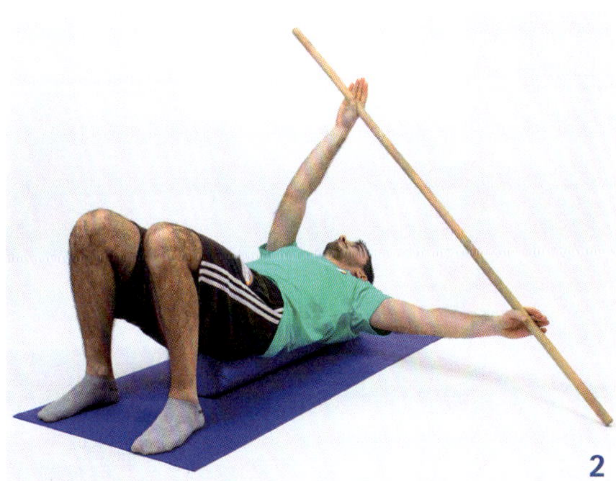

2

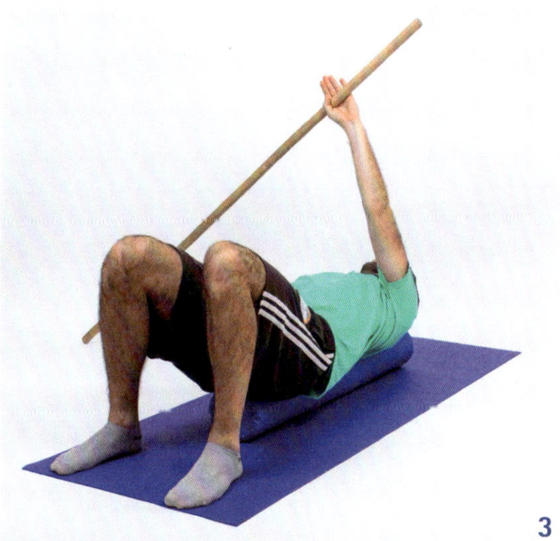

3

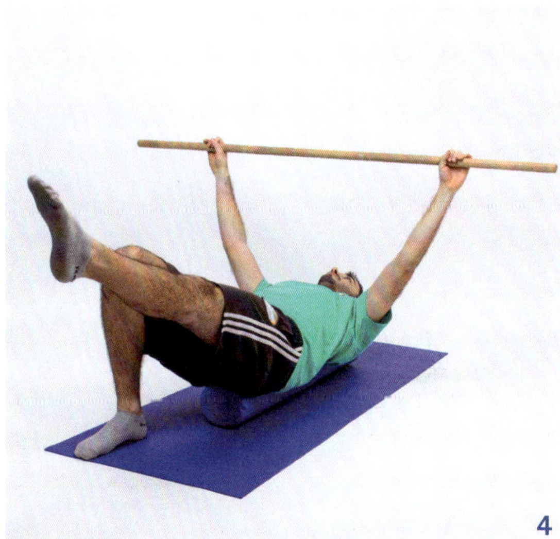

4

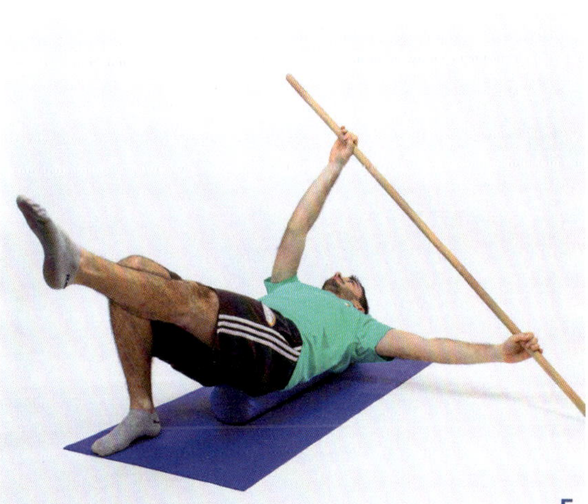

5

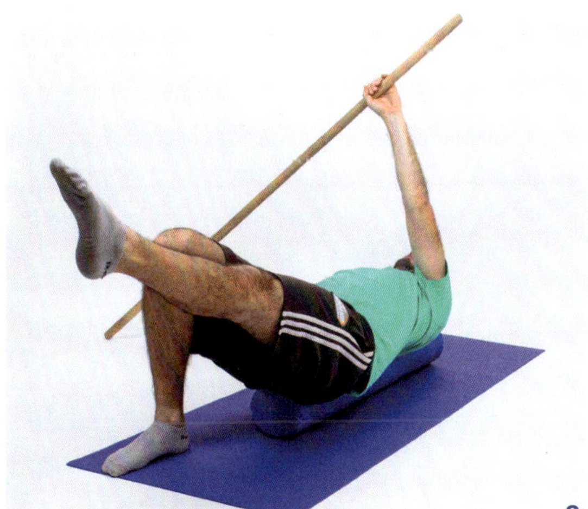

6

1 Sprung auf den BOSU

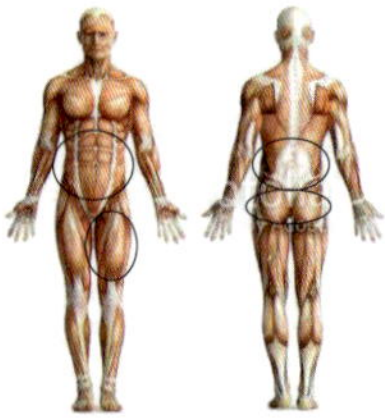

Trainierte Muskeln:
Bauchmuskulatur
Untere Rückenmuskulatur
Gesäßmuskulatur
Oberschenkelmuskulatur

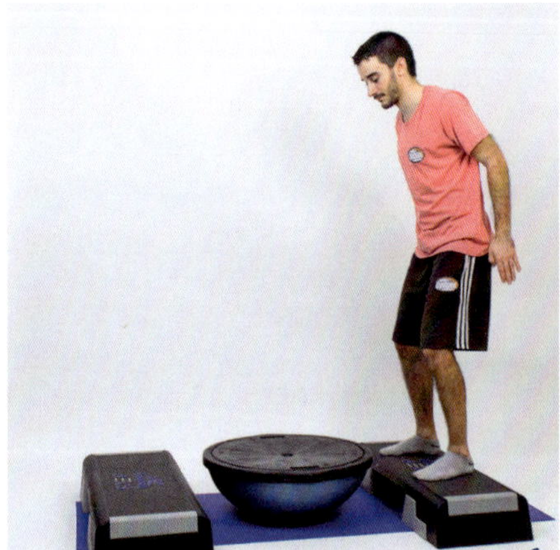

1

Geräte: 2 Stepbretter, BOSU

Aufbau: Stellen Sie 2 Stepbretter auf niedrigster Stufe quer und parallel zueinander auf den Boden, dazwischen liegt der BOSU mit der schwarzen Unterseite nach oben.

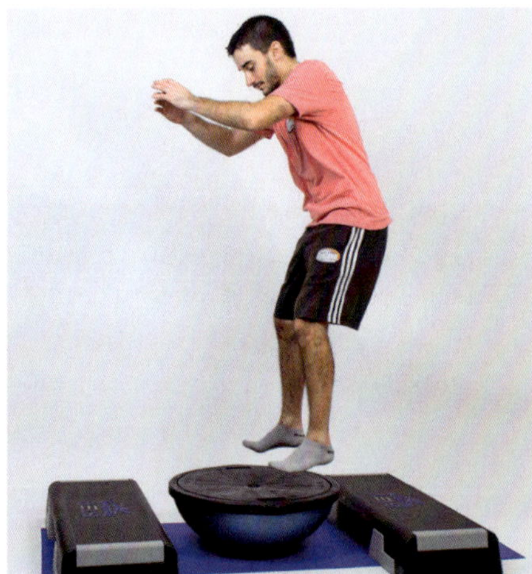

2

Ausgangsposition

1. Stellen Sie sich auf das erste Stepbrett mit Blick Richtung BOSU.

Übungsablauf

2. Springen Sie aus der Ausgangsposition schwungvoll auf den BOSU. Sie müssen mit beiden Füßen gleichzeitig auf dem BOSU landen – am besten auf den Seiten der Plattform.
3. Gehen Sie dann auf dem BOSU in eine leichte Kniebeuge, setzen Sie zum Sprung an und springen Sie auf das zweite Stepbrett. Wiederholen Sie die Übung mehrmals.

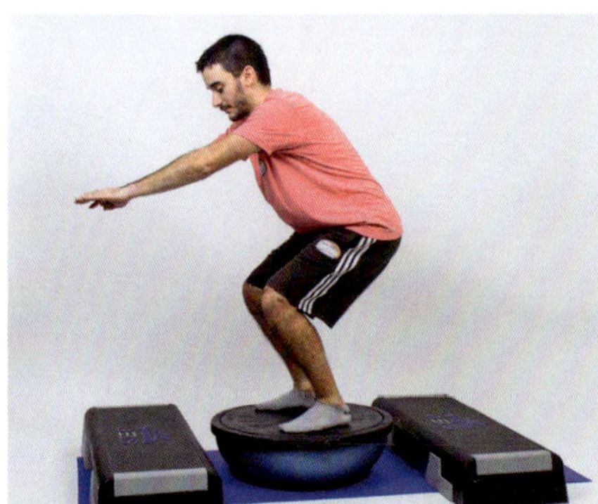

3

Hinweis: Die Übung eignet sich zur Verbesserung der Koordination der Bein- und Rumpfmuskulatur.

2 Rotation mit Stab in Rückenlage auf BOSU

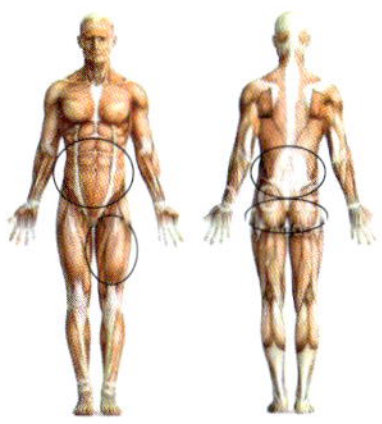

Trainierte Muskeln:
Bauchmuskulatur
Untere Rückenmuskulatur
Gesäßmuskulatur
Oberschenkelmuskulatur

Geräte: BOSU, Gymnastikball, Stab oder Besenstiel

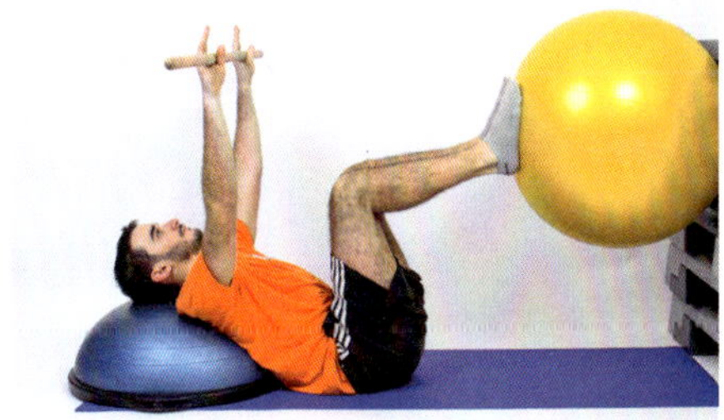

1

Aufbau: Setzen Sie den BOSU etwa 2 m von der Wand entfernt ab. Der Gymnastikball liegt zwischen Wand und BOSU in einer Linie.

Ausgangsposition

1. Setzen Sie sich vor den BOSU und legen Sie sich mit dem Rücken so darauf ab, dass auch der Hinterkopf darauf liegt. Heben Sie die Beine an und rollen Sie mit den Füßen den Ball so weit an der Wand nach oben, dass zwischen Hüft- und Kniegelenk jeweils ein 90-Grad-Winkel entsteht. Halten Sie den Ball mit den Füßen an die Wand gedrückt. Der Ball befindet sich etwa in 1 m Höhe. Greifen Sie den Stab und strecken Sie die Arme senkrecht nach oben. Die Hände sind mehr als schulterbreit geöffnet.

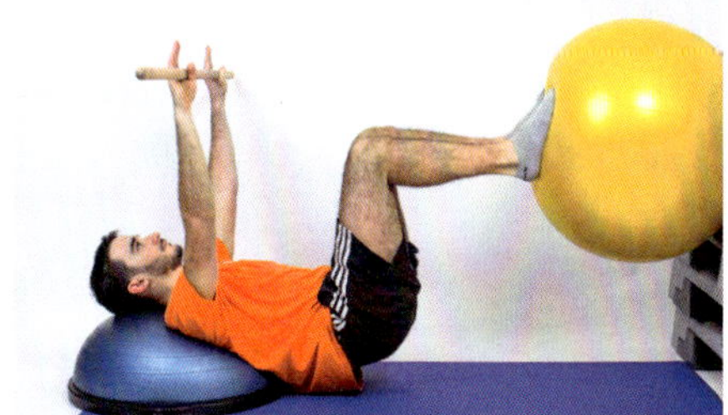

2

Übungsablauf

2. Heben Sie das Becken vom Boden. Um den Schwierigkeitsgrad zu erhöhen, stellen Sie die Füße dicht nebeneinander auf.

3. Durch die Rotation der Wirbelsäule berühren Sie erst mit dem rechten, dann mit dem linken Ende des Stabs den Boden.

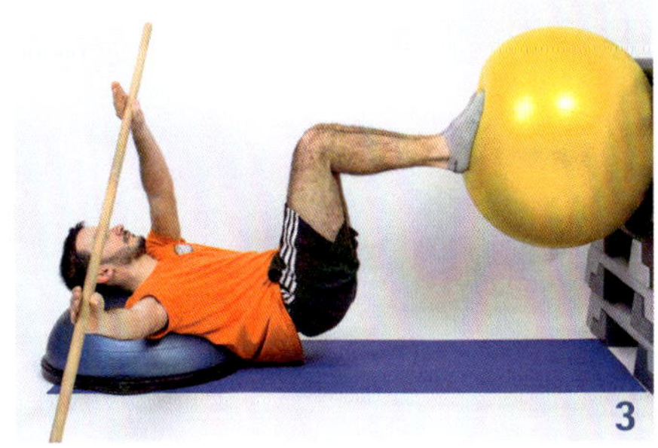

3

Hinweis: Die Übung eignet sich zur Verbesserung der Koordination der Bein- und Rumpfmuskulatur.

3 Rumpfrotation auf Pilatesrolle und BOSU

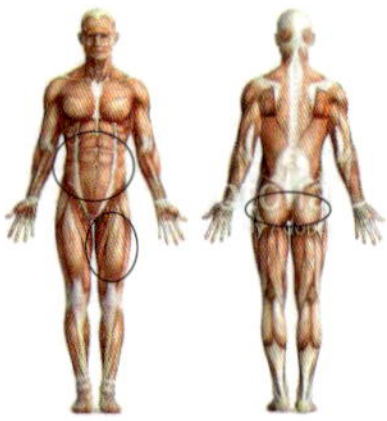

Trainierte Muskeln
Bauchmuskulatur
Gesäßmuskulatur
Oberschenkelmuskulatur

Geräte: BOSU, Pilatesrolle

Aufbau: Platzieren Sie die Pilatesrolle senkrecht zum BOSU, mit etwa 15 cm Abstand dazu.

Ausgangsposition

1. Legen Sie sich mit dem Rücken auf die Pilatesrolle. Der Kopf ruht ebenfalls auf der Rolle. Spannen Sie die Bauchmuskeln an und drücken Sie den unteren Rücken sanft gegen die Pilatesrolle. Stellen Sie die Füße mit angewinkelten geschlossenen Beinen auf den BOSU. Dann strecken Sie die Arme senkrecht nach oben und legen die Handflächen aneinander.

Übungsablauf

2. Neigen Sie die geschlossenen Knie zur rechten Seite, die Handflächen zur linken Seite. Kehren Sie in die Ausgangsposition zurück.

3. Führen Sie die nun die Übungauf die andere Seite aus.

Hinweis: Durch die Übung wird das Körpergleichgewicht trainiert. Je enger die Füße geschlossen sind, desto anspruchsvoller ist die Übung.

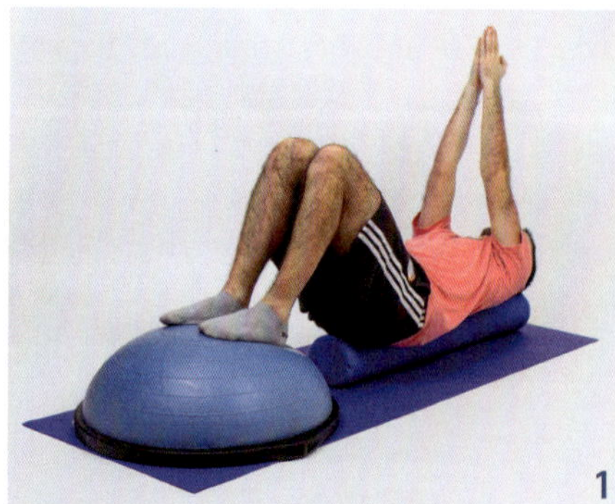
1

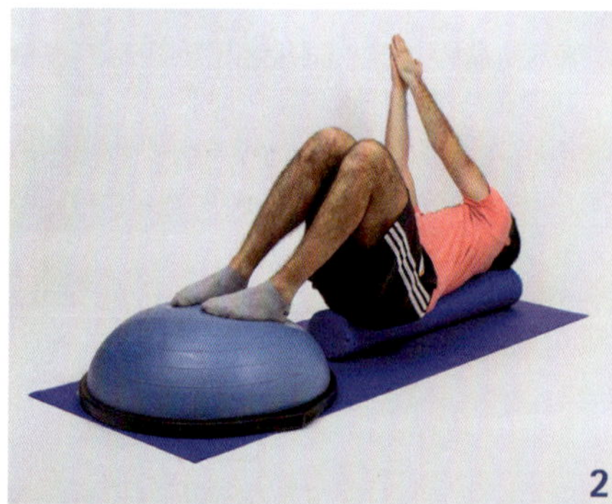
2

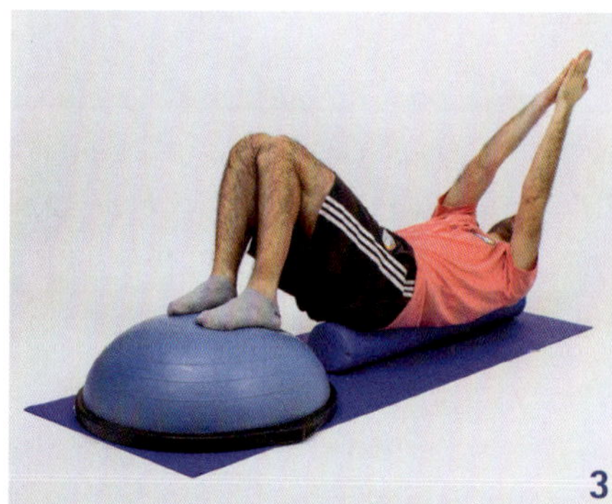
3

4 Vom Kniestand in den Stütz auf BOSU und Gymnastikball

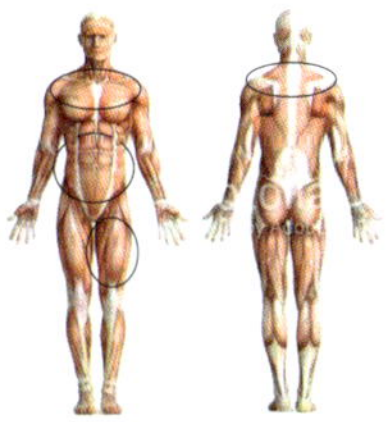

Trainierte Muskeln
Schultermuskulatur
Brustmuskulatur
Bauchmuskulatur
Oberschenkelmuskulatur

Geräte: BOSU, Gymnastikball

Aufbau: Drehen Sie den BOSU mit der Unterseite nach oben und platzieren Sie davor einen Gymnastikball mit einem Abstand von 50 cm.

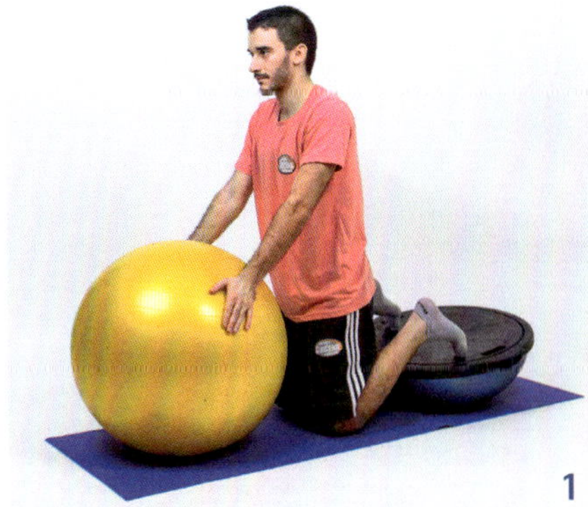

1

Ausgangsposition

1. Knien Sie sich zwischen BOSU und Gymnastikball und setzen Sie die Fußspitzen hinter sich auf den BOSU mit dem größtmöglichen Abstand zueinander. Legen Sie die Hände seitlich am Gymnastikball ab. Die Arme sind gestreckt, die Fingerspitzen zeigen zum Boden.

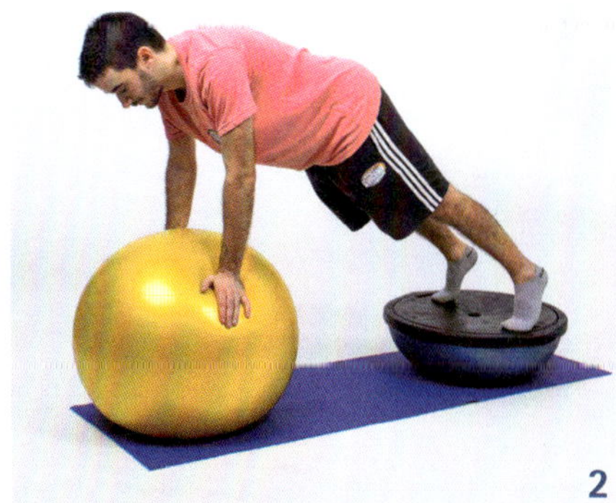

2

Übungsablauf

2. Strecken Sie nun die Beine und heben Sie das Becken so weit wie möglich an, die Schultern befinden sich über den Händen.

Hinweis: Allein diese Position zu halten, ist bereits eine gute Gleichgewichtsübung. Um den Schwierigkeitsgrad zu erhöhen, können Sie zusätzlich die Ellbogen beugen und strecken – wie beim Liegestütz.

5 Horizontale Drehung mit TRX und Stab

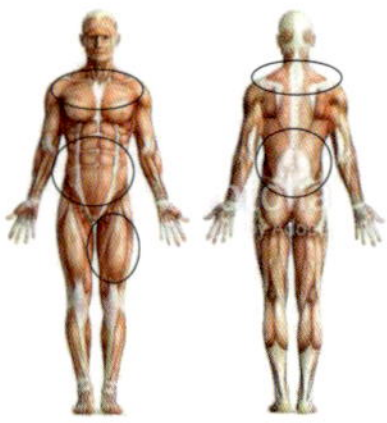

Trainierte Muskeln
Schultermuskulatur
Brustmuskulatur
Bauchmuskulatur
Untere Rückenmuskulatur
Oberschenkelmuskulatur

Geräte: TRX-Schlingentrainer, Stab oder Besenstiel

Aufbau: Stellen Sie die Handgriffe des Schlingentrainers so ein, dass sie sich einige Zentimeter mehr als Armlänge über dem Boden befinden. Schieben Sie den Stab quer in die Handgriffe.

Ausgangsposition

1. Legen Sie sich unter den Schlingentrainer und greifen Sie den Stab direkt über den Schultern mit gestreckten Armen. Schieben Sie die Handgriffe so weit auseinander, dass Ihre Hände etwa 1 m Abstand zueinander haben. Bringen Sie sich in eine gestreckte Position, sodass nur die Fersen auf dem Boden sind. Die Füße sind weit geöffnet. Je weiter Sie die Füße öffnen, desto schwieriger wird die Übung.

Übungsablauf

2. Heben Sie das Becken vom Boden ab. Der gesamte Körper bildet jetzt eine Linie und berührt nur mit den Fersen den Boden. Strecken Sie den linken Fuß so weit es geht nach oben. Kehren Sie in die Ausgangsposition zurück.

3. Nun strecken Sie den rechten Fuß so weit wie möglich nach oben. Die Knie sind während der ganzen Ausführung gestreckt.

Hinweis: Durch Kontraktion der Bauch- und Brustmuskulatur können Sie den Oberkörper stabilisieren.

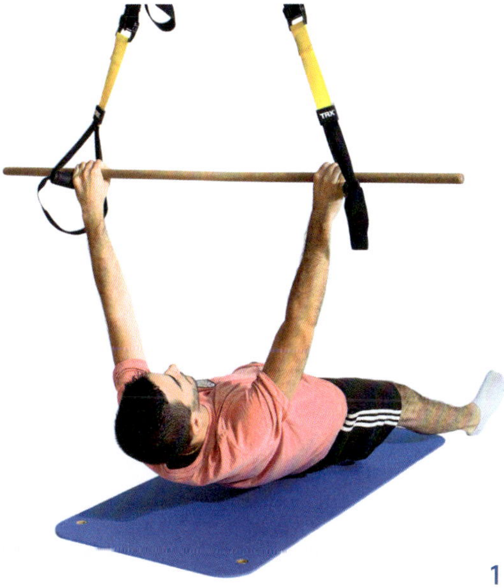

1

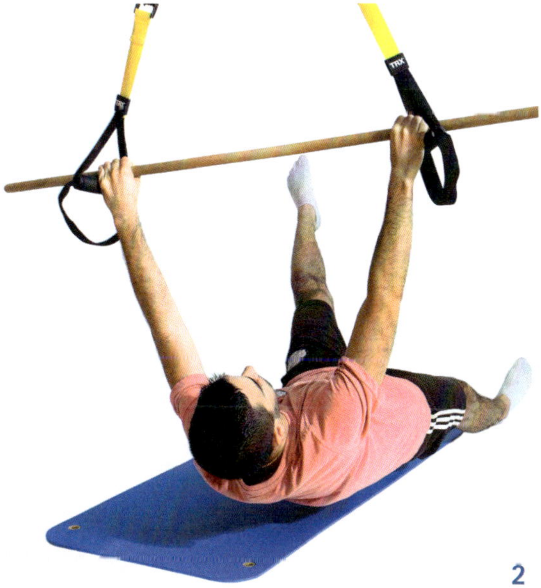

2

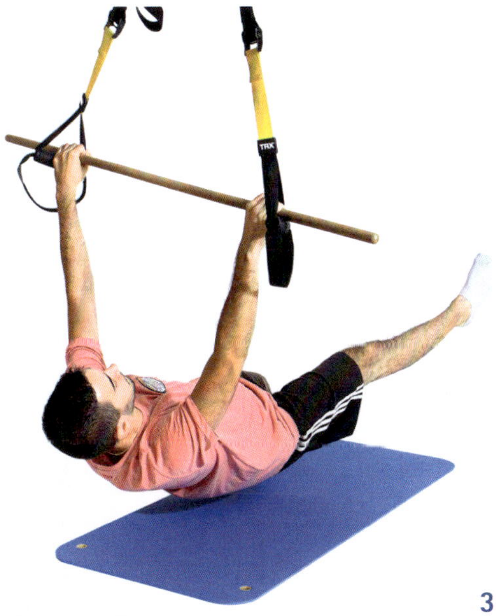

3

6 Handwechsel im Stütz auf Stepbrett und Gymnastikball

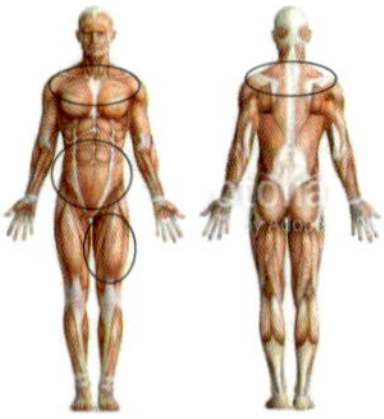

Trainierte Muskeln
Schultermuskulatur
Brustmuskulatur
Bauchmuskulatur
Oberschenkelmuskulatur

Geräte: Gymnastikball, 2 Stepbretter

Aufbau: Stellen Sie die Stepbretter links und rechts parallel zueinander neben der Matte auf. Sie sind etwa 1 m voneinander entfernt. Platzieren Sie den Gymnastikball zwischen den Stepbrettern etwa eineinhalb Schrittlängen dahinter auf der Matte.

Ausgangsposition

1. Kommen Sie in die Liegestützposition. Stützen Sie sich mit den Händen auf den Innenkanten der Stepbretter ab. Die Handgelenke befinden sich unter den Schultern. Platzieren Sie die Fußspitzen etwa hüftbreit geöffnet auf dem Ball. Halten Sie das Becken leicht oberhalb der Kopfhöhe. Die Beine sind gestreckt.

Übungsablauf

2. Tippen Sie nun mit der rechten Hand gegen den Daumen der linken Hand. Verlagern Sie dazu einen Teil des Körpergewichts auf die linke Hand und entlasten Sie so die rechte Seite, damit Sie die rechte Hand vom Stepbrett lösen und zur linken Hand bewegen können. Während dieser Übung verändert sich stets der Körperschwerpunkt. Achten Sie auf die Position des Beckens, um eine übermäßige Belastung des unteren Rückens sowie eventuelle Schmerzen zu vermeiden.

3. Kommen Sie wieder in die Ausgangsposition und wiederholen Sie die Bewegung zur rechten Seite.

Hinweis: Zu Beginn ist es einfacher, wenn Sie die Füße so weit wie möglich öffnen, um stabiler zu sein und das Gleichgewicht besser halten zu können. Versuchen Sie mit jeder Wiederholung, die Füße enger zu setzen.

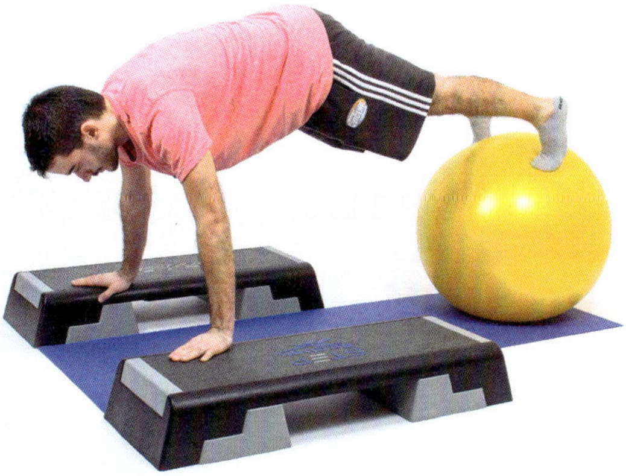

1

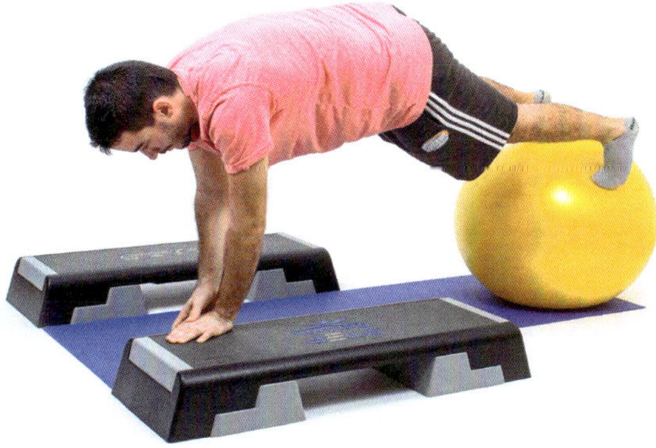

2

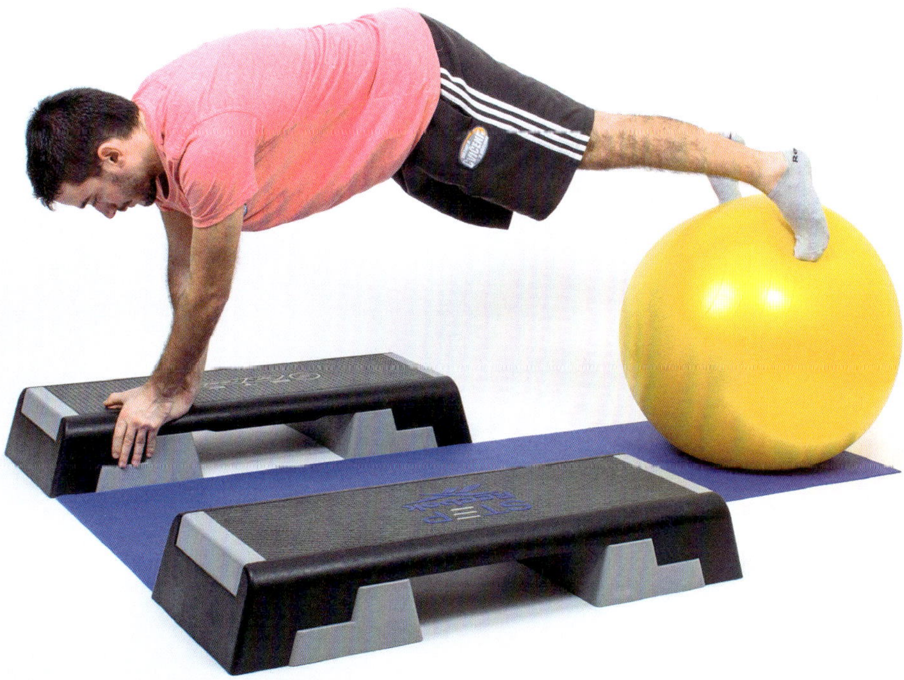

3

7 Auf Stepbrettern und Gymnastikball wandern

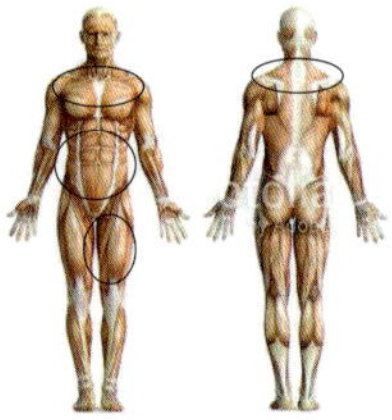

Trainierte Muskeln
Schultermuskulatur
Brustmuskulatur
Bauchmuskulatur
Oberschenkelmuskulatur

Geräte: Gymnastikball, 2 Stepbretter

Aufbau: Stellen Sie die Stepbretter links und rechts parallel zueinander neben der Matte auf. Sie sind etwa 1 m voneinander entfernt. Platzieren Sie den Gymnastikball etwa eineinhalb Schrittlängen hinter dem linken Stepbrett.

Ausgangsposition

1. Kommen Sie in die Liegestützposition auf dem linken Stepbrett, die Arme sind dabei gestreckt. Stützen Sie sich mit den Händen so ab, dass die Fingerspitzen zum Boden zeigen. Die Handgelenke sind in einer Linie mit den Schultern. Platzieren Sie die Fußspitzen auf dem Ball hinter Ihnen. Die Beine sind gestreckt. Halten Sie das Becken etwas oberhalb der Kopfhöhe.

Übungsablauf

2. Rollen Sie den Ball mit den Füßen nach rechts.

3. Versuchen Sie nun, mit den Händen vom linken auf das rechte Stepbrett zu kommen, ohne dabei die Matte zu berühren.

4. Wenn die Hände auf dem rechten Stepbrett in der richtigen Position angekommen sind, rollen Sie den Ball noch weiter nach rechts, genau hinter das Stepbrett. Kehren Sie in umgekehrter Reihenfolge in die Ausgangsposition zurück.

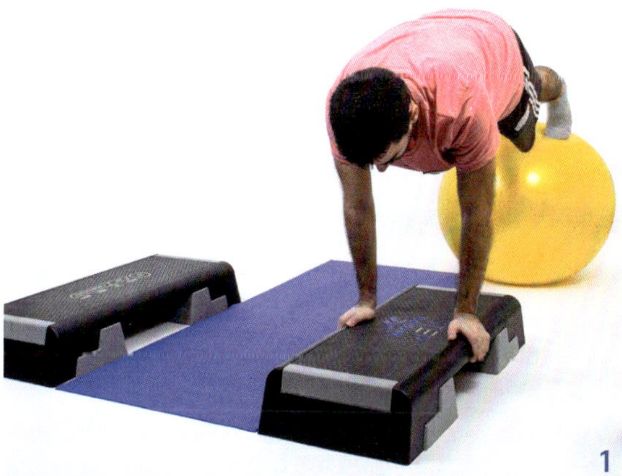

1

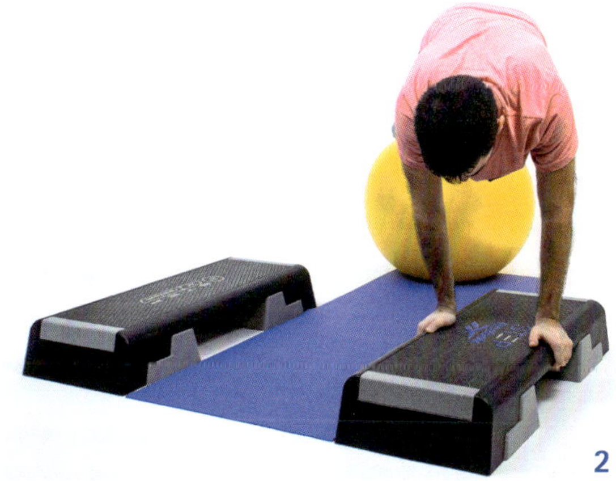

2

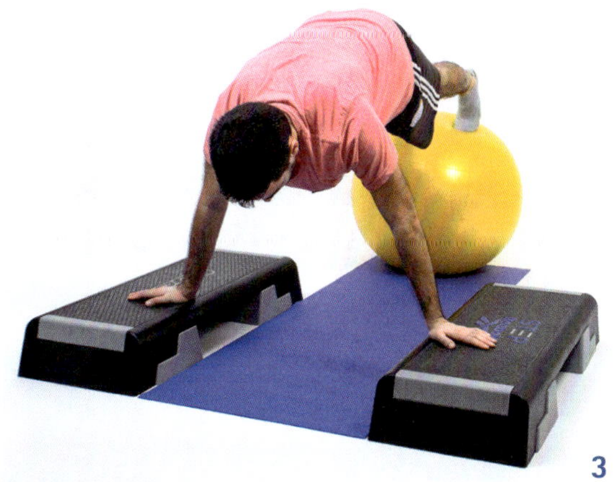

3

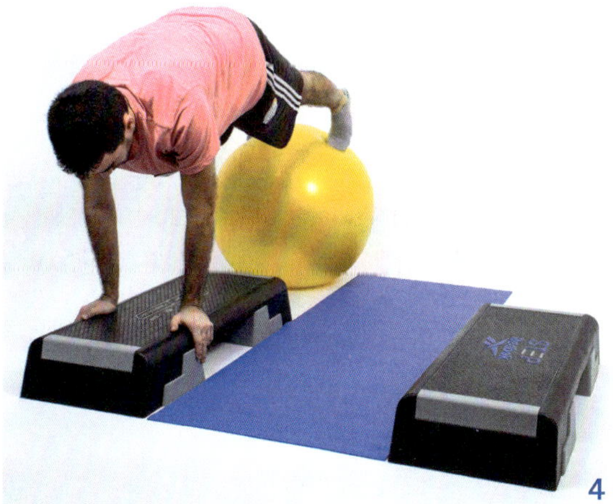

4

8 Wellen auf BOSU

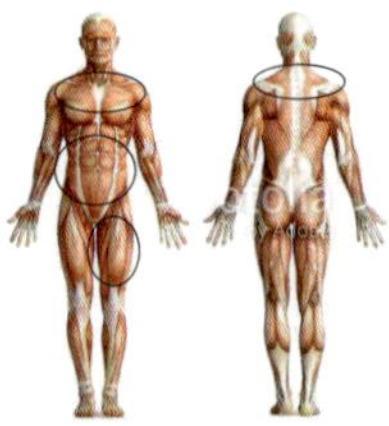

Trainierte Muskeln
Schultermuskulatur
Brustmuskulatur
Bauchmuskulatur
Oberschenkelmuskulatur

Geräte: 2 BOSU

Aufbau: Drehen Sie beide BOSU mit der Unterseite nach oben und stellen Sie sie etwa 50 cm voneinander entfernt auf (je nach Körpergröße).

Ausgangsposition

1. Kommen Sie in die Liegestützposition auf beiden BOSU. Stützen Sie sich mit den Händen an den Griffen des vorderen BOSU ab. Die Handgelenke befinden sich genau unter den Schultern. Platzieren Sie die Fußspitzen an der breitesten Stelle des hinteren BOSU. Halten Sie das Becken auf Kopfhöhe.

Übungsablauf

2. Kippen Sie das BOSU nach links, um mit den Fingern der linken Hand den Boden zu berühren. Gleichzeitig kippen Sie mit dem hineren BOSU nach rechts, um mit dem rechten Fuß möglichst nah an den Boden zu gelangen.

3. Wechseln Sie die Seite. Ziel ist es, die Bewegungen auf dem BOSU in vollem Umfang auszuführen und die Knie während der gesamten Übung möglichst gerade zu halten.

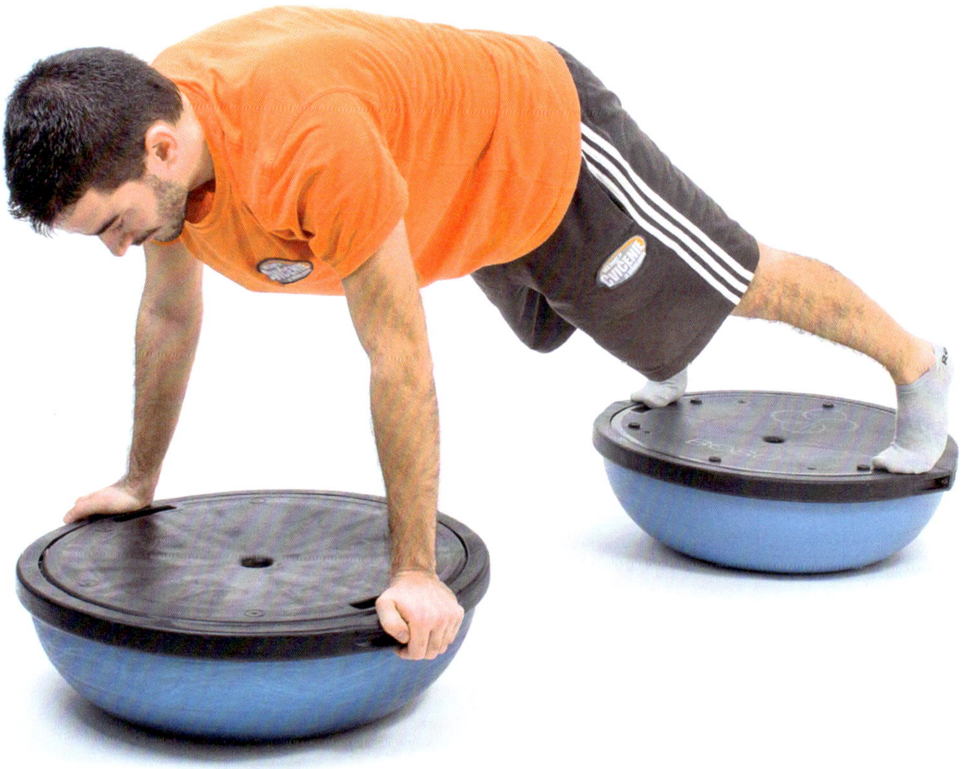

1

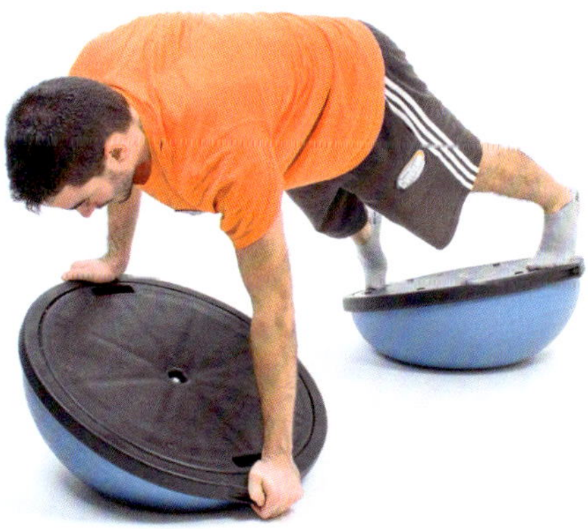

2

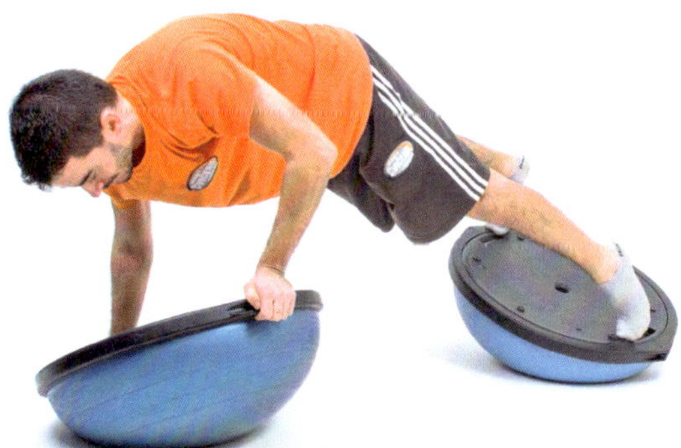

3

9 Instabiles Trapez

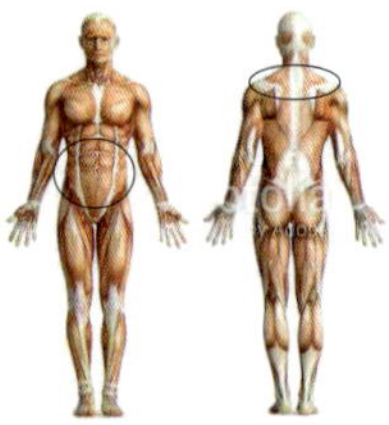

Trainierte Muskeln
Schultermuskulatur
Bauchmuskulatur

Geräte: 2 Gymnastikbälle, Stab oder Besenstiel

Aufbau: Positionieren Sie die Gymnastikbälle etwa 1 m voneinander entfernt. Greifen Sie den Stab mit mehr als schulterbreit geöffneten Händen, stellen Sie sich etwa 1 m vor den Gymnastikbällen auf und platzieren Sie jeweils ein Ende des Stabs oben auf den Gymnastikbällen.

Ausgangsposition

1. Beugen Sie sich nach vorn und kommen Sie in eine erhöhte Liegestützposition. Sie befinden sich jetzt in einem instabilen Trapez. Die Füße sind etwa hüftbreit geöffnet.

Übungsablauf

2. Heben Sie nun die Fersen an und schieben Sie die Schultern über die Hände. Der Körper ist gerade, Oberkörper und Beine bilden eine Linie. Halten Sie diese Stellung etwa 10 Sekunden und kehren Sie in die Ausgangsposition zurück. Falls es Ihnen nicht gelingt, den Körper in eine gerade Linie zu bringen, versuchen Sie, sich in die maximal mögliche Position vorzubeugen, sodass Sie gerade noch stabil bleiben.

3. Wenn Ihnen diese Übung leichtfällt, können Sie den Schwierigkeitsgrad erhöhen, indem Sie ein Bein nach hinten wegstrecken. So verzichten Sie auf einen Stützpunkt und die Übung wird anspruchsvoller.

4. Wiederholen Sie Schritt 3 mit dem anderen Bein.

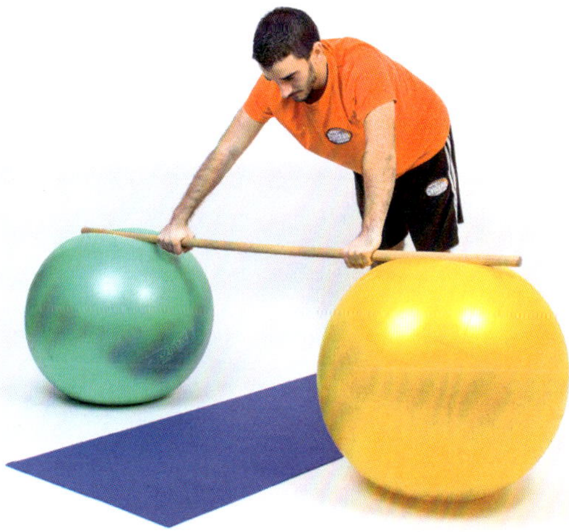

1

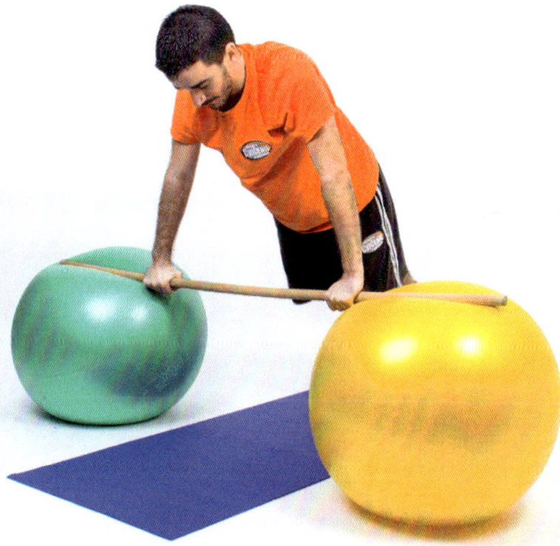

2

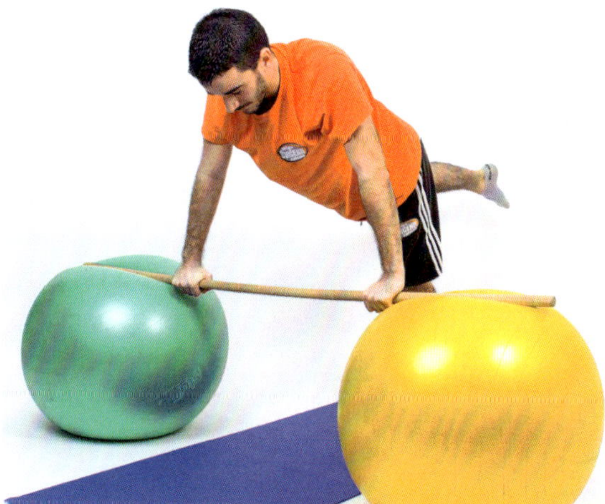

3

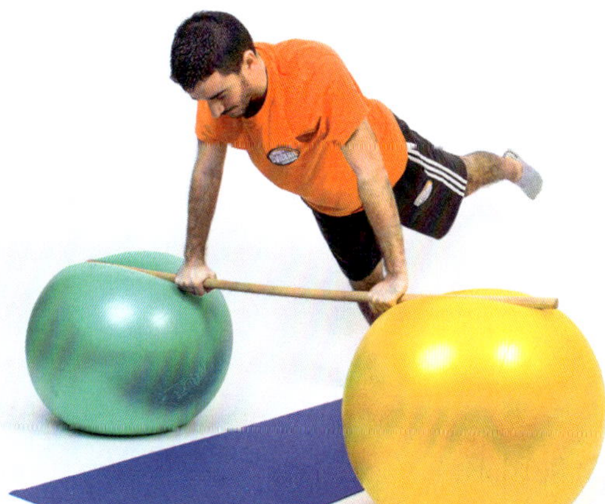

4

10 Liegestütz, Bergsteiger und Beinheben auf zwei Gymnastikbällen

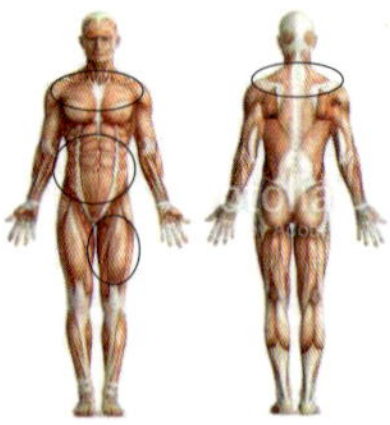

Trainierte Muskeln
Schultermuskulatur
Brustmuskulatur
Bauchmuskulatur
Oberschenkelmuskulatur

Geräte: 2 Gymnastikbälle

Aufbau: Positionieren Sie die Gymnastikbälle etwa 10 cm voneinander entfernt.

Ausgangsposition

1. Kommen Sie in den Unterarmstütz auf die Gymnastikbälle. Die Ellbogen befinden sich direkt unter den Schultern. Das Becken ist auf Kopfhöhe, die Beine sind gestreckt und hüftbreit geöffnet.

Übungsablauf

2. Mit der Einatmung senken Sie den Brustkorb so nah wie möglich zu den Bällen, mit der Ausatmung schieben Sie ihn so weit wie möglich zurück nach oben. Die Übung wird einfacher, wenn Sie die Hände verschränken.

3. Für den Bergsteiger nehmen Sie wieder die Ausgangsposition ein. Bringen Sie nun das gebeugte linke Knie in den Zwischenraum zwischen den beiden Gymnastikbällen, während das rechte Bein gestreckt bleibt. Setzen Sie das Bein zurück in die Ausgangsposition.

4. Wiederholen Sie die Übung mit dem anderen Bein.

5. Als Nächstes nehmen Sie wieder die Ausgangsposition ein, jedoch stehen die Füße in einem Abstand von 1 m. Heben Sie nun den linken Fuß nach oben. Der rechte Fuß ist der einzige feste Konktaktpunkt zum Boden. Es ist deshalb ziemlich anstrengend, das Körpergleichgewicht zu halten.

6. Setzen Sie den linken Fuß wieder ab und heben Sie den rechten Fuß nach oben.

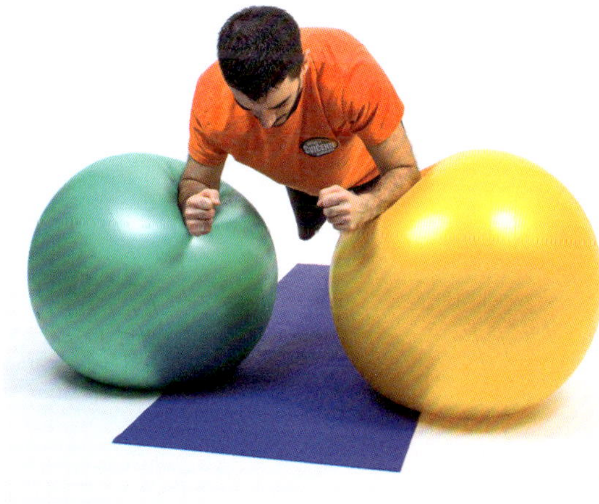
1

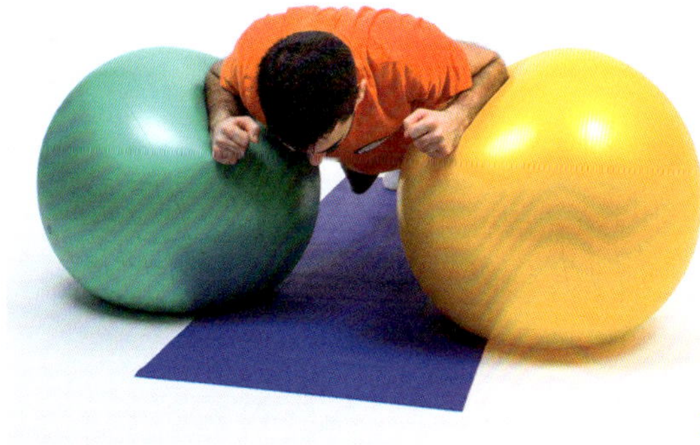
2

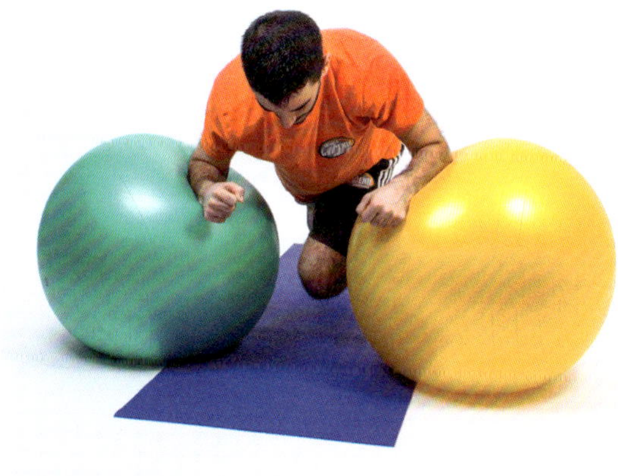
3

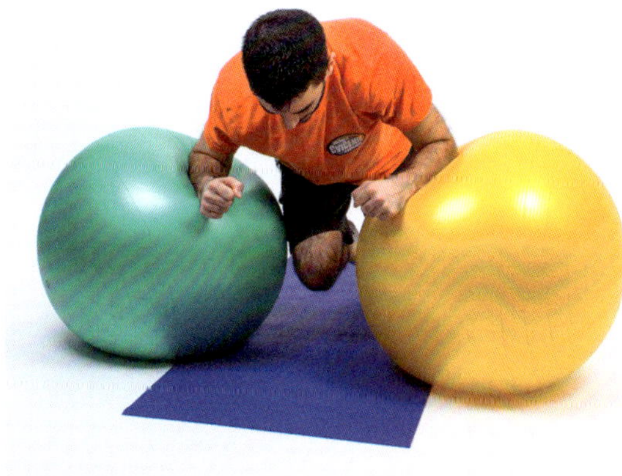
4

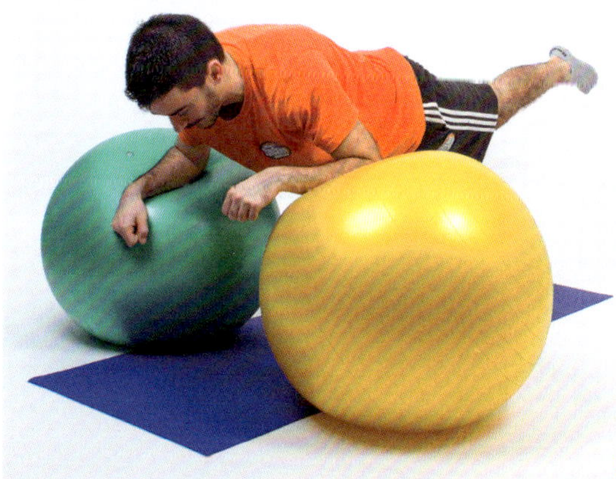
5

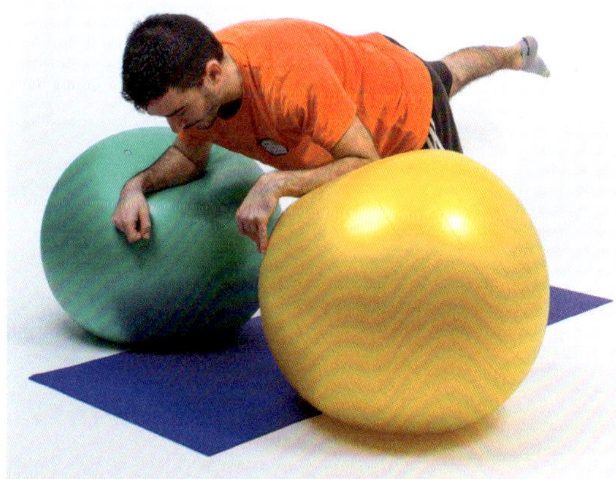
6

11 Artist

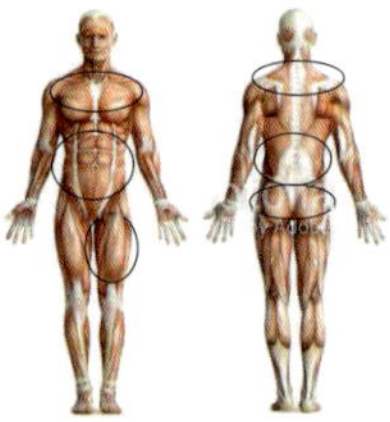

Trainierte Muskeln
Schultermuskulatur
Bauchmuskulatur
Untere Rückenmuskulatur
Gesäßmuskulatur
Oberschenkelmuskulatur

Geräte: 2 Gymnastikbälle, BOSU

Aufbau: Positionieren Sie die Gymnastikbälle etwa 15 cm voneinander entfernt. Sie dürfen sich nicht berühren. Drehen Sie den BOSU mit der schwarzen Unterseite nach oben und platzieren Sie ihn vor den Gymnastikbällen, sodass die 3 Geräte ein imaginäres Dreieck bilden.

Ausgangsposition

1. Kommen Sie in die Liegestützposition mit den Händen auf dem BOSU und den Fußspitzen auf jeweils einem Ball. Die Handgelenke befinden sich direkt unter den Schultern. Halten Sie das Becken auf Kopfhöhe oder etwas darüber. Bereits hier ist eine gute Stabilität erforderlich.

Übungsablauf

2. Verlagern Sie nun das Körpergewicht auf den rechten Fuß und versuchen Sie, den linken Fuß langsam über den Ball zu heben.

3. Kehren Sie dann in die Ausgangsposition zurück und wiederholen Sie die Übung mit dem anderen Fuß.

Hinweis: Es ist sehr anstrengend, das Gleichgewicht zu halten, da der Körper bei dieser Übung keinen einzigen festen Stützpunkt hat und nur auf 2 instabilen Punkten abgestützt ist: dem Ball und dem BOSU.

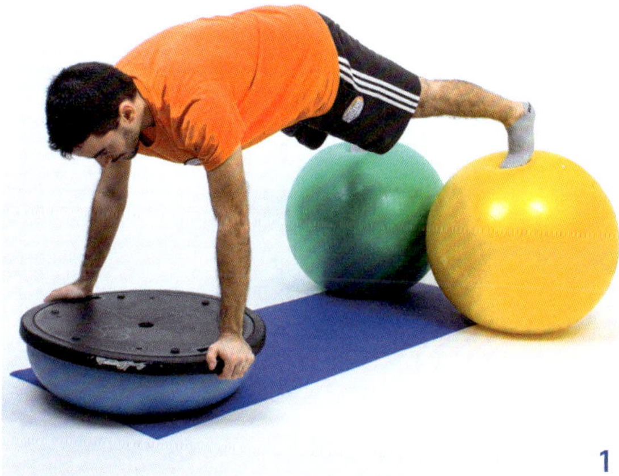

1

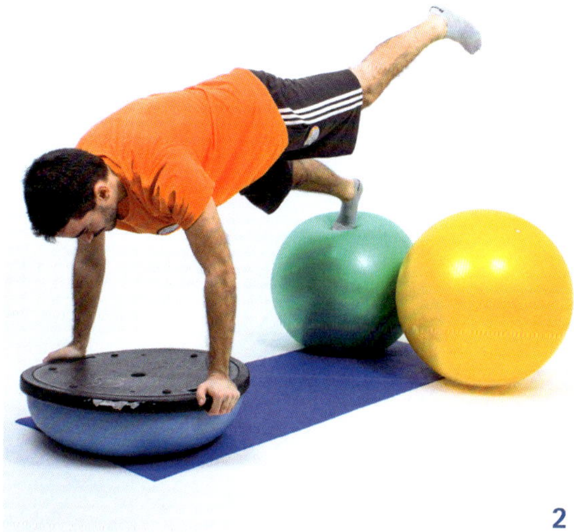

2

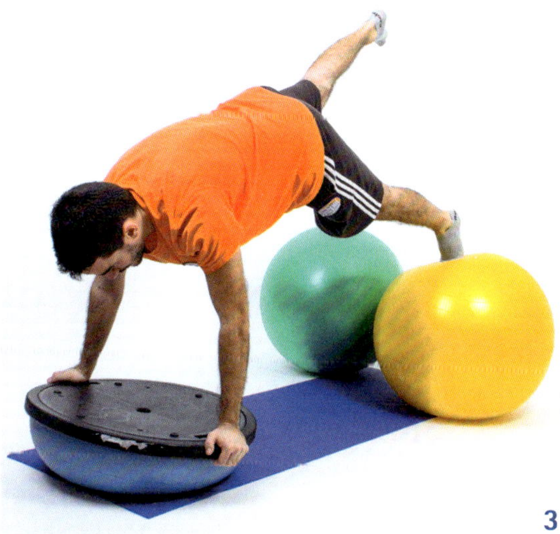

3

12 Dach auf BOSU und Gymnastikball

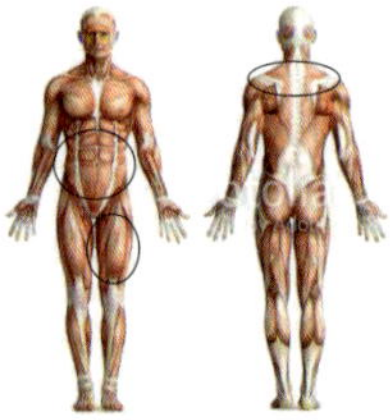

Trainierte Muskeln
Schultermuskulatur
Bauchmuskulatur
Oberschenkelmuskulatur

Geräte: Gymnastikball, BOSU

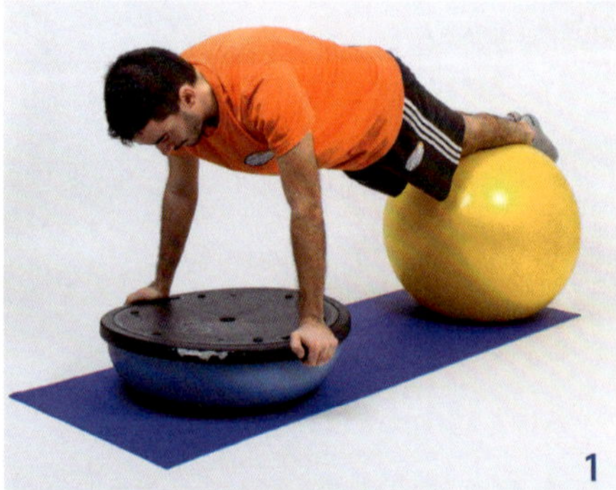

1

Aufbau: Drehen Sie den BOSU mit der schwarzen Unterseite nach oben und positionieren Sie ihn etwa 50 cm vor dem Gymnastikball.

Ausgangsposition

1. Kommen Sie in die Liegestützposition mit den Händen auf dem BOSU und den Beinen auf dem Gymnastikball. Die Unterschenkel – von den Fußrücken bis zu den Knien – sind auf dem Gymnastikball abgestützt. Stützen Sie die Hände auf den Griffen des BOSU ab. Die Handgelenke sind direkt unter den Schultern. Das Becken befindet sich auf Kopfhöhe.

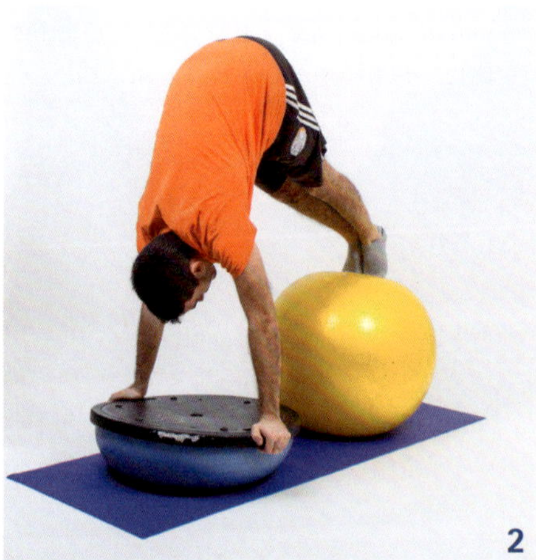

2

Übungsablauf

2. Mit der Einatmung rollen Sie mit den Unterschenkeln und Füßen über den Gymnastikball, bis Sie die Fußspitzen darauf aufstellen können. Dabei schieben Sie das Becken senkrecht nach oben. Hände, Schultern und Becken bilden eine Linie. Lösen Sie beim Ausatmen die Muskelspannung und kehren Sie in die Ausgangsposition zurück.

13 Tisch auf BOSU und Gymnastikball

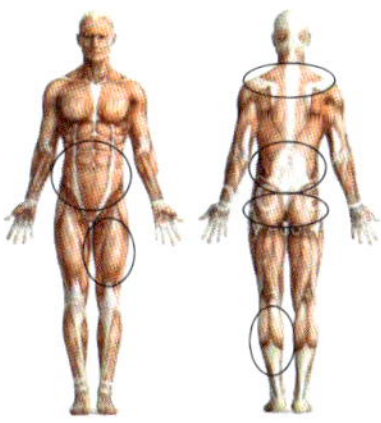

Trainierte Muskeln
Schultermuskulatur
Bauchmuskulatur
Untere Rückenmuskulatur
Gesäßmuskulatur
Oberschenkelmuskulatur
Wadenmuskulatur

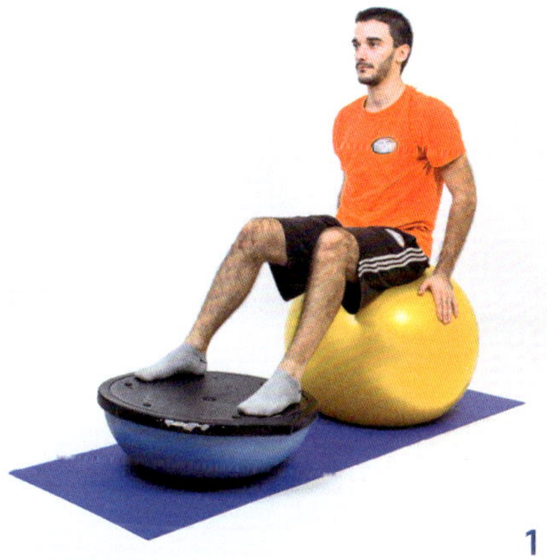

1

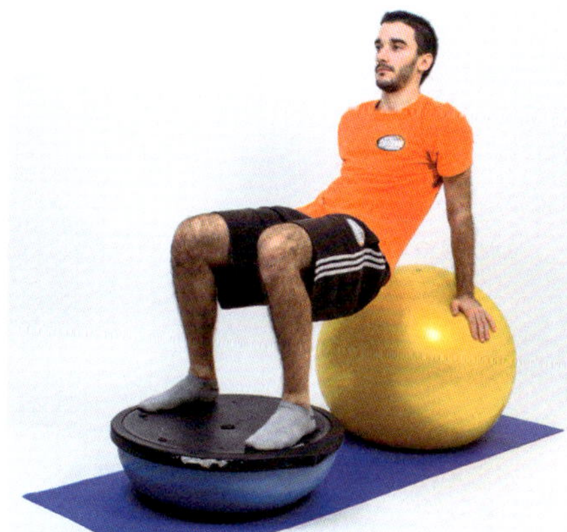

2

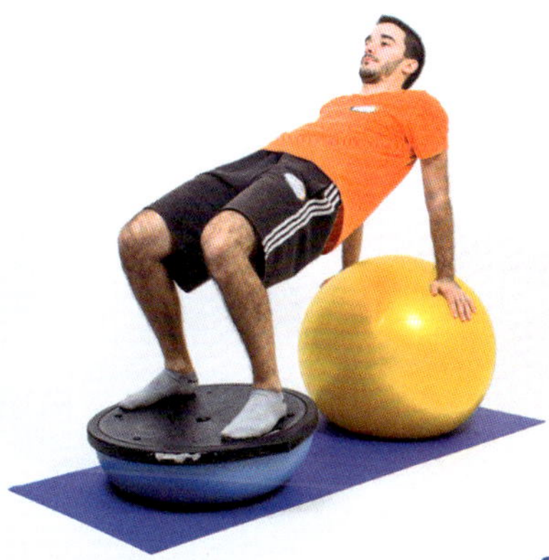

3

Geräte: Gymnastikball, BOSU

Aufbau: Drehen Sie den BOSU mit der schwarzen Unterseite nach oben. Positionieren Sie einen Gymnastikball etwa 30 cm hinter dem BOSU.

Ausgangsposition

1. Setzen Sie sich auf den Ball. Winkeln Sie die Beine an und platzieren Sie die Füße etwa schulterbreit geöffnet auf der BOSU-Plattform. Legen Sie die Hände neben sich auf den Gymnastikball.

Übungsablauf

2. Mit der Ausatmung verlagern Sie das Körpergewicht auf die Füße und versuchen, das Becken vom Gymnastikball möglichst weit anzuheben. Die Knie sind im 90-Grad-Winkel. Die Endposition ähnelt der Tischposition im Yoga.

Hinweis: Bei dieser Übung hat der Körper keinen einzigen stabilen Konktaktpunkt zum Boden. Seien Sie deshalb sehr vorsichtig, damit Sie nicht umkippen.

14 Instabiler Stuhl

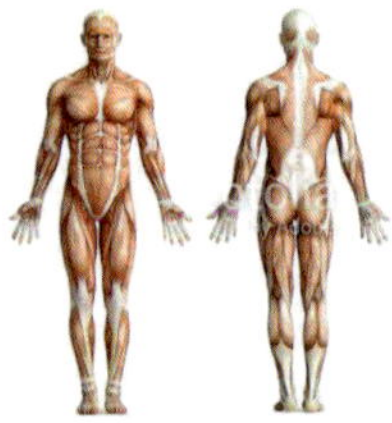

Trainierte Muskeln
Die Übung eignet sich zur Verbesserung der Koordination verschiedener Muskelgruppen.

Geräte: Gymnastikball, Pilatesball

Aufbau: Platzieren Sie einen Pilatesball etwa 30 cm vor dem Gymnastikball.

Ausgangsposition

1. Setzen Sie sich auf den Ball. Winkeln Sie die Beine an und platzieren Sie die Füße auf dem Pilatesball. Legen Sie die Hände neben sich auf den Gymnastikball.

Übungsablauf

2. Wenn Sie ein stabiles Gleichgewicht erreicht haben, strecken Sie beide Arme seitlich aus. Der Kopf bewegt sich nicht, der Blick bleibt nach vorn gerichtet.

3. Drehen Sie den Oberkörper nach rechts und bringen Sie dabei den linken Arm nach vorn. Der rechte Arm geht nach hinten.

4. Wechseln Sie dann die Seite, drehen Sie den Oberkörper nach links, dabei geht der rechte Arm nach vorn und der linke nach hinten.

5. Kommen Sie zurück in die Position aus Schritt 2. Beugen Sie nun den Oberkörper tief nach vorn. Ein Teil des Körpergewichts verlagert sich dabei auf den Pilatesball. Richten Sie den Oberkörper wieder auf und wiederholen Sie diesen Schritt 3-mal. Kehren Sie dann in die Ausgangsposition zurück. Lösen Sie dabei die Muskelspannung.

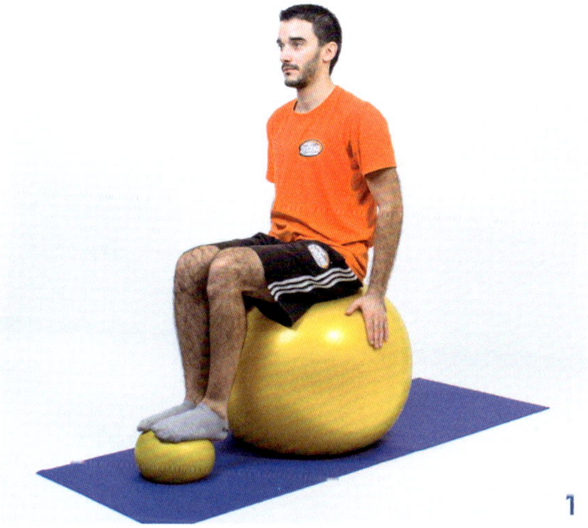

1

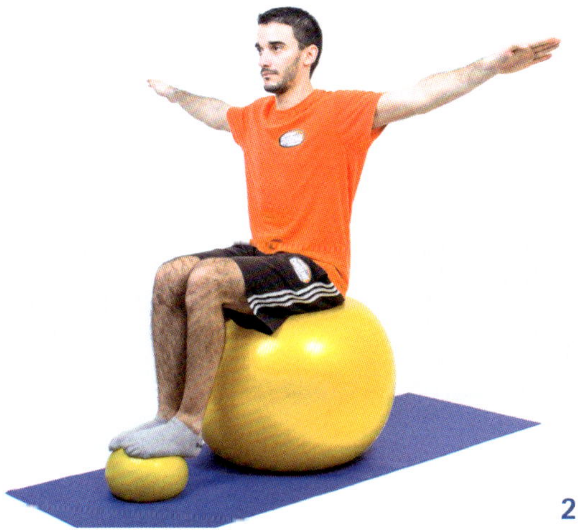

2

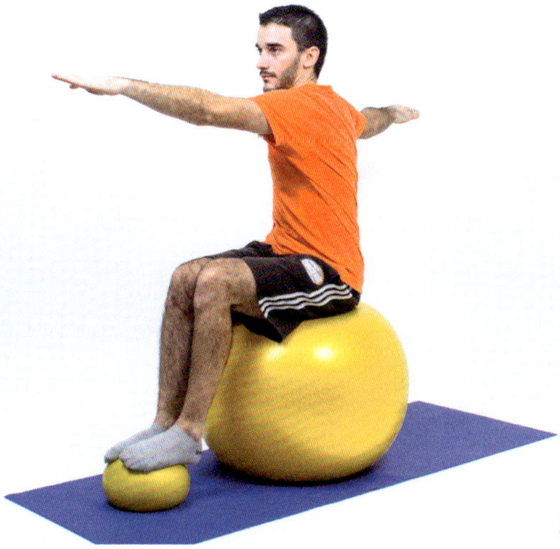

3

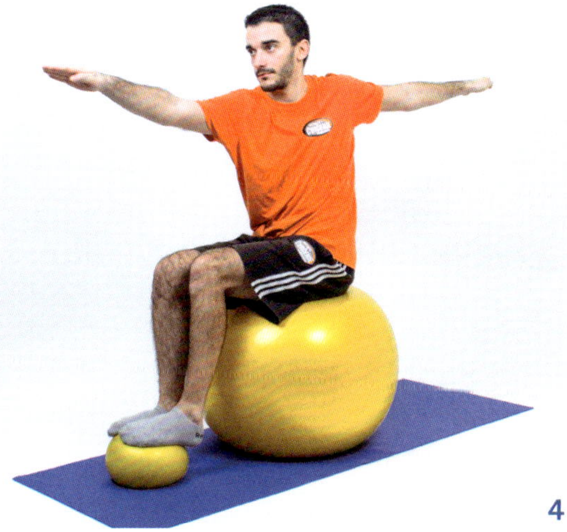

4

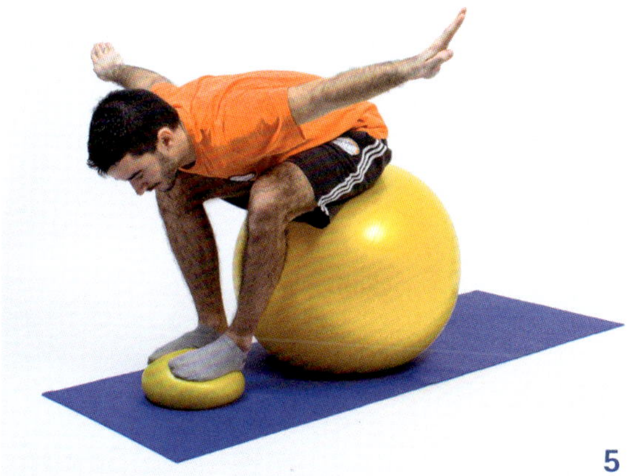

5

15 Erhöhter Stütz mit Absteigen

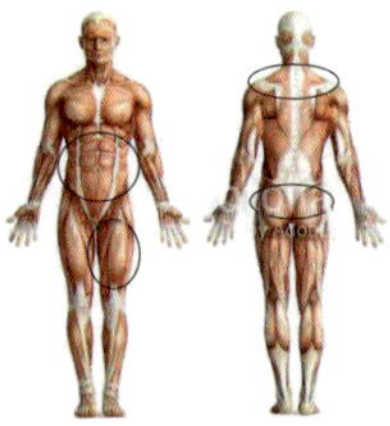

Trainierte Muskeln
Schultermuskulatur
Bauchmuskulatur
Gesäßmuskulatur
Oberschenkelmuskulatur

Geräte: (etwas festerer) Gymnastikball, Stuhl oder Holzkiste (oder eine andere feste Sitzunterlage in der Höhe des Gymnastikballs)

Aufbau: Stellen Sie einen Stuhl o.Ä. etwa 1 m hinter dem Gymnastikball auf.

Ausgangsposition

1. Stellen Sie sich zwischen Ball und Stuhl. Beugen Sie den Oberkörper nach vorn und stützen Sie die Hände etwa schulterbreit auf dem Gymnastikball auf. Die Handgelenke befinden sich unter den Schultern, die Finger zeigen zum Boden. Setzen Sie die rechte Fußspitze des gestreckten Beins auf dem Stuhl ab. Das linke Bein ist ebenfalls gestreckt, der Fuß auf dem Boden. Das Becken befindet sich etwa auf Kopfhöhe.

Übungsablauf

2. Heben Sie mit der Ausatmung das gestreckte linke Bein nach oben und setzen Sie es mit der Einatmung wieder auf dem Boden ab. Wiederholen Sie die Übung 10-mal und wechseln Sie dann die Seite.

Hinweis: Je weiter die Füße geöffnet sind, desto anspruchsvoller ist die Übung. Es steigt ebenso die Belastung der Schultern und der schrägen Bauchmuskeln.

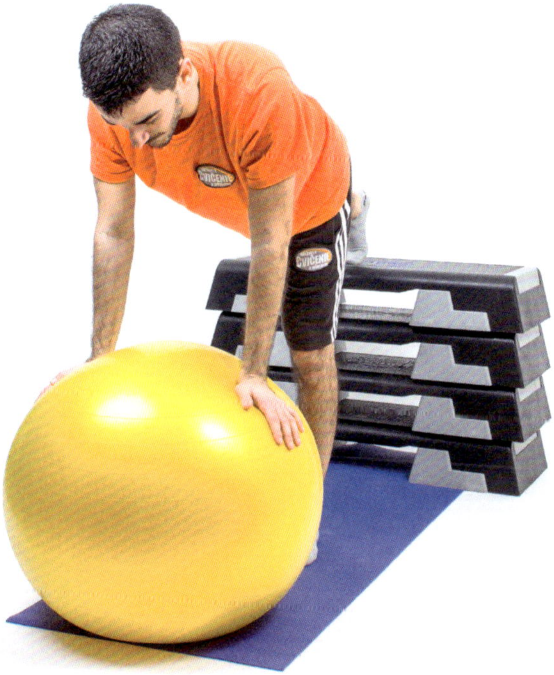

1

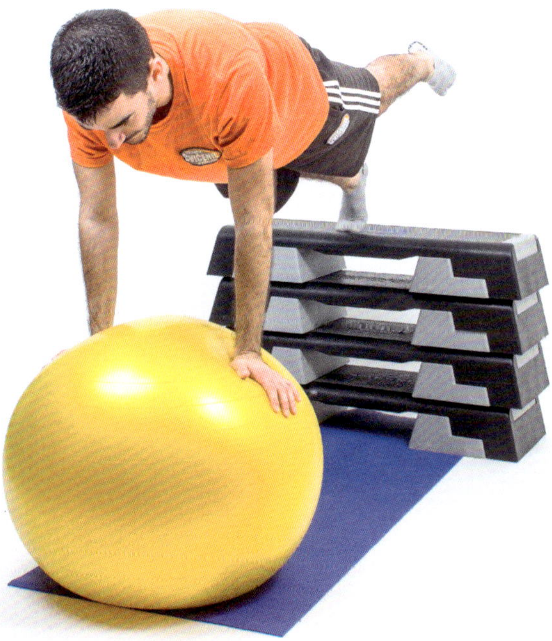

2

16 Chamäleon

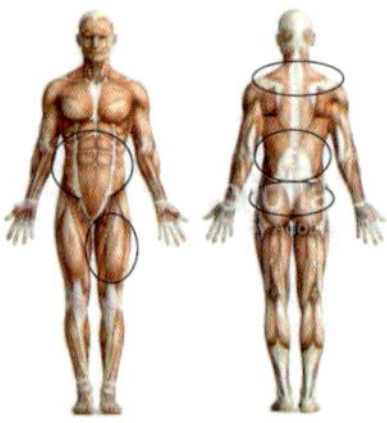

Trainierte Muskeln
Schultermuskulatur
Bauchmuskulatur
Untere Rückenmuskulatur
Gesäßmuskulatur
Oberschenkelmuskulatur

Geräte: 2 Stepbretter

Aufbau: Stellen Sie die Stepbretter auf die niedrigste Stufe. Positionieren Sie sie längs hintereinander mit wenigen Zentimetern Abstand dazwischen.

Ausgangsposition

1. Die Grundposition ähnelt der Yoga-Stellung des abwärts blickenden Hundes, nur dass das Becken in diesem Fall auf Kopfhöhe ist. Kommen Sie in die Liegestützposition vor dem ersten Steppbret. Die Füße sind hüftbreit geöffnet. Die Hände stützen sich an den Außenkanten des Stepbretts ab, die Fingerspitzen zeigen nach unten. Die Handgelenke sind genau unter den Schultern. Heben Sie den rechten Arm und das linke Bein gestreckt auf Kopfhöhe an.

Übungsablauf

2. Bringen Sie die rechte Hand und das linke Bein in einer Vorwärtsbewegung auf das Brett. Das linke Knise ist gebeugt und Sie stehen auf den Fußspitzen. Mit jedem weiteren Absetzen versetzen Sie Hand bzw. Fuß um etwa 30 cm nach vorn.

3. Heben Sie nun den linken Arm und das rechte Bein gestreckt auf Kopfhöhe. Die rechte Hand und der linke Fuß bleiben auf dem Stepbrett. Alle Gliedmaßen sind gestreckt. Wiederholen Sie den Bewegungsablauf, bis Sie das Ende des vorderen Stepbretts erreicht haben und absteigen können.

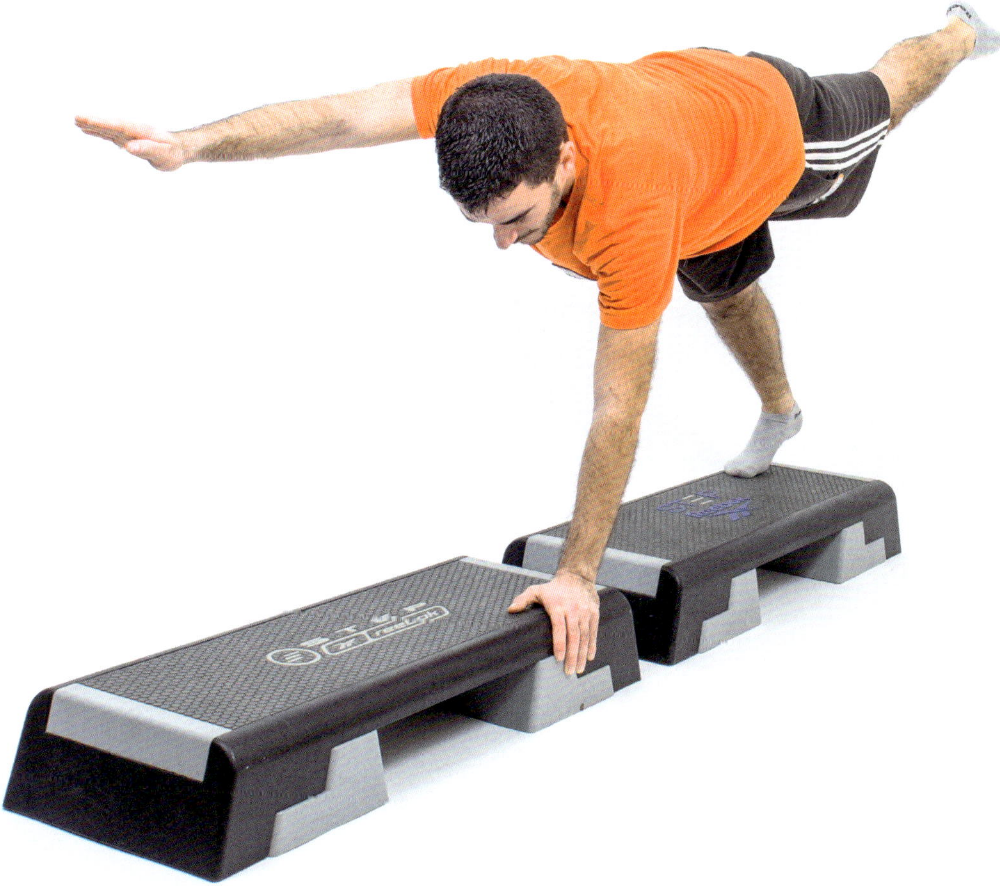

1

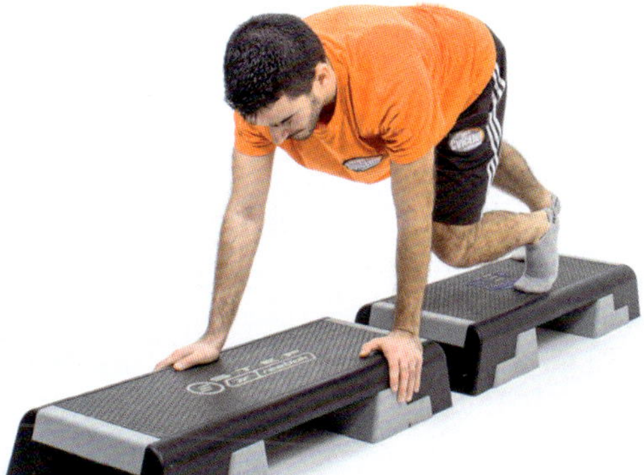

2

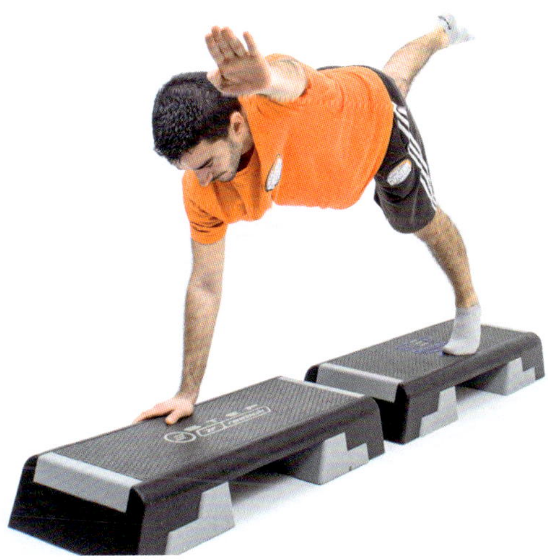

3

17 Seitenwechsel über Gymnastikball

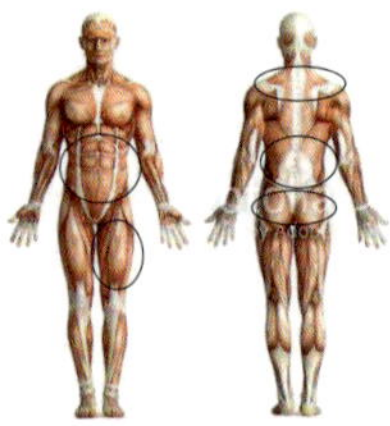

Trainierte Muskeln

Schultermuskulatur
Bauchmuskulatur
Untere Rückenmuskulatur
Gesäßmuskulatur
Oberschenkelmuskulatur

Geräte: 4 Stepbretter, Gymnastikball

Aufbau: Stellen Sie die Stepbretter auf die niedrigste Stufe. Positionieren Sie jeweils 2 Stepbretter hintereinander und bilden Sie 2 parallele Reihen. Der Abstand dazwischen ist gerade so breit, dass der Gymnastikball dazwischenpasst. Platzieren Sie ihn am hinteren Ende.

Ausgangsposition

1. Kommen Sie auf der rechten Stepbrett-Reihe in die Liegestützposition. Stützen Sie sich an den Rändern so ab, dass die Fingerspitzen nach unten zeigen. Die Handgelenke sind genau unter den Schultergelenken. Die Füße stehen eng zusammen. Beine und Oberkörper bilden eine Linie.

Übungsablauf

2. Heben Sie nun das rechte Bein über den Ball und setzen Sie den Fuß auf dem rechten Stepbrett ab.
3. Heben Sie nun den rechten Arm ab und führen Sie ihn Richtung rechtes Stepbrett.
4. Setzen Sie den rechten Arm auf dem rechten Stepbrett ab.
5. Bringen Sie die Hände an die Ränder des Bretts.
6. Nun heben Sie das linke Bein über den Ball.
7. Setzen Sie den linken Fuß neben dem rechten Fuß auf dem Stepbrett ab.

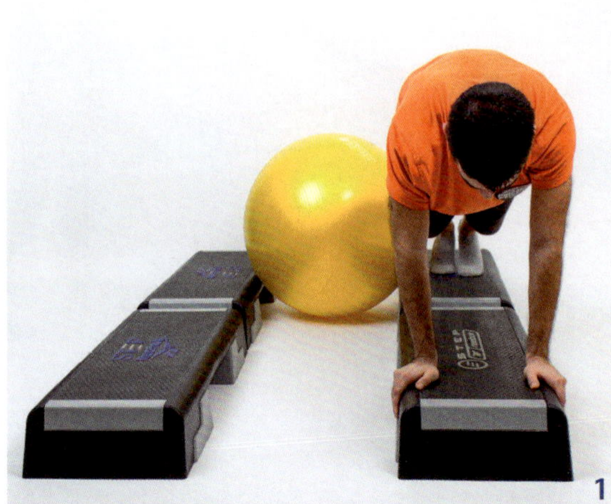

1

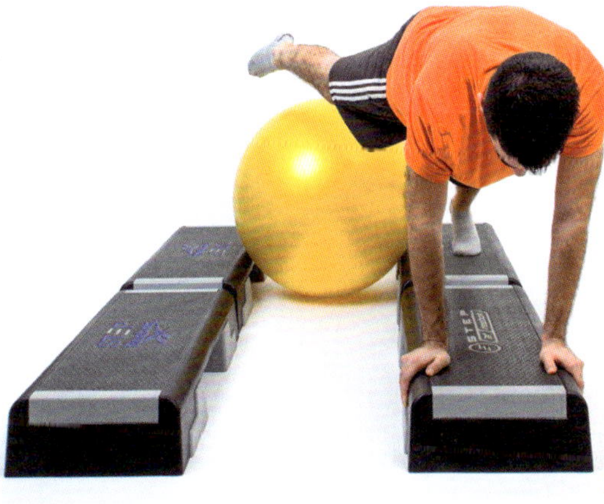

2

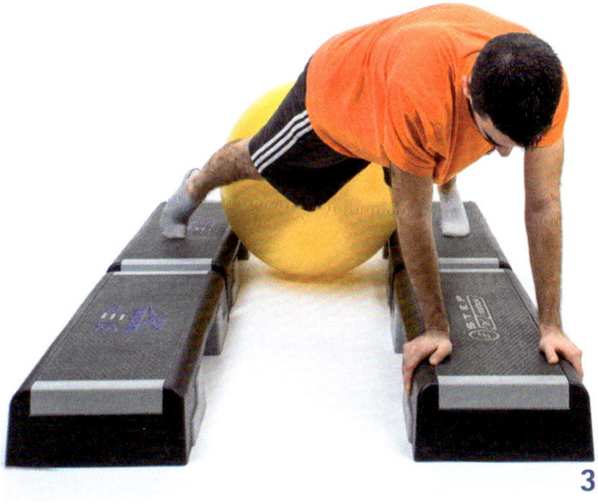

3

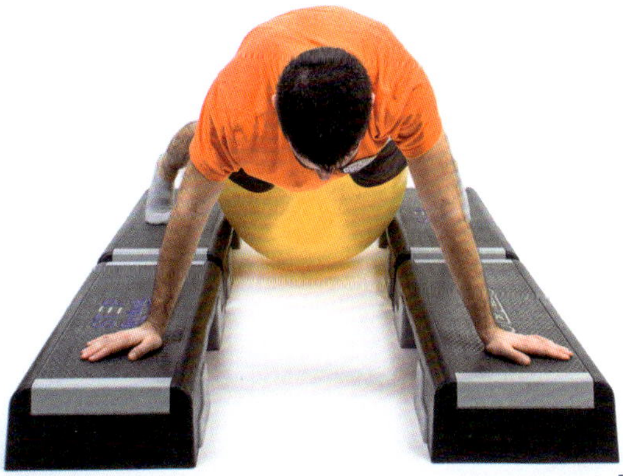

4

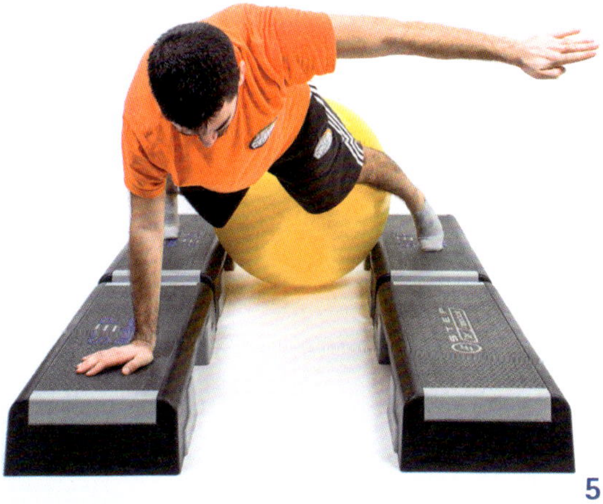

5

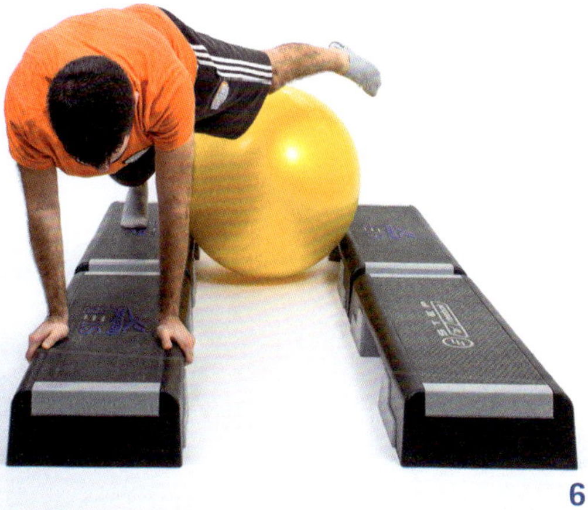

6

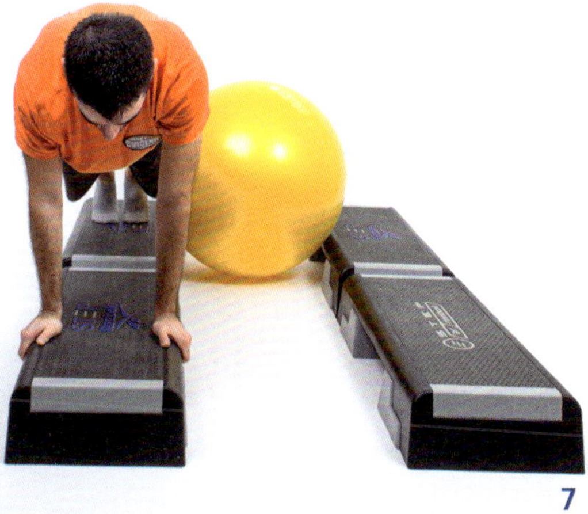

7

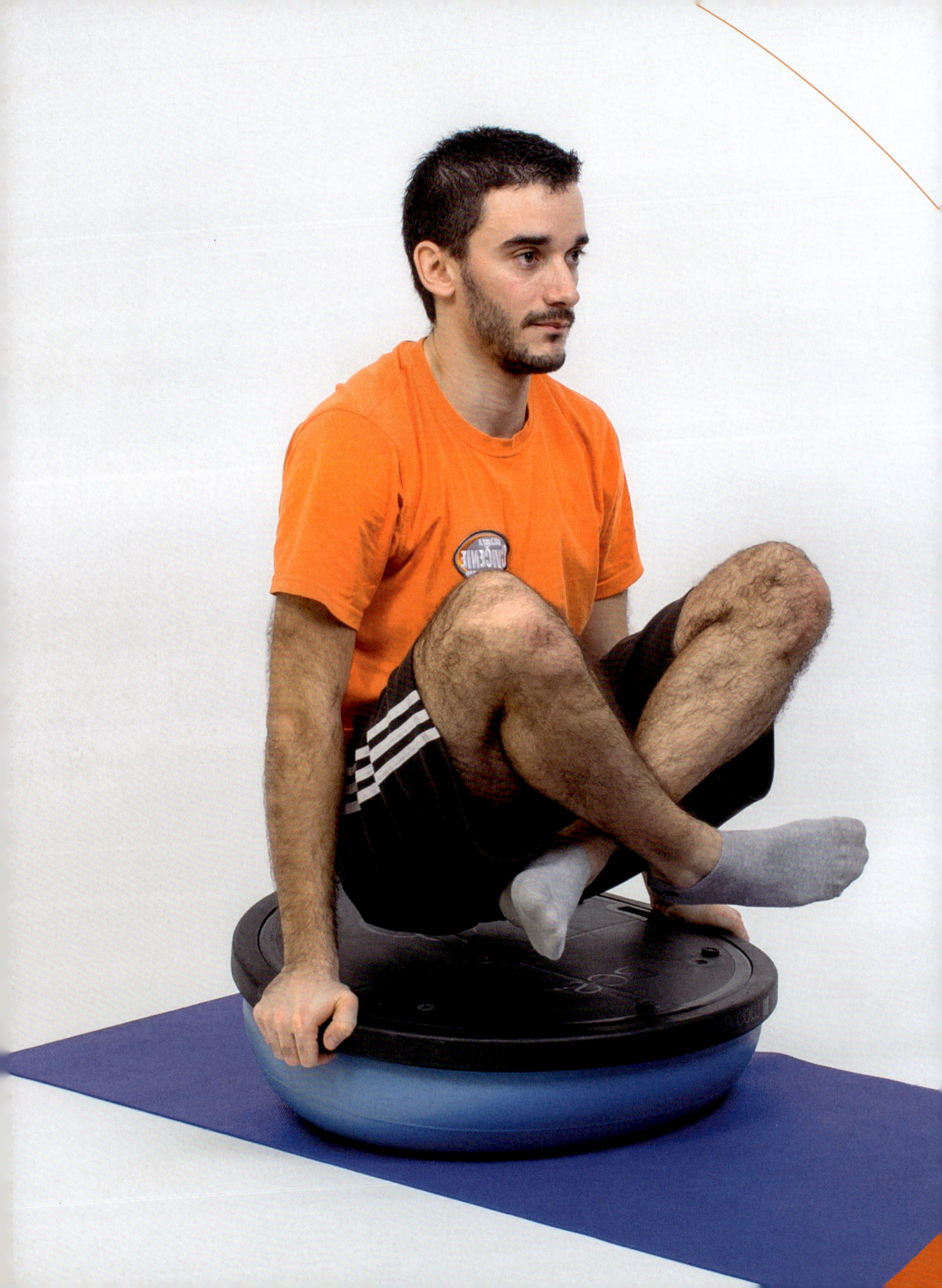

3

DAS TRAINING

Erstellen einer Trainingseinheit

Bei der Zusammenstellung eines Trainingsplans sollten Sie zum einen ein klares Ziel vor Augen haben, das Sie mit Unterstützung des Trainings erreichen möchten. So können die Übungen aus diesem Buch als Ergänzung zu einer bereits bestehenden Trainingseinheit angewendet werden, oder Sie erstellen einen Trainingsplan, der ausschließlich Balanceübungen beinhaltet. Zum anderen muss der Plan auf Ihr Fitnessniveau zugeschnitten sein. Es macht einen großen Unterschied, ob Sie Einsteiger, Fortgeschrittener oder Profi sind oder sich in der Rehabilitation befinden. Diese Faktoren beeinflussen sowohl die Auswahl der Übungen und Trainingsgeräte als auch den Schwierigkeitsgrad, die Ausführungsdauer sowie die Anzahl der Wiederholungen.

Training in der Rehabilitationsphase

Besondere Vorsicht ist bei Rehabilitationsübungen geboten, die sich auf einen bestimmten Körperbereich, wie z. B. unteren Rücken, Hüft- oder Kniegelenke, konzentrieren. Hier ist auf eine korrekte Ausführung der Übungen zu achten. Man sollte genau beobachten, ob und wie der Körper auf die Übungen reagiert. Startet man nach einer längeren Pause oder nach einer Verletzung, sollte man sanft einsteigen. Es genügt anfangs vollkommen, die Muskeln nur kurz anzuspannen und sie gleich wieder zu lockern. Es ist keineswegs erforderlich, sich die maximale Zeit in die Balancehaltung zu zwingen. Manchmal bedeutet selbst eine halbe Sekunde bereits einen Erfolg.
Die Anzahl der Wiederholungen wird auf die jeweilige Kondition des Trainierenden abgestimmt. Durch regelmäßiges Trainieren erhöht sich mit der Zeit die Anzahl der Wiederholungen automatisch.

Auswahl der Übungen

Einsteiger können sich auch für anspruchsvollere Übungen entscheiden, die mehrere Muskelgruppen ansprechen. Die Anzahl der Wiederholungen hängt auch in diesem Fall von der jeweiligen Kondition ab – in der Regel sollte jede Übung 10-mal wiederholt werden. Mithilfe von Trainingsgeräten lässt sich bei vielen Übungen der Schwierigkeitsgrad erhöhen.
Fortgeschrittenen und Profisportlern werden die einfacheren Balanceübungen keine Schwierigkeit bereiten. Er sollte ohne größere Anstrengung mindestens 10 Sekunden in der Balancehaltung verweilen und mehrere Wiederholungen absolvieren können. Mit der Zeit kann man das Training mit verschiedenen Übungsserien erweitern und die Übungen mit Geräten kombinieren.

Die drei Trainingsphasen

Eine Trainingseinheit beginnt idealerweise mit einem Warm-up, damit der Körper in Schwung kommt. Das können 5 Minuten aerobe Übungen sein, die den Stoffwechsel ankurbeln, wie z. B. Laufen auf der Stelle, die Körpertemperatur erhöhen und Muskeln und Sehnen auf die Belastung vorbereiten.
Danach folgen 10 bis 15 Minuten Dehnübungen. Dabei wird die Muskulatur vorbereitet, damit sie die Übungsbewegungen in vollem Umfang und mit den geplanten Wiederholungen ausführen kann. Durch das Dehnen kann der Körper einer größeren Belastung ausgesetzt werden.
Diesem Warm-up folgt der Hauptteil des Trainings, bei dem, wie bereits erwähnt, die Ziele stets im Blick sein sollten. Die ideale Trainingsdauer umfasst 25 bis 30 Minuten. In unserem Fall besteht dieser Teil ausschließlich aus Balanceübungen.
Zum Schluss folgt ein 5-minütiges Cool-down, bei dem der Körper wieder zur Ruhe kommt. Auch hier eignen sich beispielsweise Dehnübungen oder aber auch aktives Entspannen durch langsames Laufen oder schnelles Gehen.

	Trainingseinheit für die Rehabilitationsphase	
Nr.	**Übung**	**Ausführung (3 Durchgänge)**
1	Wechselseitiges Arm- und Beinheben auf Pilatesrolle (S. 138)	10 Wiederholungen pro Seite; die Position jeweils 3 Sekunden halten
2	Segelflieger (S. 142–143)	10 Wiederholungen pro Seite; das Stabende berührt bei jeder Wiederholung den Boden
3	Einbeinige Raupe (S. 32–33)	3 Wiederholungen pro Seite
4	Crunch aus dem Vierfüßlerstand (S. 28–29)	10 Wiederholungen pro Seite
5	Seitliches Arm- und Beinheben im Vierfüßlerstand (S. 30)	5 Wiederholungen pro Seite; auf eine langsame Ausführung achten
6	Rumpfbeuge im Stütz (S. 34–35)	5 Wiederholungen pro Seite; den Arm 2 Sekunden nach vorn gestreckt halten und 2 Sekunden mit der Hand die Ferse berühren

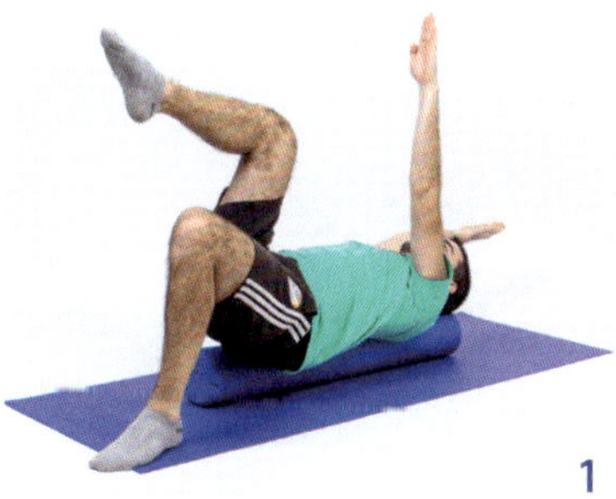
1

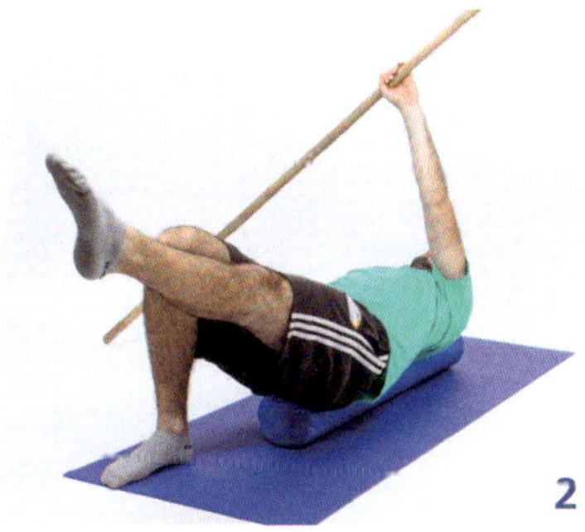
2

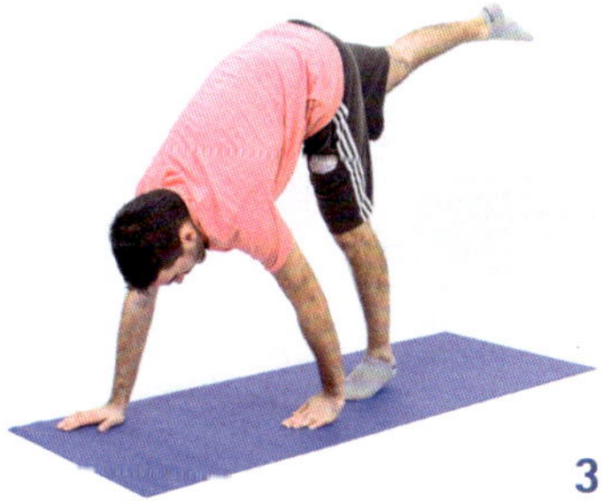
3

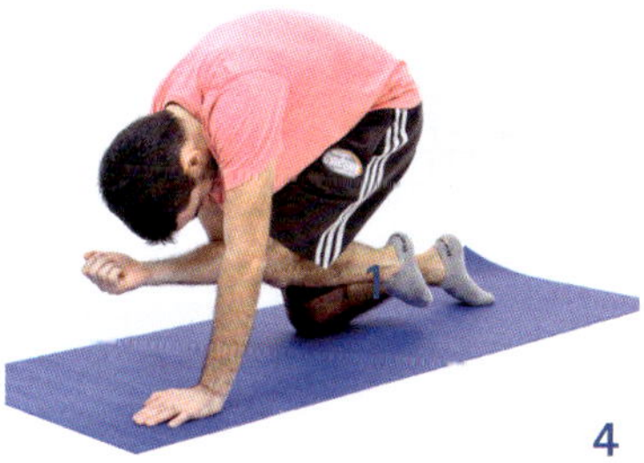
4

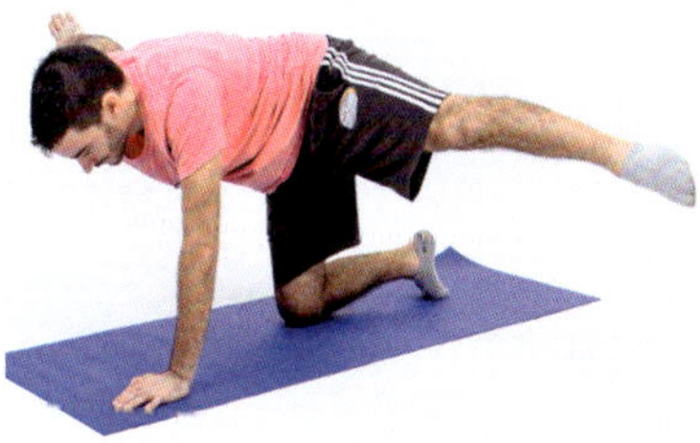
5

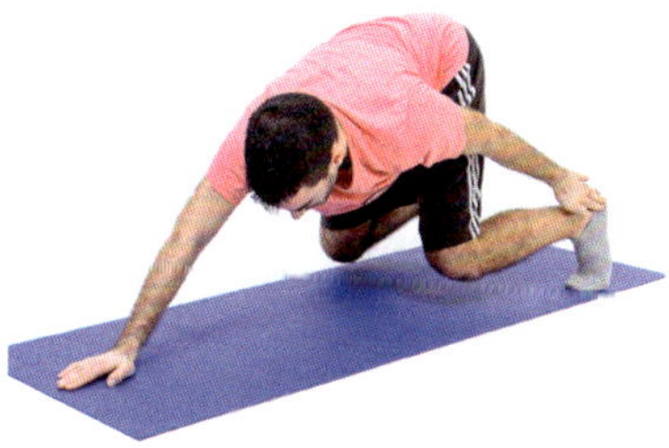
6

Trainingseinheit für Einsteiger		
Nr.	**Übung**	**Ausführung (2 Durchgänge)**
1	Arm- und Beinwechsel in weiter Liegestützposition (S. 24–25)	5 Wiederholungen; Arme und Beine in der angehobenen Position jeweils 2 Sekunden halten
2	Sternposition (S. 31)	3 Wiederholungen zur rechten Seite, 3 Wiederholungen zur linken Seite; die Position jeweils 3 Sekunden halten; dazwischen in die Liegestützposition zurückkehren
3	Roll-down (S. 40)	10 Wiederholungen
4	Einbeinige Raupe (S. 32–33)	5 Wiederholung pro Seite, dann Seite wechseln
5	Umgekehrtes V im Unterarmstütz (S. 64–65)	5 Wiederholungen, die Position jeweils 5 Sekunden halten
6	Unterarmstütz mit Beinöffnen (S. 42–43)	10 Wiederholungen pro Seite

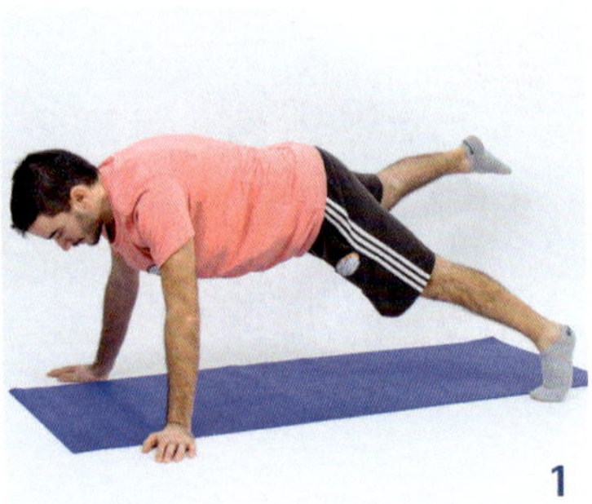
1

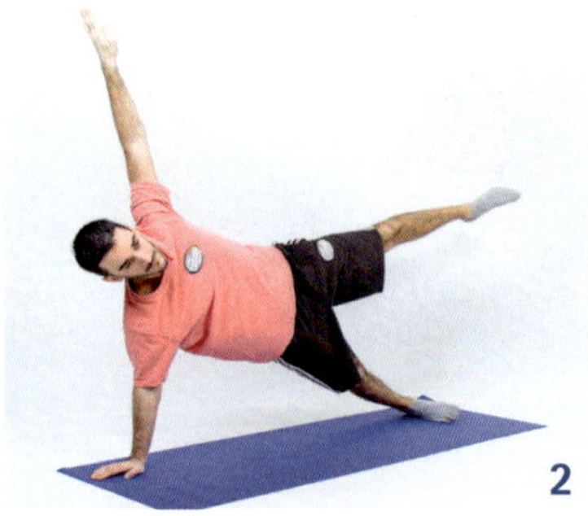
2

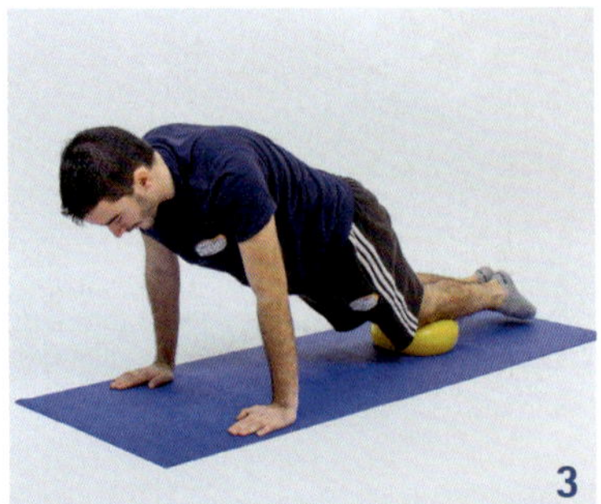
3

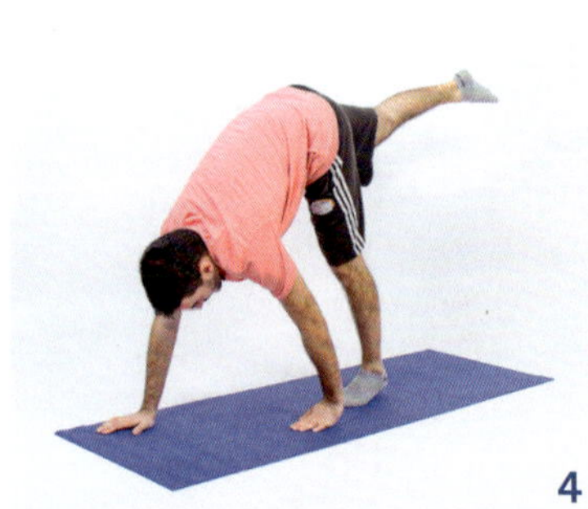
4

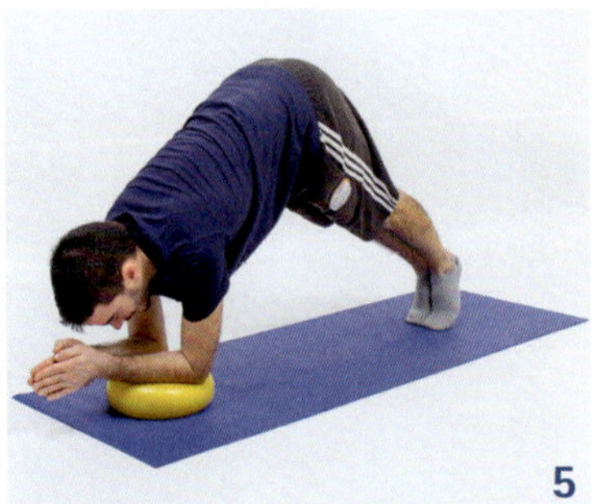
5

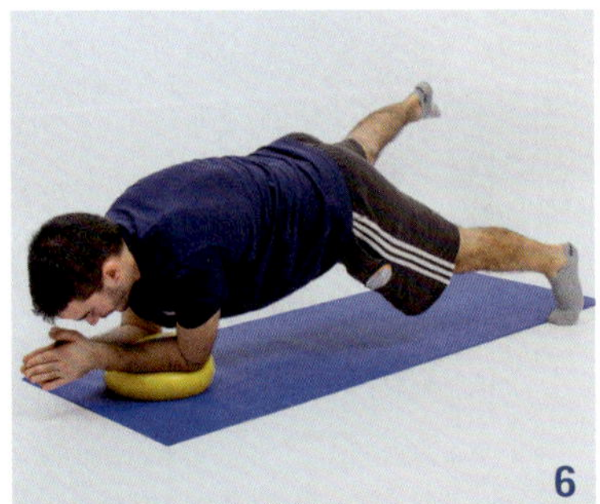
6

Trainingseinheit für Fortgeschrittene und Profisportler

Nr.	Übung	Ausführung (nach jedem Satz 30 Sek. Pause)
1	Kickball (S. 77)	5 Sätze mit je 20 Wiederholungen
2	Dynamischer einbeiniger Stütz (S. 80–81)	3 Sätze mit je 20 Wiederholungen pro Bein
3	Vor- und zurückwandern (S. 116–117)	10 Wiederholungen
4	Vom Kniestand in den Stütz auf BOSU und Gymnastikball (S. 147)	3 Sätze mit je 10 Wiederholungen
5	Handwechsel im Stütz auf Stepbrett und Gymnastikball (S. 150–151)	2 Sätze mit je 15 Wiederholungen
6	Dach auf BOSU und Gymnastikball (S. 162)	3 Sätze mit je 10 Wiederholungen

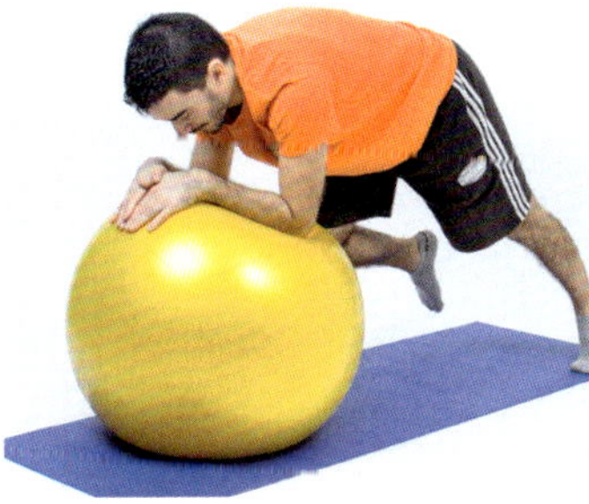
1

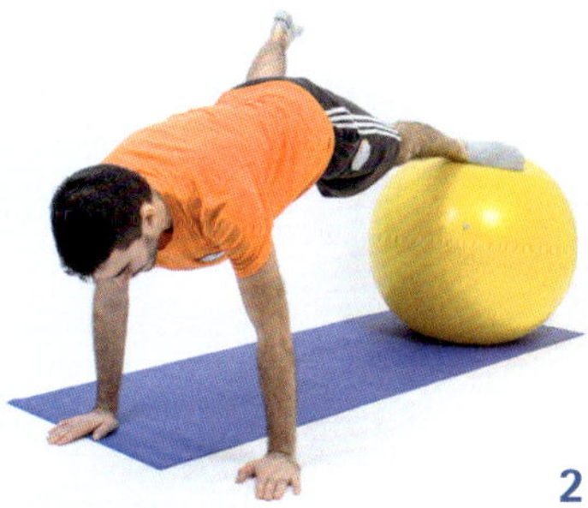
2

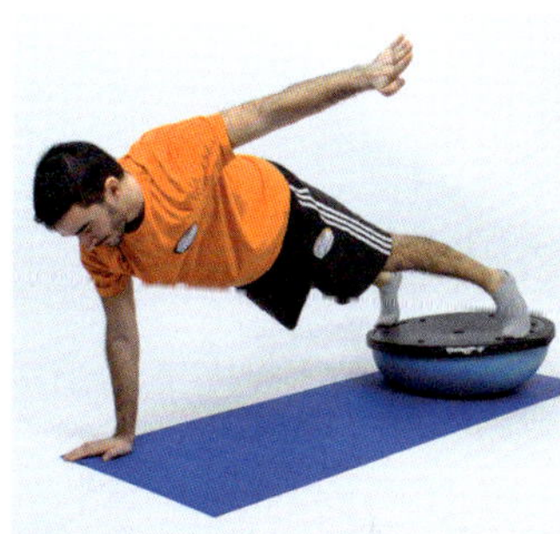
3

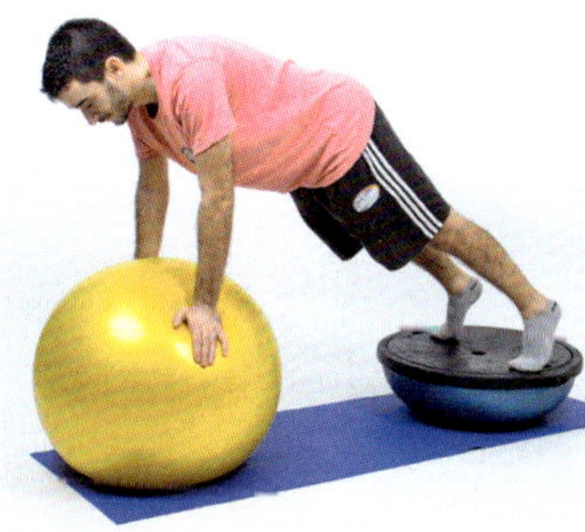
4

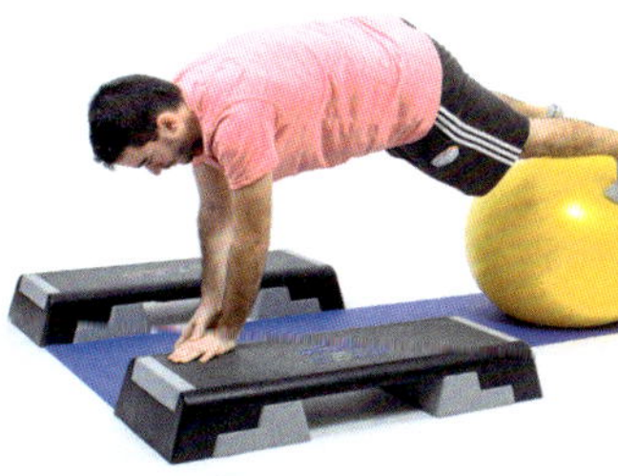
5

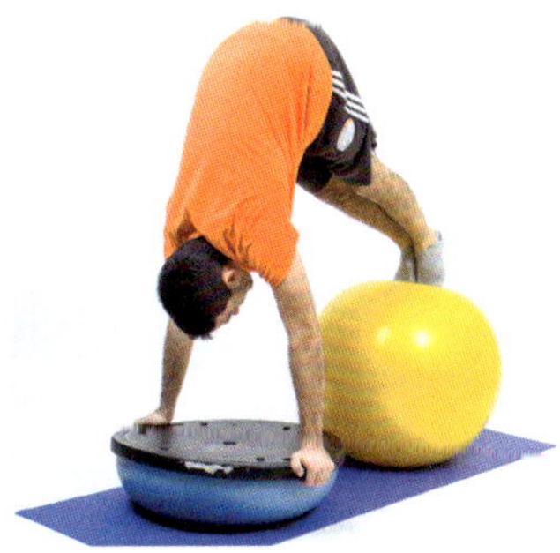
6

Überblick über die zu trainierenden Muskeln

In der folgenden Tabelle sind alle Übungen, sortiert nach den Übungskategorien, nochmals den primär zu trainierenden Muskeln zugeordnet worden. So können Sie beim Zusammenstellen Ihrer Trainingspläne jederzeit Schwerpunkte setzen.

Muskel	Übung	Seite
Übungen ohne Geräte		
Schultermuskulatur	4. Seitliches Beinstrecken im Vierfüßlerstand	21
	5. Rumpfrotation im Vierfüßlerstand mit angehobenen Knien	22–23
	6. Arm- und Beinwechsel in weiter Liegestützposition	24–25
	7. Beinöffnen und -schließen im umgekehrten Stütz	26–27
	8. Crunch aus dem Vierfüßlerstand	28–29
	9. Seitliches Arm- und Beinheben im Vierfüßlerstand	30
	10. Sternposition	31
	11. Einbeinige Raupe	32–33
	12. Rumpfbeuge im Stütz	34–35
Brustmuskulatur	4. Seitliches Beinstrecken im Vierfüßlerstand	21
	5. Rumpfrotation im Vierfüßlerstand mit angehobenen Knien	22–23
	6. Arm- und Beinwechsel in weiter Liegestützposition	24–25
	11. Einbeinige Raupe	32–33
	12. Rumpfbeuge im Stütz	34–35
Bauchmuskulatur	1. Wechselseitige Rumpfbeuge im Ausfallschritt	16–17
	5. Rumpfrotation im Vierfüßlerstand mit angehobenen Knien	22–23
	6. Arm- und Beinwechsel in weiter Liegestützposition	24–25
	7. Beinöffnen und -schließen im umgekehrten Stütz	26–27
	9. Seitliches Arm- und Beinheben im Vierfüßlerstand	30
	10. Sternposition	31
	11. Einbeinige Raupe	32–33
	12. Rumpfbeuge im Stütz	34–35
Obere Rückenmuskulatur	5. Rumpfrotation im Vierfüßlerstand mit angehobenen Knien	22–23
Untere Rückenmuskulatur	3. Kniebeuge im Zehenspitzenstand mit Rotation	20
	7. Beinöffnen und -schließen im umgekehrten Stütz	26–27
	8. Crunch aus dem Vierfüßlerstand	28–29
	9. Seitliches Arm- und Beinheben im Vierfüßlerstand	30
	10. Sternposition	31
Gesäßmuskulatur	7. Beinöffnen und -schließen im umgekehrten Stütz	26–27
	8. Crunch aus dem Vierfüßlerstand	28–29
	9. Seitliches Arm- und Beinheben im Vierfüßlerstand	30
	10. Sternposition	31
	11. Einbeinige Raupe	32–33
	12. Rumpfbeuge im Stütz	34–35

Muskel	Übung	Seite
Übungen ohne Geräte		
Oberschenkelmuskulatur	1. Wechselseitige Rumpfbeuge im Ausfallschritt	16–17
	2. Sumo mit Gewichtsverlagerung	18–19
	3. Kniebeuge im Zehenspitzenstand mit Rotation	22
	4. Seitliches Beinstrecken im Vierfüßlerstand	21
	5. Rumpfrotation im Vierfüßlerstand mit angehobenen Knien	22–23
	6. Arm- und Beinwechsel in weiter Liegestützposition	24–25
	7. Beinöffnen und -schließen im umgekehrten Stütz	26–27
	8. Crunch aus dem Vierfüßlerstand	27–28
	9. Seitliches Arm- und Beinheben im Vierfüßlerstand	30
Übungen mit Pilatesball		
Schultermuskulatur	1. Einbeiniger Liegestütz	38
	2. Stand-up	39
	3. Roll-down	40
	5. Unterarmstütz mit Beinöffnen	42–43
	6. Schwebende Seitenlage mit Beinadduktion	44
	7. Kleine Sternposition	45
	8. Tisch	46
	9. Einbeiniger Tisch	47
	10. Beinstrecken aus dem Schwebesitz	48
	11. Armstrecken aus dem Schwebesitz	49
	19. Einarmiger Stütz auf Knien	61
	20. Seitlicher Crunch auf einem Knie	62–63
	21. Umgekehrtes V im Unterarmstütz	64–65
	22. Dynamisches umgekehrtes V	66
	23. Weiter Stütz mit Beinanheben	67
	26. Brustrotation aus dem schwebenden Vierfüßlerstand	72–73
Brustmuskulatur	20. Seitlicher Crunch auf einem Knie	62–63
	21. Umgekehrtes V im Unterarmstütz	64–65
	22. Dynamisches umgekehrtes V	66
	23. Weiter Stütz mit Beinanheben	67
Bauchmuskulatur	1. Einbeiniger Liegestütz	38
	2. Stand-up	39
	3. Roll-down	40
	5. Unterarmstütz mit Beinöffnen	42–43
	6. Schwebende Seitenlage mit Beinadduktion	44
	7. Kleine Sternposition	45
	8. Tisch	46
	9. Einbeiniger Tisch	47
	12. Kajak 1	50–51

Muskel	Übung	Seite
Übungen mit Pilatesball		
	13. Kajak 2	51
	14. Crunch aus der Brücke	52
	16. Klappmesser in der Rückenlage	56–57
	17. Schere in Rückenlage	58–59
	18. Beinpendel in Rückenlage	60
	19. Einarmiger Stütz auf Knien	61
	20. Seitlicher Crunch auf einem Knie	62–63
	21. Umgekehrtes V im Unterarmstütz	64–65
	22. Dynamisches umgekehrtes V	66
	23. Weiter Stütz mit Beinanheben	67
	26. Brustrotation aus dem schwebenden Vierfüßlerstand	72–73
Untere Rückenmuskulatur	8. Tisch	46
	9. Einbeiniger Tisch	47
	10. Beinstrecken aus dem Schwebesitz	48
	11. Armstrecken aus dem Schwebesitz	49
	15. Einbeinige Brücke mit angehobenen Armen	54–55
Gesäßmuskulatur	8. Tisch	46
	10. Beinstrecken aus dem Schwebesitz	48
	11. Armstrecken aus dem Schwebesitz	49
	14. Crunch aus der Brücke	52
	15. Einbeinige Brücke mit angehobenen Armen	54–55
Oberschenkelmuskulatur	3. Roll-down	40
	4. Seitlicher Ausfallschritt	41
	6. Schwebende Seitenlage mit Beinadduktion	44
	7. Kleine Sternposition	45
	8. Tisch	46
	9. Einbeiniger Tisch	47
	10. Beinstrecken aus dem Schwebesitz	48
	11. Armstrecken aus dem Schwebesitz	49
	12. Kajak 1	50–51
	13. Kajak 2	51
	14. Crunch aus der Brücke	52
	15. Einbeinige Brücke mit angehobenen Armen	54–55
	16. Klappmesser in Rückenlage	56–57
	21. Umgekehrtes V im Unterarmstütz	64–65
	22. Dynamisches umgekehrtes V	66
	23. Weiter Stütz mit Beinanheben	67
	24. Tiefer Ausfallschritt mit gestreckten Armen	68–69
	25. Tiefer Ausfallschritt mit wechselseitigem Armheben	70–71
	26. Brustrotation aus dem schwebenden Vierfüßlerstand	72–73

Muskel	Übung	Seite
Übungen mit Pilatesball		
Wadenmuskulatur	14. Crunch aus der Brücke	52
	15. Einbeinige Brücke mit angehobenen Armen	54–55
	25. Tiefer Ausfallschritt mit wechselseitigem Armheben	70–71
Übungen mit Gymnastikball		
Schultermuskulatur	1. Von den Händen auf die Unterarme rollen	66
	4. Kickball	77
	5. Liegestütz mit wechselseitigem Beinheben	78
	6. Seitliche Sprünge	79
	7. Dynamischer einbeiniger Stütz	80–81
	10. Dynamisches umgekehrtes V	85
	11. Schneller Beinwechsel aus dem Stütz	86
	12. Wechselseitiger einbeiniger Handstand	87
	13. Wechselseitiges Berühren der Ellenbeuge aus dem Stütz	88–89
	14. Einbeiniger Bergsteiger	90–91
	15. Gekreuzter einbeiniger Bergsteiger	92
	16. Einbeiniges Vor- und Zurückrollen aus dem Stütz	93
	17. Wechselseitig auf den Ball klopfen aus dem Stütz	94–95
	18. Aus dem Stütz in den Handstand rollen	96–97
	19. Beinheben in Bauchlage	98–99
	23. Vom Vierpunktstand in die Stützposition mit wechselseitigem Beinheben	106–107
Brustmuskulatur	3. Oberkörperrotation kniend	76
Bauchmuskulatur	1. Von den Händen auf die Unterarme rollen	74
	3. Oberkörperrotation kniend	76
	4. Kickball	77
	5. Liegestütz mit wechselseitigem Beinheben	78
	6. Seitliche Sprünge	79
	7. Dynamischer einbeiniger Stütz	80–81
	8. Wechselseitiges Arm- und Beinheben in Brustlage	82–83
	9. Wechselseitiges Beinheben in Brustlage mit gestreckten Armen	84
	10. Dynamisches umgekehrtes V	85
	11. Schneller Beinwechsel aus dem Stütz	86
	12. Wechselseitiger einbeiniger Handstand	87
	13. Wechselseitiges Berühren der Ellenbeuge aus dem Stütz	88–89
	14. Einbeiniger Bergsteiger	90–91
	15. Gekreuzter einbeiniger Bergsteiger	92
	16. Einbeiniges Vor- und Zurückrollen aus dem Stütz	93
	17. Wechselseitig auf den Ball klopfen aus dem Stütz	94–95
	18. Aus dem Stütz in den Handstand rollen	96–97
	20. Klappmesser mit Gymnastikball	100-101

Muskel	Übung	Seite
Übungen mit Gymnastikball		
	23. Vom Vierpunktstand in die Stützposition mit wechselseitigem Beinheben	106–107
	25. Oberkörperpendel	110–111
	26. Wechselseitiges Arm- und Beinheben in Rückenlage	112
Untere Rückenmuskulatur	3. Oberkörperrotation kniend	76
	7. Dynamischer einbeiniger Stütz	80–81
	9. Wechselseitiges Beinheben in Brustlage mit gestreckten Armen	84
	15. Gekreuzter einbeiniger Bergsteiger	92
	19. Beinheben in Bauchlage	98–99
	25. Oberkörperpendel	110–111
	26. Wechselseitiges Arm- und Beinheben in Rückenlage	112
Gesäßmuskulatur	7. Dynamischer einbeiniger Stütz	80–81
	8. Wechselseitiges Arm- und Beinheben in Brustlage	82–83
	9. Wechselseitiges Beinheben in Brustlage mit gestreckten Armen	84
	12. Wechselseitiger einbeiniger Handstand	87
	15. Gekreuzter einbeiniger Bergsteiger	92
	16. Einbeiniges Vor- und Zurückrollen aus dem Stütz	93
	19. Beinheben in Bauchlage	98–99
	23. Vom Vierpunktstand in die Stützposition mit wechselseitigem Beinheben	106–107
	25. Oberkörperpendel	110–111
	26. Wechselseitiges Arm- und Beinheben in Rückenlage	112
Oberschenkelmuskulatur	2. Auf den Gymnastikball treten	75
	3. Oberkörperrotation kniend	76
	4. Kickball	77
	5. Liegestütz mit wechselseitigem Beinheben	78
	6. Seitliche Sprünge	79
	7. Dynamischer einbeiniger Stütz	80–81
	8. Wechselseitiges Arm- und Beinheben in Brustlage	92–93
	9. Wechselseitiges Beinheben in Brustlage mit gestreckten Armen	84
	10. Dynamisches umgekehrtes V	85
	11. Schneller Beinwechsel aus dem Stütz	86
	12. Wechselseitiger einbeiniger Handstand	87
	13. Wechselseitiges Berühren der Ellenbeuge aus dem Stütz	88–89
	14. Einbeiniger Bergsteiger	90–91
	15. Gekreuzter einbeiniger Bergsteiger	92
	16. Einbeiniges Vor- und Zurückrollen aus dem Stütz	93
	18. Aus dem Stütz in den Handstand rollen	94–95
	19. Beinheben in Bauchlage	98–99
	20. Klappmesser mit Gymnastikball	100–101
	23. Vom Vierpunktstand in die Stützposition mit wechselseitigem Beinheben	106–107

Muskel	Übung	Seite
Übungen mit Gymnastikball		
	25. Oberkörperpendel	110–111
	26. Wechselseitiges Arm- und Beinheben in Rückenlage	112
Wadenmuskulatur	2. Auf den Gymnastikball treten	75
Übungen mit BOSU		
Schultermuskulatur	1. Einbeinige Brücke	114–115
	2. Vor- und zurückwandern	116–117
	3. Roboter	118–119
	5. Gewichtsverlagerung aus dem Stütz	122–123
	6. Diagonaler Stütz	124–125
	7. Balance in vier Richtungen	126–127
	8. Lotossitz auf dem BOSU	128–129
	10. Seitliches Beinstrecken	132–133
	11. Mit den Händen von links nach rechts über den BOSU wandern	134–135
Brustmuskulatur	2. Vor- und zurückwandern	116–117
	3. Roboter	118–119
	5. Gewichtsverlagerung aus dem Stütz	122–123
	6. Diagonaler Stütz	124–125
	7. Balance in vier Richtungen	126–127
	8. Lotossitz auf dem BOSU	128–129
	10. Seitliches Beinstrecken	132–133
	11. Mit den Händen von links nach rechts über den BOSU wandern	134–135
	13. Gestrecktes wechselseitiges Arm- und Beinheben in Rückenlage	137
Bauchmuskulatur	7. Balance in vier Richtungen	126–127
	10. Seitliches Beinstrecken	132–133
	11. Mit den Händen von links nach rechts über den BOSU wandern	134–135
Obere Rückenmuskulatur	1. Einbeinige Brücke	114–115
	6. Diagonaler Stütz	124–125
Untere Rückenmuskulatur	1. Einbeinige Brücke	114–115
	4. Gewichtsverlagerung aus der Brücke	120–121
	12. Ausfallschritt auf dem BOSU	136
	13. Gestrecktes wechselseitiges Arm- und Beinheben in Rückenlage	137
Gesäßmuskulatur	1. Einbeinige Brücke	114–115
	4. Gewichtsverlagerung aus der Brücke	120–121
	6. Diagonaler Stütz	124–125
	13. Gestrecktes wechselseitiges Arm- und Beinheben in Rückenlage	137
Oberschenkelmuskulatur	1. Einbeinige Brücke	114–115
	2. Vor- und zurückwandern	116–117

Muskel	Übung	Seite
Übungen mit BOSU		
Oberschenkelmuskulatur	3. Roboter	118–119
	4. Gewichtsverlagerung aus der Brücke	120–121
	5. Gewichtsverlagerung aus dem Stütz	122–123
	6. Diagonaler Stütz	124–125
	7. Balance in vier Richtungen	126–127
	8. Lotossitz auf dem BOSU	128–129
	9. Sumo mit Gewichtsverlagerung auf BOSU	130–131
	10. Seitliches Beinstrecken	132–133
	11. Mit den Händen von links nach rechts über den BOSU wandern	134–135
	12. Ausfallschritt auf dem BOSU	136
	13. Gestrecktes wechselseitiges Arm- und Beinheben in Rückenlage	137
Wadenmuskulatur	1. Einbeinige Brücke	114–115
	9. Sumo mit Gewichtsverlagerung auf BOSU	130–131
	12. Ausfallschritt auf dem BOSU	136
Übungen mit Pilatesrolle		
Bauchmuskulatur	1. Wechselseitiges Arm- und Beinheben auf Pilatesrolle	138
	2. Oberkörperheben	139
	3. Crunch mit Beinanziehen	140
	4. Umgekehrter Crunch	141
	5. Segelflieger	142–143
Untere Rückenmuskulatur	2. Oberkörperheben	139
	5. Segelflieger	142–143
Oberschenkelmuskulatur	3. Crunch mit Beinanziehen	140
Übungen mit kombinierten Geräten		
Schultermuskulatur	4. Vom Kniestand in den Stütz auf BOSU und Gymnastikball	147
	5. Horizontale Drehung mit TRX und Stab	148–149
	6. Handwechsel im Stütz auf Stepbrett und Gymnastikball	150–151
	7. Auf Stepbrettern und Gymnastikball wandern	152–153
	8. Wellen auf BOSU	154–155
	9. Instabiles Trapez	156–157
	10. Liegestütz, Bergsteiger und Beinheben auf zwei Gymnastikbällen	158–159
	11. Artist	160–161
	12. Dach auf BOSU und Gymnastikball	162
	13. Tisch auf BOSU und Gymnastikball	163
	15. Erhöhter Stütz mit Absteigen	166–167
	16. Chamäleon	168–169
	17. Seitenwechsel über Gymnastikball	170–171

Muskel	Übung	Seite
Übungen mit kombinierten Geräten		
Brustmuskulatur	4. Vom Kniestand in den Stütz auf BOSU und Gymnastikball	147
	5. Horizontale Drehung mit TRX und Stab	148–149
	6. Handwechsel im Stütz auf Stepbrett und Gymnastikball	150–151
	7. Auf Stepbrettern und Gymnastikball wandern	152–153
	8. Wellen auf BOSU	154–155
	10. Liegestütz, Bergsteiger und Beinheben auf zwei Gymnastikbällen	158–159
Bauchmuskulatur	1. Sprung auf den BOSU	144
	2. Rotation mit Stab in Rückenlage auf BOSU	145
	3. Rumpfrotation auf Pilatesrolle und BOSU	146
	4. Vom Kniestand in den Stütz auf BOSU und Gymnastikball	147
	5. Horizontale Drehung mit TRX und Stab	148–149
	6. Handwechsel im Stütz auf Stepbrett und Gymnastikball	150–151
	7. Auf Stepbrettern und Gymnastikball wandern	152–153
	8. Wellen auf BOSU	154–155
	9. Instabiles Trapez	156–157
	10. Liegestütz, Bergsteiger und Beinheben auf zwei Gymnastikbällen	158–159
	11. Artist	160–161
	12. Dach auf BOSU und Gymnastikball	162
	13. Tisch auf BOSU und Gymnastikball	163
	15. Erhöhter Stütz mit Absteigen	166–167
	16. Chamäleon	168–169
	17. Seitenwechsel über Gymnastikball	170–171
Untere Rückenmuskulatur	1. Sprung auf den BOSU	144
	2. Rotation mit Stab in Rückenlage auf BOSU	145
	5. Horizontale Drehung mit TRX und Stab	148–149
	11. Artist	160–161
	13. Tisch auf BOSU und Gymnastikball	163
	16. Chamäleon	168–169
Gesäßmuskulatur	1. Sprung auf den BOSU	144
	2. Rotation mit Stab in Rückenlage auf BOSU	145
	3. Rumpfrotation auf Pilatesrolle und BOSU	146
	11. Artist	160–161
	13. Tisch auf BOSU und Gymnastikball	163
	15. Erhöhter Stütz mit Absteigen	166–167
	16. Chamäleon	168–169
	17. Seitenwechsel über Gymnastikball	170–171
Oberschenkelmuskulatur	1. Sprung auf den BOSU	144
	2. Rotation mit Stab in Rückenlage auf BOSU	145
	3. Rumpfrotation auf Pilatesrolle und BOSU	146

Muskel	Übung	Seite
Übungen mit kombinierten Geräten		
Oberschenkelmuskulatur	4. Vom Kniestand in den Stütz auf BOSU und Gymnastikball	147
	5. Horizontale Drehung mit TRX und Stab	148–149
	6. Handwechsel im Stütz auf Stepbrett und Gymnastikball	150–151
	7. Auf Stepbrettern und Gymnastikball wandern	152–153
	8. Wellen auf BOSU	154–155
	10. Liegestütz, Bergsteiger und Beinheben auf zwei Gymnastikbällen	158–159
	11. Artist	160–161
	12. Dach auf BOSU und Gymnastikball	162
	13. Tisch auf BOSU und Gymnastikball	163
	15. Erhöhter Stütz mit Absteigen	166–167
	16. Chamäleon	168–169
	17. Seitenwechsel über Gymnastikball	170–171
Wadenmuskulatur	13. Tisch auf BOSU und Gymnastikball	163

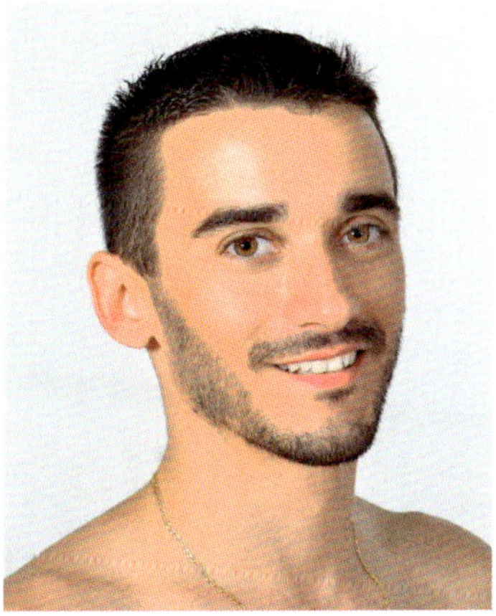

Über den Autor

Vlado Suchter studierte Sportwissenschaften an der J.-A.-Komenský-Universität in Bratislava (Preßburg) mit dem Schwerpunkt Regeneration.
Sein Spezialgebiet ist der Themenkomplex Körper und Gesundheit. Überwiegend setzt er in seinen Trainingsprogrammen Balanceübungen ein, die auf dem eigenen Körpergewicht basieren – zur Stärkung der posturalen Muskulatur. Sein Tätigkeits- und Erfahrungsfeld erstreckt sich vom Profisport bis zum Amateursport. Er betreute Fußballvereine und leitete Kurse mit den Schwerpunkten Rückentraining, Pilates, Stretching, BOSU, Schwangerschaftsgymnastik und andere mehr. Zurzeit arbeitet er unter anderem in der Slowakei als Personal Trainer und betreut Profisportler, wie etwa die Wassersportler des Klubs Tatran unter der Leitung von Juraj Kadnár und die Schwimmer des Klubs SPK, der von Jozef Svetlík geleitet wird, sowie das Nationalteam der Sportschützen unter Jozef Gönci.

Übungsregister

Übungen mit Pilatesrolle

Übungen mit kombinierten Geräten